U0258382

"博学而笃志，切问而近思。"

（《论语》）

博晓古今，可立一家之说；
学贯中西，或成经国之才。

复旦博学·复旦博学·复旦博学·复旦博学·复旦博学·复旦博学

王海杰，男，教授，博士生导师。曾任复旦大学上海医学院人体解剖学教研室主任。1987年毕业于山东医科大学，获硕士学位。1992年获日本文部省奖学金资助赴日本留学，1996年毕业于日本信州大学医学院，获甲级博士学位。1997年在日本信州大学从事博士后研究工作。2006年获国家留学基金委资助，赴美国耶鲁大学医学院Boyer分子医学中心留学。主要研究方向为干细胞分化与移植、细胞自噬、血管和淋巴管新生与肿瘤转移机制。曾获省部级科技进步三等奖7项，优秀教材二、三等奖2项，发表科研论文200余篇。任《解剖学报》和《解剖科学进展》编委。主编"十一五"国家级规划教材《人体系统解剖学》、"十二五"国家级八年制规划教材《系统解剖学》、"十三五"国家级研究生规划教材《临床应用解剖学》、高等医药院校研究生教材《临床局部解剖学》、上海市科技著作出版基金资助专著《实用心脏解剖学》《人体局部解剖学》《英汉人体解剖学词典》等，副主编《人体形态学》和*Systemic Anatomy*等。主译*Netter Atlas of Human Anatomy*和*Short Protocols in Cell Biology*。参编高等医药院校本科生和研究生教材34种、参考书9种，参译专著5部。

普通高等教育"十一五"国家级规划教材

博学·基础医学

人体系统解剖学

RENTI XITONG JIEPOUXUE

（第五版）

主　审　朱治远

主　编　王海杰

副主编　张晓明　赵小贞　王景涛　曹　靖

编　者（以姓氏笔画为序）

王海杰　复旦大学上海医学院

王景涛　佳木斯大学基础医学院

朱治远　徐州医科大学

林　清　福建医科大学

张东东　佳木斯大学基础医学院

张晓明　浙江大学医学院

张海锋　徐州医科大学

赵小贞　福建医科大学

高　璐　复旦大学上海医学院

徐高磊　郑州大学医学院

曹　靖　郑州大学医学院

虞　洪　浙江大学医学院

绘　图　朱治远　陈幽婷　徐州医科大学

复旦大学出版社

内容提要

　　《人体系统解剖学》（第五版）按照人体器官功能分为5篇，又按功能系统分为13章：①运动系统，包括骨、骨连结和肌3个系统；②内脏系统，包括消化、呼吸、泌尿和生殖4个系统；③脉管系统，包括心血管和淋巴2个系统；④感受系统，包括视觉和位听觉2个系统；⑤调节系统，包括内分泌和神经2个系统。从教学的实际出发并根据临床应用的需要，本教材以精炼文字和精美插图叙述人体各系统器官的位置、形态、结构、功能和相关临床联系，具有内容丰富、图文并茂、简明易懂和科学严谨等特点。

前　　言

　　《人体系统解剖学》第一、二、三、四版分别于 1997 年、2005 年、2008 年和 2015 年由复旦大学出版社出版。第三版被教育部批准为普通高等教育"十一五"国家级规划教材。在教学使用过程中本教材受到广大读者的好评，先后获得上海高校优秀教材三等奖和中国大学出版社图书奖优秀教材二等奖。本教材适用于高等医药院校基础、预防、临床、口腔和影像等医学专业的教学，特别是本科五年制教学。

　　为了进一步提高本教材的编写质量，我们本着精益求精的精神，在第四版基础上进行了修订和再版。书中增加了乳牙的形态及排列图，修改了视觉传导通路图、脊神经的组成及周围神经的功能成分图，统一了腹膜各图的色彩。对正文叙述中欠明确和精炼之处作了修改，并对脑神经损伤后的临床表现作了补充。此外，调整了标题序号和索引次序。通过本次修订，内容叙述更加准确，彩色插图更加精美，编写和出版质量显著提高。

　　本书重点叙述人体器官的位置、形态、结构和基本功能等，而相关的局部解剖概念和神经损伤症状等用小字表示。本书叙述内容与教学课时相匹配，系统而精炼，且插图精美和富有立体感，这有利于教师贯彻教学计划，有助于学生阅读理解和深刻掌握教学内容。本书内容分 5 篇，共 13 章，约 50 万字，插图 375 幅。书末附有中文索引和英文索引。

　　在本书编写和出版过程中，得到了浙江大学医学院、福建医科大学、佳木斯大学基础医学院、郑州大学医学院、徐州医科大学、复旦大学上海医学院和复旦大学出版社的大力支持。在此，谨向为本书的编写和出版作出贡献的学校和专家表示衷心感谢。

　　由于编者水平有限，本书可能存在错误和不足之处，敬请广大教师和学生批评指正。

王海杰　朱治远

2021 年 4 月于上海

目　　录

第一篇　运　动　系　统

第二篇 内 脏 系 统

第三篇　脉 管 系 统

第四篇　感　受　系　统

第五篇　调 节 系 统

绪　　论

一、人体解剖学的简要介绍

（一）人体解剖学的定义

人体解剖学简称**解剖学** anatomy，是研究正常人体形态、结构的科学，研究的内容包括人体各系统各器官的形态、结构及各局部器官结构的配布关系。

（二）人体解剖学的地位

人体解剖学属于自然科学范畴，它是生物学的形态学科，又是医学的基础学科，是医学各门基础学科和临床学科的共同基础。

（三）人体解剖学的分科

在人体解剖学形成发展的过程中，随着研究方法的革新、认识观点的发展和实际应用的开拓，研究结果不断积累，学科内容日渐深广，形成了许多分科流派。

1. 按研究的方法分类　①大体解剖学，用肉眼观察进行研究。又分两种：一种是按功能系统研究人体器官形态、结构的**系统解剖学** systematic anatomy；另一种是按局部分区研究人体结构配布的**局部解剖学** topographic anatomy。后者还包括断面解剖学和表面解剖学。②显微解剖学，用显微镜研究人体的微细结构，又包括组织学和细胞学。③特种解剖学，利用特殊器械设备与技术研究人体的形态、结构。如用电镜研究超微结构，用内镜、放射性核素、超声波、X 线、CT、磁共振等研究器官结构形象的均可归为特种解剖学。

2. 按研究的观点分类　①描述解剖学；②功能解剖学；③进化解剖学，包括比较解剖学和体质人类学；④发育解剖学，包括胚胎学和年龄解剖学等。

3. 按应用的目的分类　①医用解剖学，包括作为医学公共基础的系统解剖学与局部解剖学，以及临床各科的应用解剖学；②艺用解剖学，是绘画和雕塑的基础；③运动解剖学，用于指导体育训练。

解剖学的各种分科流派大多互相联系，本教材叙述的是医用大体描述解剖学。

（四）解剖学的发展历史

1. 西洋解剖学史　早在公元前 5 世纪，古希腊人 Hippocrates（公元前 460 ~ 前 377）已观察记载了颅骨的形态。公元 2 世纪时，罗马帝国医生 Galen（131 ~ 200）进行了大量动物解剖研究，著述丰富。但他以动物解剖之所见，阐述人体结构，多有错误。Galen 以后，欧洲处于中世纪黑暗时代，教权统治，禁剖人尸，解剖学陷于停滞。直到公元 15 ~ 16 世纪，资本主义兴起，科学文化逐渐冲破禁锢，纷纷发展，史称文艺复兴。当时，比利时人 Vesalius（1514 ~ 1564）在学生时代便有志于解剖学研究，从绞架下偷出尸体，进行解剖。22 岁时在意大利巴度亚大学主持解剖学讲座，28 岁发表《人体结构》，内容丰富而精确，成为人体解剖学的奠基人。16世纪以后,解剖学发展迅速。显微镜发明后,生理学、组织胚胎学相继成为独立的学科。19世纪《进化论》发表,进化发展的观点引入解剖学。同时,随着医学发展,解剖学的应用逐渐开拓。特别是20世纪以来,新理论、新技术不断涌现,为解剖学研究提供了新思路和新手段,开辟了新天地,形成了今天众多的分科流派。

2. 中国解剖学史　我国传统医学中的解剖学历史悠久。春秋战国时期在《黄帝内经》中已有"解剖"一词,并有多处论及人体结构;书中对骨骼和脏器的测量记载,尺度虽与今有异,比例基本正确;对心和脉管的形态及功能也有独到的认识。秦汉以后,我国长期处于封建制度的统治之下,解剖学进展很少。宋代宋慈著《洗冤集录》,对全身骨骼有较详细的记载。清代王清任观察露尸,著有《医林改错》。但总体来说,我国固有的解剖学始终融合在传统医学之中,没有形成独立的学科体系。清代末年,现代解剖学传入我国,但在新中国成立前发展迟缓。新中国成立后特别是近三四十年来,在党的正确方针指引下,解剖学发展很快,取得了许多研究结果,出版了大批图书和期刊,我国解剖学已成为当代世界解剖学的重要组成部分。

3. 解剖学的现状　当代解剖学发展迅猛,主要体现在以下几个方面。①范围广泛:系统解剖学的各器官系统,特别是神经解剖和器官内结构的研究;局部解剖学与临床应用解剖学,特别是断面解剖与显微外科解剖的研究,均有很大的发展。②研究深入:从人体结构的大体形态,到显微、超微结构乃至分子水平的研究,空前深入。③技术先进:物理、化学、生物学的各种新技术、新方法为解剖学研究提供了许多新的手段。④学科渗透:解剖学在其发展中派生了生理学和组织胚胎学。随着科学的发展,当代解剖学又和它们以及其他许多学科如生物物理学、生物化学、免疫学、病理学、药理学和各门临床医学互相渗透、互相融合,解剖学的研究在理论上不断发展,在方法上不断出新,在应用上不断开拓,取得丰硕的成果,并形成一些新的分科流派,如神经生物学、显微外科解剖学、影像解剖学等,把人体解剖学推进到一个鼎盛时期。

二、解剖学的学习目的、要求和基本观点

（一）解剖学的学习目的

医学院校开设解剖学课的目的在于使学生认识并掌握人体的正常形态、结构,为进一步学习其他医学课程,掌握临床诊断、治疗技术和预防措施打好基础。

（二）解剖学的学习要求

具体要求医学生通过解剖学的学习,比较全面、系统、深入、巩固地掌握人体各系统各器官的位置、形态和结构及人体各局部器官的结构配布关系;了解它们的功能活动和有关临床的重点问题;在学习中还应注意培养科学思维和独立解决问题能力,养成良好的学风和品德。

（三）解剖学的基本观点

为了正确认识和深入理解人体的形态、结构,应以辩证唯物主义的观点作为学习的指导。

1. 形态、结构进化发展的观点　人类是由动物进化发展而成的,人与动物特别是与脊椎动物有相同的渊源和基本模式。人的个体发生从单细胞到多细胞,从简单组织到形成各种器官,从无脊索到有脊索,从有鳃有尾到鳃尾消失……经历一系列演变,在一定程度上反

映了种系进化的过程。现代人类仍在变化发展中,人体器官的位置、形态和结构往往出现变异或畸形。**变异**系指出现率较低,但对外观或功能影响不大的个体差异。**畸形**则专指出现率极低,对外观或功能影响严重的形态、结构异常。变异和畸形有些是返祖(如多乳、有尾、毛人等)或进化(如手部出现额外肌)的表现,有些则是胚胎发育不全(如缺肾、无肢等)、发育停滞(如兔唇、隐睾、先天性心脏畸形等)、发育过度(如多指或多趾等)、异常分裂或融合(如双输尿管、马蹄肾等)或异位发育(如脏器反位)的结果。

2. 机体与环境互相关联的观点　人体是在特定环境长期影响下进化发展形成的,人体的形态、结构使人能适应环境而生存,并且能改造生存的环境。种族特征也是特定环境影响的产物,但现存的不同人种处于同一进化阶段,并无优劣之分。人出生后,生活条件和生存环境也可影响个体形态的发育。

3. 器官结构间互相关联的观点　人体各系统、各器官、各局部都是整体的一部分,彼此互相联系,构成统一的机体。例如肌肉附着可诱发骨面形成突起,肌肉的活动也可促进心、肺等器官的发育。

4. 形态与功能对立统一的观点　形态、结构是功能活动的物质基础,功能活动是形态、结构形成发展的原因。如肌肉是机体运动功能的基础,而经常运动可促进肌肉的形态发育。

三、人体的分部和器官系统

(一)人体形态分部

人体从外形上可分十大局部,每一大局部又可分为较小的和更小的局部。主要的局部有**头部**(又分颅、面两部),**颈部**(又分颈、项两部),**背部,胸部,腹部,盆会阴部**(后 4 部合称躯干),左、右**上肢**(又分上肢根与自由上肢两部,后者再分臂、前臂和手 3 部)和左、右**下肢**(又分下肢根与自由下肢两部,后者再分大腿、小腿和足 3 部;上、下肢合称四肢)。

(二)人体结构系统

人体由许多器官构成。人体器官按照功能归为五大系统,包括 13 个具体的功能系统:①**运动系统**,执行躯体运动功能,包括骨、骨连结和肌 3 个系统;②**内脏系统**,执行机体与环境物质交换和繁殖后代的功能,包括消化、呼吸、泌尿、生殖 4 个系统;③**脉管系统**,输导体液循环流动,包括心血管和淋巴 2 个系统;④**感受系统**,感受各种内、外环境刺激,主要包括视觉和位、听觉 2 个系统;⑤**调节系统**,管理全身各系统各器官,使它们的活动协调统一,包括内分泌和神经 2 个系统。上述每一系统均包含若干器官,每一器官又由数种组织(上皮组织、肌组织、神经组织、结缔组织等)构成,每种组织各有特定的细胞和细胞间质。

四、人体解剖学的基本术语

为避免在描述器官结构位置时造成混乱,特规定标准姿势、方位、轴、面的统一术语。

(一)标准姿势

直立,两眼向前平视,垂臂,手掌向前,并足,脚趾在前,为解剖学标准姿势。这是描写客体一切器官结构位置关系的基础,不因被描述客体的姿势变化或被观察结构如何放置而改变,更与观察者体位无关。

(二)方位术语

以标准姿势为基础定出方位术语如下。

1. **上** superior(upper)**与下** inferior(lower) 指距颅顶或足底的相对远近关系,较近颅顶者为上,较近足底者为下。四肢较上的部位比较接近肢根,又称**近侧** proximal;较下的部位比较远离肢根,又称**远侧** distal。

2. **前** anterior **与后** posterior 指距身体前、后面的相对远近关系。在躯干也可称**腹侧** ventral **与背侧** dorsal,在上肢可称**掌侧** palmar **与背侧**。

3. **内侧** medial **与外侧** lateral 指距身体正中面的相对远近关系。距正中面较近者为内侧,反之为外侧。在上肢常用**尺侧** ulnar、**桡侧** radial,下肢常用**胫侧** tibial、**腓侧** fibular,眼球常用**鼻侧** nasal、**颞侧** temporal 分别表示内侧和外侧。

4. **内** internal **与外** external 指有腔器官或有腔结构壁内不同层次距内腔的相对远近关系。近内腔者为内,远内腔而近外表者为外。

5. **深** deep **与浅** superficial 指局部或器官距其内部中心或其外表的相对远近关系。距中心较近而距外表较远者为深,反之为浅。

6. **左** left **与右** right 以身体中线为界,心等个别器官以其自身中线为界。

上述方位术语,除左、右两词外,均表示相对的位置关系。同一形态、结构对于不同的形态、结构有不同的位置关系。

（三）轴

为了分析关节的运动,常在标准姿势的基础上采用 3 种互相垂直的轴。

1. **垂直轴** vertical axis 上、下方向垂直于水平面。

2. **冠状轴** coronal axis 又称**额状轴**,为左、右方向的水平轴。

3. **矢状轴** sagittal axis 为前、后方向的水平轴。

（四）面

身体任一局部均可在标准姿势的基础上作 3 种互相垂直的切面(绪图-1)。

1. **水平面** horizontal plane 又称**横切面**,将局部分为上、下两部分。

2. **冠状面** coronal plane 又称**额状面**,为左、右方向的垂直切面,将局部分成前、后两部分。

3. **矢状面** sagittal plane 为前、后方向的垂直切面,将局部分成左、右两部分。通过身体正中的矢状面特称**正中平面** median plane。

器官的切面一般以其自身的长轴为标准作纵切面或横切面。

（朱治远）

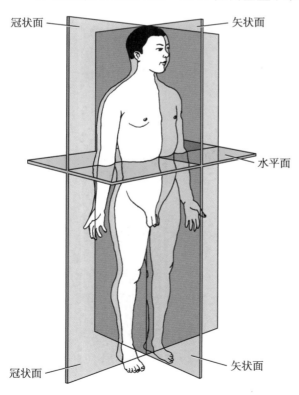

冠状面 矢状面 水平面 冠状面 矢状面

绪图-1 人体的剖面

第一篇 运动系统

运动系统包括骨、骨连结和肌3个系统。肌跨越关节并附着于骨,在神经支配下收缩,牵动骨产生运动。因此,肌是运动的动力,关节是运动的枢纽,骨是运动的杠杆。

第一章 骨 系 统

第一节 总 论

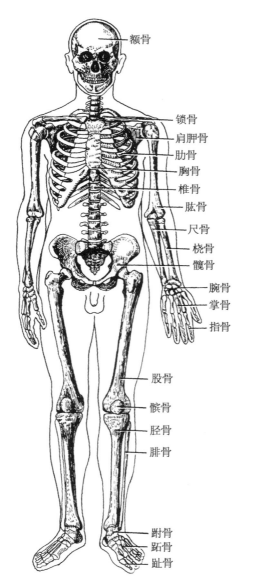

额骨

锁骨
肩胛骨
肋骨
胸骨
椎骨
肱骨
尺骨
桡骨
髋骨

腕骨
掌骨
指骨

股骨
髌骨
胫骨
腓骨

跗骨
跖骨
趾骨

图 1-1 全身骨骼

骨 bone 是人体内坚硬的器官,主要由骨质构成,具有支持、保护和运动躯体的功能。骨借骨连结构成人体的支架,称**骨骼**。每块骨均是一个器官,具有一定的形态,有血管和神经分布,能不断地进行新陈代谢,并具有修复、改建和再生的能力。

成人骨共有 206 块(图 1-1),按其所在部位分为中轴骨(包括颅骨和躯干骨)和附肢骨(包括上肢骨和下肢骨)。

一、骨的基本形态及分类

由于功能不同,骨的形态多种多样,大致可分为长骨、短骨、扁骨和不规则骨等。

1. **长骨** long bone　多位于四肢,呈长管状,分为一体两端。长骨两端膨大,骨端由次级骨化中心形成的部分称**骺**。骨端与其他骨组成关节的部分,表面光滑,覆有关节软骨,称**关节面**。长骨的**体**通常又称**骨干**,骨质厚密,内有**骨髓腔**。体中部附近有滋养孔,骨的血管经此孔出入。骨干近骺的部分称**干骺端**,往往助成骨端。成年前,干与骺之间借**骺软骨**相连(图 1-2)。成年后,骺软骨骨化,干和骺长合,长合线称**骺线**。

2. **短骨** short bone　多位于连结牢固且有一定灵活性的部位,如腕骨和跗骨,近似立方形,有多个关节面与周围骨紧密相连,运动比较复杂,但幅度较小,能够承受较大压力。

3. **扁骨** flat bone　位于颅盖和体壁等处,呈板状,参与围成颅腔和胸腔、腹腔、盆腔,容纳和保护重要器官，或为肌提供广阔的附着面。

4. 不规则骨 irregular bone 位于颅底、面部和脊柱等处，形状不规则。有些不规则骨内部含有气腔，称**含气骨**，如上颌骨。

另外，在某些行经关节贴靠骨面的肌腱内常有小骨，称**籽骨**。在运动中起减少摩擦和改变肌牵引方向的作用，如髌骨。

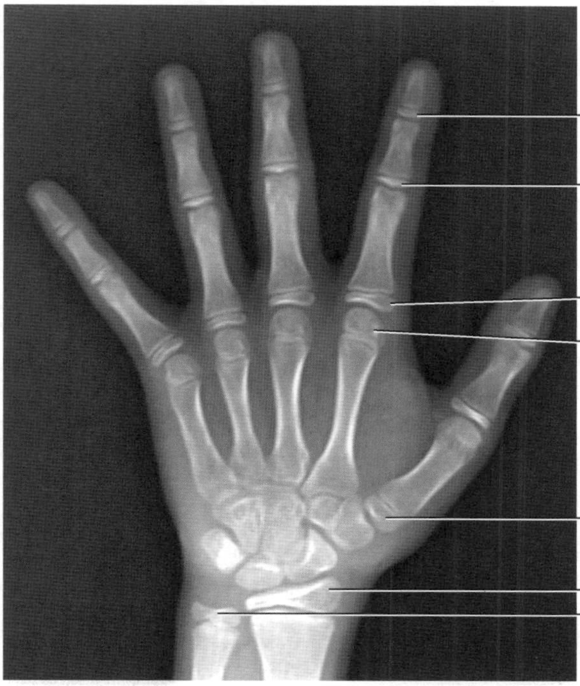

二、骨的构造

骨是由骨质、骨膜和骨髓构成（图1-3、1-4），并有血管和神经分布。

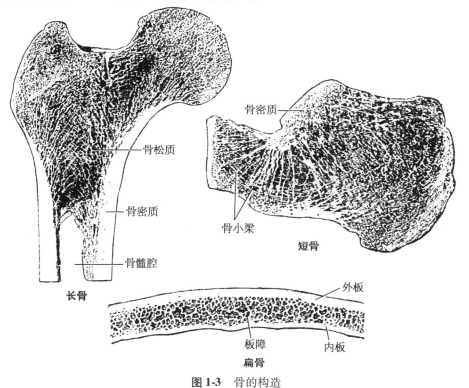

示指远节指骨骨骺
示指中节指骨骨骺
示指近节指骨骨骺
第2掌骨骨骺
第1掌骨骨骺
桡骨骨骺
尺骨骨骺

图1-2 骨骺（7岁儿童腕和手X线片）
注：骨骺与骨干之间的线状透明区为骺软骨。

骨松质
骨密质
骨髓腔
长骨

骨密质
骨小梁
短骨

外板
板障
内板
扁骨

图1-3 骨的构造

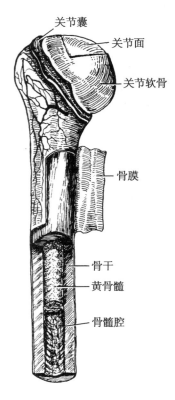

关节囊

关节面

关节软骨

骨膜

骨干

黄骨髓

骨髓腔

图 1-4　长骨的构造

1. **骨质**　是骨的主要组成部分,分骨密质和骨松质两种。**骨密质**位于骨的表面,质地致密坚实,抗压和抗扭曲。**骨松质**位于骨的内部,由片状的骨小梁交织构成,呈海绵状。**骨小梁**的排列方向,与骨所承受的压力和张力的方向一致。不同类型的骨,其骨密质和骨松质的配布有所不同。长骨中部密质最厚,向两端逐渐变薄,松质配布则相反。短骨的构造与长骨两端相似,表面为薄层密质,内部全为松质。扁骨由内、外两层密质板中间夹着一层松质构成。颅盖骨的内层密质称**内板**,外层密质称**外板**,中间的松质称**板障**。

2. **骨膜**　包括骨外膜和骨内膜。**骨外膜** periosteum 被覆于骨的外表面(关节面除外),为纤维结缔组织薄膜,含有丰富的血管和神经。成年前,骨外膜内层的细胞可分化为成骨细胞,参与造骨,对骨的发生、生长、改造和修复有重要作用。成年后,骨外膜处于静止状态,但骨损伤后可恢复造骨功能,修复缺损。因此,骨手术中应尽量保留骨外膜。**骨内膜** endosteum 为薄层结缔组织,位于骨髓腔内面和骨小梁表面,也有造骨作用。

3. **骨髓** bone marrow　存在于骨髓腔和骨松质的间隙中,可分为红骨髓和黄骨髓。**红骨髓**具有造血功能,**黄骨髓**是脂肪组织。胎儿和幼儿的骨髓全是红骨髓,5~7 岁起,长骨骨髓腔内的红骨髓逐渐被脂肪组织代替,失去造血功能,成为黄骨髓。在短骨、扁骨、不规则骨和股骨、肱骨上端的骨松质内,终身有红骨髓。临床常于髂嵴或胸骨等处穿刺取样,检查骨髓。

4. **骨的血管**　长骨的动脉包括滋养动脉、干骺端动脉、骺动脉和骨膜动脉等。滋养动脉是长骨的主要动脉,它斜穿骨干中部滋养孔入骨髓腔,分支营养骨密质深层、骨髓和干骺端。长骨的动脉在骨和骨膜内互相吻合,成年前骺动脉被骺软骨隔开。短骨、扁骨和不规则骨主要由骨膜动脉和滋养动脉营养。

骨的静脉与动脉伴行,注入邻近静脉。

三、骨质的化学成分、物理特性及骨的可塑性

骨质含有机质和无机质两种化学成分,有机质是骨胶原和黏多糖蛋白,使骨具有一定韧性和弹性;无机质为无机盐(主要是磷酸钙),使骨具有较高的硬度。成人骨有机质约占骨质的1/3,无机质占2/3,两者使骨既坚硬又富有弹性和韧性。骨的化学成分和物理性质因年龄而有所不同。幼儿骨的有机质相对较多(约占1/2),骨的弹性较大,不易折断,但硬度较小,容易弯曲变形。老年人骨的无机质相对较多(约占3/4),胶原纤维老化,骨质变脆,韧性较差,容易骨折。

骨是活的器官,具有可塑性。骨在一生中,由于受内、外界环境的影响,其形态、结构、化学成分和物理性质不断变化。例如,在肢体瘫痪日久的病人,骨质会脱钙、萎缩,而体育锻炼则可促进骨发育粗壮。在儿童时期,要特别注意矫正不良的坐、立姿势,以免发生畸形。

四、骨的发生

骨约从胚胎第 8 周开始由间充质发生,出生后仍继续生长发育。骨的发生有两种方式:一种是由间充质的膜发育成骨,称**膜内成骨**,如颅盖骨、多数面颅骨等;另一种是间充质先形成软骨,再由软骨骨化成骨,称**软骨内成骨**,如颅底骨、躯干骨和四肢骨。

1. 膜内成骨　　在间充质膜内一定部位,成骨细胞开始成骨质,形成**骨化中心**,由此向周围放射状生长。在骨化中心处的骨膜下也有成骨细胞产生骨质,使骨增厚。初生骨较小,经破骨细胞吸收,成骨细胞重建,使骨适应功能需要而不断生长。

2. 软骨内成骨　　以长骨为例,说明软骨内成骨的过程(图 1-5)。首先在间充质内形成软骨雏形,在其中部软骨膜下成骨细胞开始产生骨质,形成**骨领**,而软骨中部内也开始造骨,称为**初级骨化中心**。该骨化点向两端扩展,初生的骨质又不断地被破骨细胞吸收,形成骨髓腔。通常在出生后一定时间,软骨两端内出现**次级骨化中心**,产生骺的骨质。成年前,骨干与骺之间的骺软骨不断增生和骨化,使骨继续伸长。骨膜下骨化使骨增粗。成年后骺软骨停止生长,完全骨化形成**骺线**,故长骨停止生长。

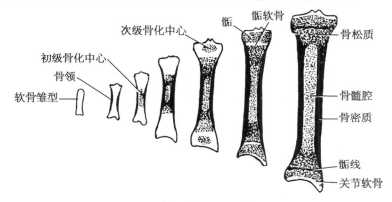

图 1-5　软骨内成骨过程模式图

第二节　躯　干　骨

躯干骨包括 24 块椎骨、1 块骶骨、1 块尾骨、12 对肋和 1 块胸骨,共 51 块。

一、椎骨

幼儿时**椎骨** vertebrae 有 33～34 块,即颈椎 7 块、胸椎 12 块、腰椎 5 块、骶椎 5 块和尾椎 4～5 块。成年后,骶椎和尾椎分别长合成 1 块骶骨和 1 块尾骨。

(一)椎骨的基本形态

椎骨由前方的椎体和后方的椎弓构成(图 1-6)。**椎体** vertebral body 呈短圆柱形,上、下面平坦,与椎弓围成**椎孔** vertebral foramen。全部椎骨的椎孔连成**椎管** vertebral canal,容纳脊髓。**椎弓** vertebral arches 左右对称,前部较窄细的部分称**椎弓根**,与椎体相连;后部较宽扁的部分称**椎弓板**,左、右椎弓板在中线结合。上、下相邻的椎弓根围成**椎间孔** intervertebral foramina,孔内有脊神经通过。椎弓向后伸出一个**棘突**,向两侧伸出一对**横突**,向上伸出一对**上关节突**,向下伸出一对**下关节突**。相邻的关节突构成关节突关节。

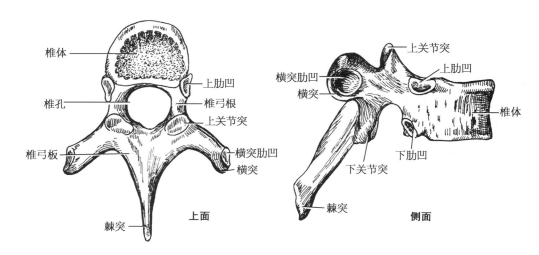

图 1-6　胸椎

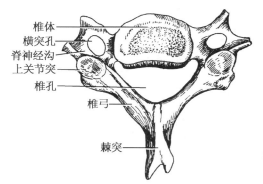

图 1-7　颈椎(上面)

（二）各部椎骨的主要特征

1. **颈椎** cervical vertebrae（图 1-7）　椎体较小，横断面呈椭圆形。椎孔较大，呈三角形。横突根部有**横突孔**，孔内有椎动、静脉通过。第 6 颈椎横突末端的前结节较大，称**颈动脉结节**。颈总动脉经过其前方上行，当头部损伤出血时，可将颈总动脉压向此结节，达到急救止血。第 2～6 颈椎棘突较短，末端分叉。

第 1 颈椎又名**寰椎**（图 1-8），呈环形，无椎体、棘突和关节突，由前弓、后弓和两个侧块构成。**前弓**短，其后面正中有一微凹的关节面，称**齿突凹**，与第 2 颈椎的齿突相关节。**后弓**较长，在**上关节凹**后方有**椎动脉沟**，为椎动脉通过处。**侧块**位于两侧，连接前、后弓，上面有椭圆形的上关节凹与枕髁相关节，下面有圆形的**下关节面**，与第 2 颈椎的上关节面相关节。

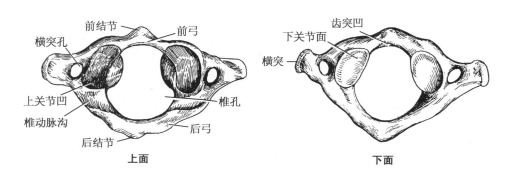

图 1-8　寰椎

第 2 颈椎又名**枢椎**（图 1-9），由椎体向上伸出一个指状突起，称**齿突**，与寰椎的齿突凹相关节。

第 7 颈椎又名**隆椎**(图 1-10),棘突最长,末端不分叉,低头时易于触及,是计数椎骨的重要标志。

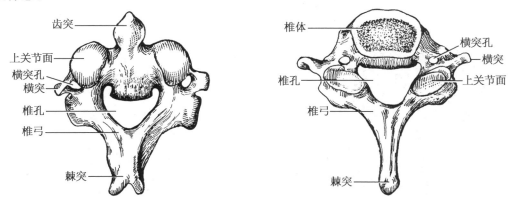

图 1-9 枢椎(后上面)　　　　　　　　图 1-10 第 7 颈椎(上面)

2. **胸椎** thoracic vertebrae(图 1-6)　椎体横断面呈心形,其侧面后份上、下缘各有一个半圆形的**肋凹**,与肋头相关节。横突末端的前面有**横突肋凹**,与肋结节相关节。上、下关节突的关节面近似冠状位。棘突长而伸向后下方,彼此掩盖成叠瓦状。

3. **腰椎** lumbar vertebrae(图 1-11)　椎体粗壮,横断面呈肾形。椎孔大,呈三角形。关节突的关节面呈矢状位。棘突宽而短,为板状,水平后伸,棘突间隙较大,临床上常在下位腰椎棘突之间作腰椎穿刺。

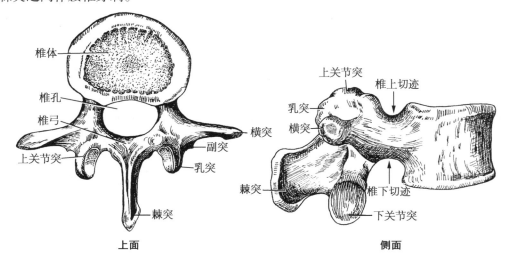

上面　　　　　　　　　　　　　　　　　侧面

图 1-11　腰椎

4. **骶骨** sacrum(图 1-12)　由 5 块骶椎长合而成,呈倒置的三角形,略向前弯,分为底、尖、前面、后面和侧部。底向上,借椎间盘与第 5 腰椎体相连结,其前缘突出,称**骶岬**,是产科骨盆测量的重要标志。尖向后下,接尾骨。前面(盆面)光滑凹陷,中部有 4 条平行横线,是 5 块骶椎体长合的痕迹,横线两端有 4 对**骶前孔**。后面(背面)隆凸粗糙,中线处的隆起称**骶正中嵴**,由骶椎棘突愈合而成。骶正中嵴的两侧有 4 对**骶后孔**。骶前、后孔均与**骶管**相通,分别有骶神经前、后支通过。骶管是椎管的一部分,由骶椎椎孔连接而成。骶管向下开口于骶骨背面下部的**骶管裂孔**,裂孔两侧向下的突起称**骶角**,体表可扪到,为骶管麻醉的标志。骶骨的两侧部有**耳状面**,与髋骨相关节。

　　5. **尾骨** coccyx(图 1-12)　　由 4~5 块退化的尾椎长合而成,上接骶骨,下端游离。

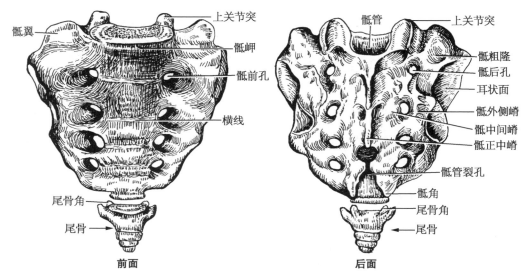

图 1-12　骶骨和尾骨

二、肋

　　肋 ribs 共 12 对,每一肋均由肋骨及其前方的肋软骨两部分构成。第 1~7 对肋的前端与胸骨直接相连,称**真肋**。第 8~12 对肋的前端与胸骨不直接相连,称**假肋**,其中第 8~10对肋依次连于上一肋软骨,形成**肋弓**。第 11、12 对肋的前端游离,称**浮肋**。

　　1. **肋骨** costal bone(图 1-13)　　为细长弓形的扁骨,可分为前端、后端和肋体 3 部分。前端较宽,以粗面接肋软骨。后端膨大称**肋头**,有关节面与相应胸椎体的肋凹相关节。肋头向外侧移行于较细的**肋颈**。肋颈、肋体移行处后面的隆起为**肋结节**,有关节面与相应胸椎横突

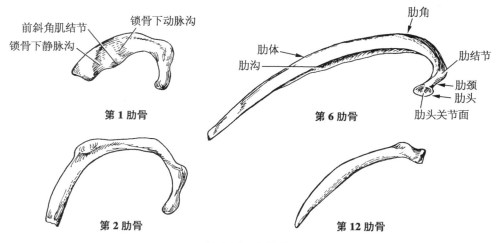

图 1-13　右肋骨

肋凹相关节。**肋体**扁长,分内、外两面和上、下两缘。内面近下缘处有**肋沟**,沟内有肋间后血管和肋间神经通过。肋体后部于肋结节外侧急转向前,称**肋角**。

第1肋骨短而扁宽,无肋角和肋沟,分上、下两面和内、外两缘。上面约中部近内缘处,有**前斜角肌结节**,结节的前、后方分别有**锁骨下静脉沟**和**锁骨下动脉沟**。

2. **肋软骨** 连接肋骨的前端,为透明软骨,终身不骨化。

三、胸骨

胸骨 sternum(图 1-14)是位于胸前壁正中的扁骨,从上向下可分为胸骨柄、胸骨体和剑突 3 部分。**胸骨柄**上缘中部凹陷称**颈静脉切迹**,其两侧有**锁切迹**,与锁骨相关节,柄的外侧缘上部接第 1 肋软骨。胸骨柄与胸骨体相接处形成向前微隆的**胸骨角** sternal angle,体表可扪到,其两侧接第 2 肋软骨,是计数肋的重要标志。**胸骨体**呈长方形,外侧缘接第 2~7 肋软骨。**剑突**窄而薄,下端游离。

四、躯干骨的重要骨性标志

躯干骨的重要骨性标志有第 6 颈椎颈动脉结节、第 7 颈椎棘突、骶岬、骶角、肋、肋弓、胸骨颈静脉切迹、胸骨角和剑突等。

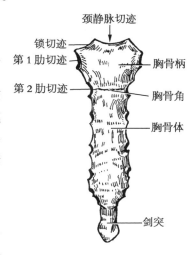

图 1-14 胸骨(前面)

第三节 上 肢 骨

上肢骨由上肢带骨和自由上肢骨组成。

一、上肢带骨

(一)锁骨

锁骨 clavicle(图 1-15)位于胸廓的前上方,全长均可在体表摸到。锁骨呈横位的"S"形,内侧 2/3 凸向前,外侧 1/3 凸向后。它分为一体两端,内侧端粗大为**胸骨端**,有关节面与胸骨柄的锁切迹相关节。外侧端扁平为**肩峰端**,有小关节面与肩胛骨的肩峰相关节。锁骨

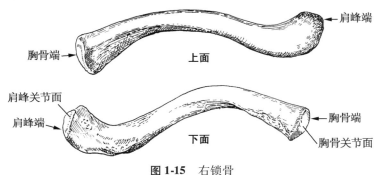

图 1-15 右锁骨

上面光滑,下面不平。

（二）肩胛骨

肩胛骨 scapula（图 1-16）紧贴胸廓的后外侧、第 2～7 肋骨后面,为三角形扁骨,有 3 个角、3 个缘和 2 个面。3 个角是外侧角、上角和下角。**外侧角**肥大,有稍凹的关节面,称 **关节盂**,与肱骨头相关节。关节盂的上、下各有一个粗糙隆起,分别称为**盂上结节和盂下结节**。关节盂内侧的稍细部为肩胛颈。3 个缘是内侧缘（脊柱缘）、外侧缘（腋缘）和上缘。上缘的外侧份有一凹陷为**肩胛切迹**,切迹的外侧有一弯曲的指状突起,称**喙突**。肩胛骨的前面

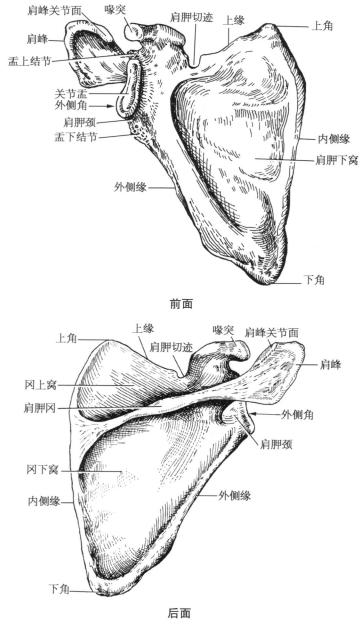

前面

后面

图 1-16　右肩胛骨

（肋面）凹陷称**肩胛下窝**，后面（背面）有一横嵴称**肩胛冈**，将后面分为上方的**冈上窝**和下方的**冈下窝**。肩胛冈的外侧端向外伸展形成扁平的**肩峰**，与锁骨相关节。

二、自由上肢骨

（一）肱骨

肱骨 humerus（图 1-17）是上臂的长骨，分为一体两端。

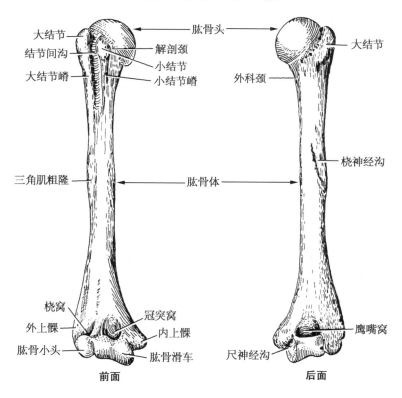

图 1-17　右肱骨

上端的膨大称**肱骨头**，有朝向内后上方的半球形关节面，与肩胛骨的关节盂相关节。肱骨头周缘的浅沟称**解剖颈**，其前下方和前外侧各有一隆起，分别称**小结节**和**大结节**。大、小结节向下分别延伸为**大结节嵴**和**小结节嵴**。大、小结节之间为**结节间沟**，沟内有肱二头肌长头腱通过。肱骨上端与肱骨体交界处稍细，易发生骨折，称为**外科颈**。

肱骨体上段呈圆柱形，下段呈三棱柱形。在肱骨体中、上部的外侧，有**三角肌粗隆**。肱骨体后面中部有一由内上斜向外下的浅沟，称**桡神经沟**。

肱骨下端扁宽，略卷曲向前，有两个关节面：内侧的称**肱骨滑车**，与尺骨相关节；外侧的称**肱骨小头**，与桡骨相关节。在下端的前面，滑车上方有**冠突窝**，肱骨小头上方有**桡窝**，屈肘时分别容纳尺骨冠突和桡骨头。在下端的后面，滑车上方有**鹰嘴窝**，伸肘时容纳尺骨鹰嘴。下端向两侧突出，分别为**内上髁**和**外上髁**。在内上髁的后下方，滑车内侧有**尺神经沟**。

（二）前臂骨

1. 尺骨 ulna（图 1-18）　位于前臂内侧部，分为一体两端。上端膨大，前面有凹陷的半月形关节面,称**滑车(半月)切迹**,与肱骨滑车相关节。滑车切迹前下方的突起为**冠突**,后上方的突起为**鹰嘴**。冠突外侧面有**桡切迹**,与桡骨头相关节。冠突下方有粗糙的**尺骨粗隆**。尺骨体呈三棱柱形,上粗下细,外侧缘锐利称**骨间缘**,有前臂骨间膜附着。尺骨下端称**尺骨头**,其周缘有约半圈的**环状关节面**,与桡骨的尺切迹相关节。尺骨头后内侧有一向下突起,称**尺骨茎突**。

2. **桡骨** radius(图 1-18)　位于前臂外侧部,分一体两端。上端称**桡骨头**,其上面有**关节凹**与肱骨小头相关节,头周围有**环状关节面**与尺骨的桡切迹相关节。桡骨头下方稍细,称**桡骨颈**,其下方的前内侧有粗糙的**桡骨粗隆**。桡骨体呈三棱柱形,中份略弯向前外侧,内侧缘锐利称**骨间缘**,与尺骨相对,有前臂骨间膜附着。桡骨下端粗大,内侧面有**尺切迹**,与尺骨头相关节,外侧的向下突出称**桡骨茎突**。下端的下面凹陷为**腕关节面**,与腕骨相关节。

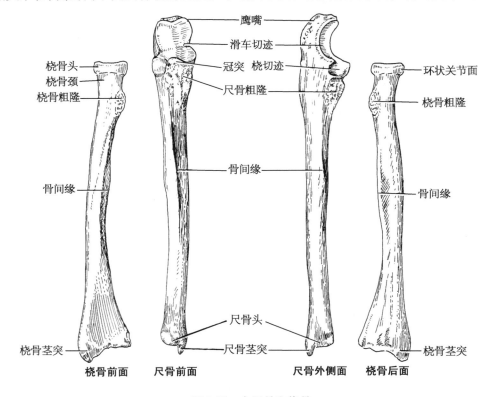

图 1-18　右尺骨和桡骨

（三）手骨

1. **腕骨** carpal bones(图 1-19)　属于短骨,共 8 块,排成两列,每列 4 块。近侧列由桡侧向尺侧依次为**手舟骨、月骨、三角骨**和**豌豆骨**,前 3 块骨的近侧面共同组成一个椭圆形关节面,与桡骨下端的腕关节面相关节。远侧列由桡侧向尺侧依次为**大多角骨、小多角骨、头状骨**和**钩骨**,分别与掌骨相关节。其中,大多角骨下面是鞍状关节面,与第 1 掌骨底构成拇指腕掌关节。各腕骨之间以关节面相邻,构成腕骨间关节。全部腕骨构成一掌面凹陷纵行的**腕骨沟**,沟内有自前臂至手的肌腱和神经通过。

2. **掌骨** metacarpal bones(图 1-19)　共 5 块,由桡侧向尺侧,分别称为第 1~5 掌骨,均属于长骨,分底、体、头 3 部。底与腕骨相关节,头与近节指骨底相关节。第 1 掌骨粗短,底以鞍状关节面与大多角骨相关节。

3. **指骨** phalanges（图 1-19） 共 14 块,拇指 2 节,其余各手指均为 3 节。由近侧向远侧依次为**近节指骨**、**中节指骨**和**远节指骨**。近、中节指骨都分底、体、滑车 3 部。远节指骨末端掌面粗糙,称为**远节指骨粗隆**。

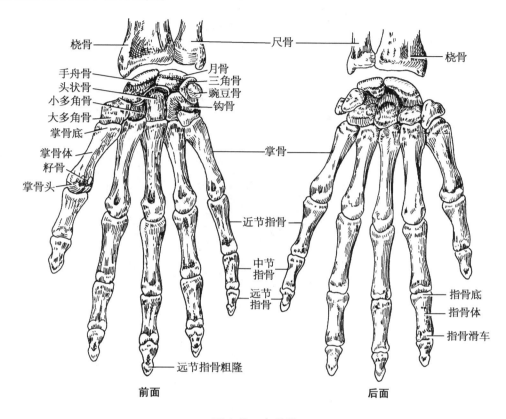

前面   后面

图 1-19 右手骨

三、上肢骨的重要骨性标志

上肢骨的重要骨性标志有锁骨、肩胛冈、肩峰、喙突、肩胛骨下角、肱骨大结节、肱骨内上髁、肱骨外上髁、尺骨鹰嘴、尺骨茎突和桡骨茎突等。

第四节 下 肢 骨

下肢骨由下肢带（盆带）骨和自由下肢骨组成。

一、下肢带骨

髋骨 hip bone（图 1-20、1-21）为不规则骨,由髂骨、坐骨和耻骨长合而成,3 块骨分别位于上方、后下方和前下方。幼年时在髋臼处借软骨结合（图 1-21）,16 岁前后完全长合。髋骨参与骨盆的组成。

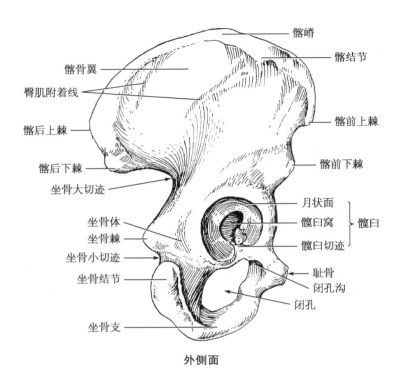

外侧面

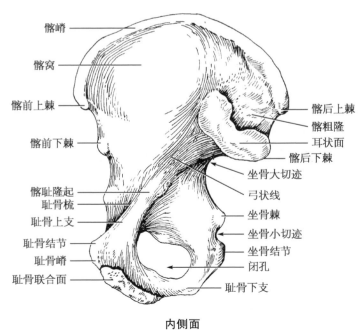

内侧面

图 1-20　右髋骨

1. **髂骨 ilium** 分为肥厚的髂骨体和扁薄的髂骨翼。**髂骨体**在下,构成髋臼的上 2/5。**髂骨翼**在上,其中央部骨质较薄,边缘部较厚,上缘弯曲呈长"S"形,称**髂嵴**。两侧髂嵴最高点连线约平第 4 腰椎棘突,可作为腰椎穿刺的定位标志。髂嵴的前端为**髂前上棘**,后端为**髂后上棘**,在两者的下方各有一突起,分别为**髂前下棘**和**髂后下棘**。在髂前上棘后方 5~7cm 处,髂嵴向外突出,称**髂结节**。髂骨翼内面前部凹陷,称**髂窝**,窝下界的骨嵴斜向前下称**弓状线**。髂骨翼内面后部粗糙,其下份有**耳状面**与骶骨相关节。

2. **坐骨 ischium** 分为坐骨体和坐骨支。**坐骨体**上份较厚,构成髋臼的后下 2/5,体下份后部肥厚粗糙称**坐骨结节**,可在体表扪到。体后缘的三角形突起称**坐骨棘**,其与髂后下棘和坐骨结节之间的凹

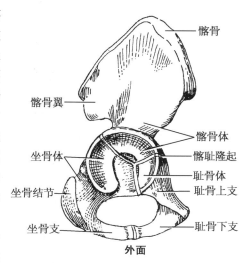

图 1-21　右髋骨(6 岁儿)

陷分别为**坐骨大切迹**和**坐骨小切迹**。由坐骨结节向前内上延伸为较细的**坐骨支**,其末端与耻骨下支连结。

3. **耻骨 pubis** 分为耻骨体、耻骨上支和耻骨下支。**耻骨体**构成髋臼的前下 1/5,耻骨体与髂骨体结合处的上面隆起,称**髂耻隆起**。自耻骨体向前内伸出**耻骨上支**,上支内侧端折向外后下方,续于**耻骨下支**。耻骨上支上缘有一锐嵴,称**耻骨梳**,向后续于髂骨的**弓状线**,向前至**耻骨结节**。耻骨结节内侧的粗糙上缘为**耻骨嵴**。耻骨上、下支移行部的内侧,有一椭圆形粗糙面为**耻骨联合面**。耻骨和坐骨共同围成**闭孔**。

髋臼 acetabulum 位于髋骨的外侧面,由髂、坐、耻 3 骨的体合成,容纳股骨头。髋臼中央深陷而粗糙,为**髋臼窝**,窝周围为半月形关节面,称**月状面**,髋臼缘下方有一缺口称**髋臼切迹**。

二、自由下肢骨

(一) 股骨和髌骨

1. **股骨 femur**(图 1-22) 是人体最粗大的长骨,约占身高的 1/4,分一体两端。

股骨上端的球形膨大为**股骨头**,朝向前内上方,与髋臼相关节。近关节面中央有一小凹,称**股骨头凹**。股骨头向外下方续于较细的**股骨颈**。在股骨颈、股骨体交界处有两个隆起,上外侧者为**大转子**,下内侧者为**小转子**。大转子内侧有深陷的**转子窝**。大、小转子之间,在前面连有**转子间线**,在后面连有**转子间嵴**。

股骨体圆柱形,稍呈弓状凸向前。体前面光滑,后面有纵行的骨嵴,称**粗线**。粗线上端分叉,向上外侧延为**臀肌粗隆**。粗线下端分为两线,两线间的三角区称**腘面**。

股骨下端形成两个膨大,分别称**内侧髁**和**外侧髁**。两髁的前、下、后面是关节面,其中下、后面与胫骨相关节,前面接髌骨称**髌面**。两髁之间后方深陷为**髁间窝**。两髁侧面最突出的部分,分别称**内上髁**和**外上髁**。内上髁上方有一小突起,称**收肌结节**。

2. **髌骨 patella**(图 1-23) 是全身最大的籽骨,位于股四头肌腱内,呈倒置的三角形,上

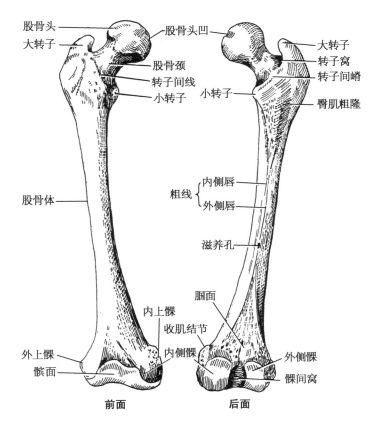

图 1-22　右股骨

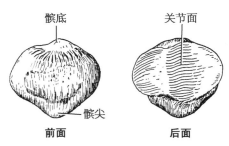

图 1-23　右髌骨

宽为底,下窄为尖,前面粗糙,后面有关节面与股骨的髌面相对,参与构成膝关节。

（二）小腿骨

1. **胫骨** tibia（图 1-24）　位于小腿内侧部,分为一体两端。上端膨大,形成**内侧髁**和**外侧髁**,两髁上面各有微凹的上关节面,承接股骨内、外侧髁。两髁上关节面之间,有**髁间隆起**。胫骨上端前面的粗糙隆起,称**胫骨粗隆**。外侧髁的后下面有平坦的**腓关节面**,与腓骨头相关节。胫骨体呈三棱柱形,前缘和内侧面位于皮下,易于触及。外侧缘为**骨间缘**,有小腿骨间膜附着。胫骨下端稍膨大,内侧有伸向下方的突起,称**内踝**。下端的下面及内踝的外侧面均为关节面,与距骨相关节。下端的外侧面有**腓切迹**,与腓骨相接。

2. **腓骨** fibula（图 1-24）　位于小腿外侧部,细而长,有一体两端。上端稍膨大,称**腓骨头**,有朝向前内上方的关节面,与胫骨相关节。头下方较细,称**腓骨颈**。腓骨体内侧缘为骨间缘,与胫骨骨间缘相对,有小腿骨间膜附着。腓骨下端膨大,称**外踝**,其内侧面为关节面,与距骨相关节。

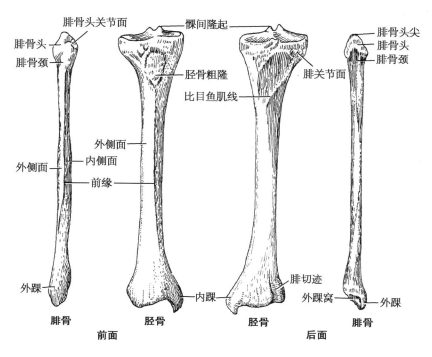

图 1-24 右胫骨和腓骨

（三）足骨

1. **跗骨** tarsal bones（图 1-25） 共 7 块，排列成前、中、后 3 列。后列 2 块，为上方的**距**

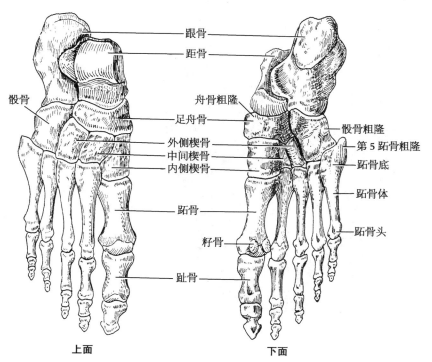

图 1-25 右足骨

骨和下方的**跟骨**。中列 1 块,在距骨前方,为**足舟骨**。前列内侧 3 块,在足舟骨前方,分别为**内侧楔骨、中间楔骨**和**外侧楔骨**;前列外侧 1 块,为**骰骨**,在跟骨前方。各跗骨均属短骨,其间以关节面相关节。距骨上面和两侧有前宽后窄的关节面,称**距骨滑车**,接胫骨、腓骨下端,距骨下关节面接跟骨,前关节面接足舟骨。跟骨最大,位于距骨的下后方,前接骰骨,上接距骨,其后端膨大为**跟骨结节**。足舟骨介于距骨和 3 块楔骨之间,其内下方的隆起称**舟骨粗隆**。

2. **跖骨** metatarsal bones(图 1-25)　共 5 块,从内侧向外侧依次为第 1～5 跖骨。跖骨属长骨,分底、体、头 3 部。跖骨底分别与楔骨和骰骨相关节,第 5 跖骨底外侧突向后,形成**第5 跖骨粗隆**。跖骨头与相应的趾骨相关节。

3. **趾骨** phalanges(图 1-25)　共 14 块,踇趾骨粗壮,有 2 节,其余各趾有 3 节趾骨,均较细小。趾骨的命名和分部与指骨类同。

三、下肢骨的重要骨性标志

下肢骨的重要骨性标志有髂嵴、髂前上棘、髂后上棘、坐骨结节、耻骨结节、股骨大转子、股骨内上髁、股骨外上髁、髌骨、胫骨粗隆、腓骨头、胫骨前缘、内踝、外踝和跟骨结节等。

第五节　颅　　骨

颅 skull(图 1-26、1-27)由 23 块颅骨组成(未计 3 对听小骨),除下颌骨与舌骨外,各骨连结紧密。颅骨分为脑颅骨和面颅骨,脑颅骨位于后上方,围成颅腔,容纳和保护脑;面颅骨位于前下方,围成眶、骨性口腔和骨性鼻腔,保护视觉器官,并作为消化道和呼吸道起始部的骨壁,形成面部的基本轮廓。

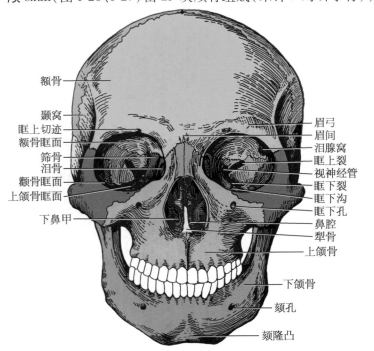

图 1-26　颅(前面)

额骨
颞窝
眶上切迹
额骨眶面
筛骨
泪骨
颧骨眶面
上颌骨眶面
下鼻甲

眉弓
眉间
泪腺窝
眶上裂
视神经管
眶下裂
眶下沟
眶下孔
鼻腔
犁骨
上颌骨
下颌骨
颏孔
颏隆凸

一、脑颅骨

脑颅骨(图 1-26、1-27)共 8 块,包括不成对的额骨、筛骨、蝶骨、枕骨和成对的颞骨和顶骨。

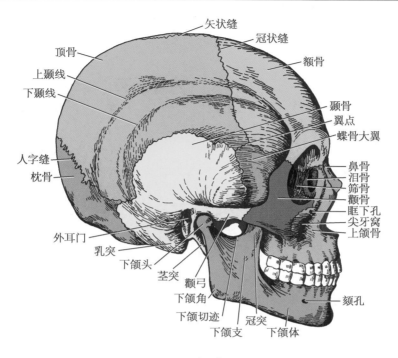

图1-27 颅(侧面)

1. **额骨** frontal bone(图1-26～1-28) 位于脑颅的前部,呈蟹壳形,上部为**额鳞**,下部水平位伸向后方为**眶部**,两侧眶部之间为**鼻部**。额骨前下部内有含气腔,称**额窦**。

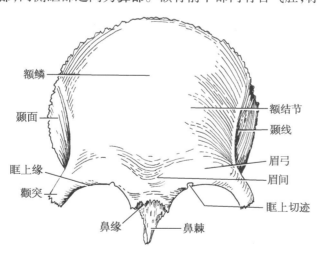

图1-28 额骨(前面)

2. **筛骨** ethmoid bone(图1-29) 位于颅底前部中央,向下居两眶之间,构成鼻腔壁上部。前面观呈"巾"字形,上面呈水平位的为**筛板**,筛板上有许多小孔,称**筛孔**。正中矢状位伸向下方的为**垂直板**,两侧下垂的为**筛骨迷路**。迷路由薄骨片围成,内有许多小腔,称**筛窦**。

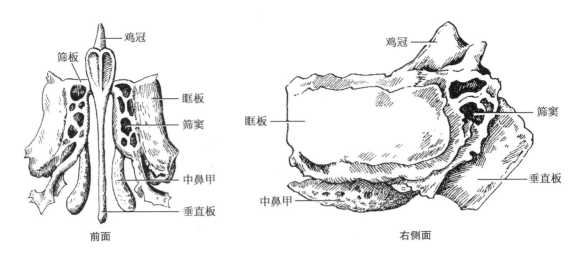

图1-29 筛骨

3. **蝶骨** sphenoid bone（图1-30） 位于颅底中部，前接额骨和筛骨，后邻枕骨和颞骨。它形如展翅的蝴蝶，分为蝶骨体及成对的大翼、小翼和翼突。**蝶骨体**居中央，内有一对空腔，称**蝶窦**。自蝶骨体伸出两对骨片，前上方的一对称**小翼**，两侧的一对称**大翼**。从蝶骨体和大翼的结合处向下伸出一对**翼突**。

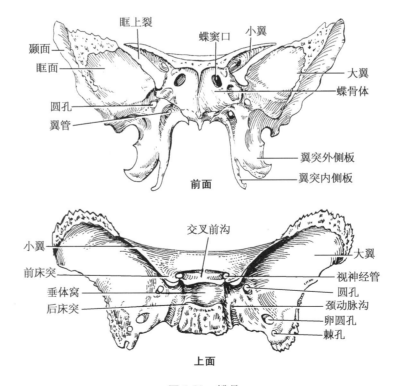

图1-30 蝶骨

4. **枕骨** occipital bone（图1-27、1-31） 位于颅的后部，呈瓢状，前下方有**枕骨大孔**。枕骨借枕骨大孔分为 4 部,前为**基底部**,后为**枕鳞**,两侧为**侧部**。

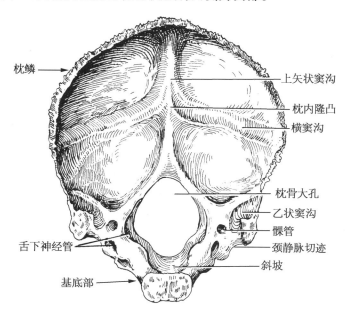

图 1-31 枕骨(内面)

5. **颞骨** temporal bone(图 1-27、1-32) 成对,位于脑颅的侧面,介于蝶骨、顶骨、枕骨之间,形状不规则。颞骨以**外耳门**为中心分为 3 部,上方为**鳞部**,其外面有**颧突**;下方为**鼓部**;伸向前内侧和嵌入颅底蝶、枕骨之间的部分为**岩部**,岩部后下份有**乳突**。

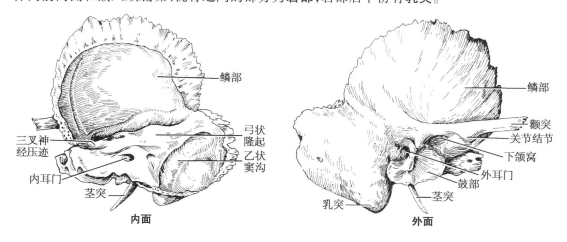

图 1-32 颞骨

6. **顶骨** parietal bone(图 1-27) 成对,位于颅顶两侧,为外凸、方形的扁骨。

二、面颅骨

面颅骨(图 1-26、1-27)共 15 块,包括成对的上颌骨、腭骨、颧骨、鼻骨、泪骨、下鼻甲和不成对的下颌骨、舌骨、犁骨。

1. **上颌骨** maxilla(图 1-26、1-27、1-33) 成对,位于面颅中部,鼻腔的两侧,眶与口腔之间。主部为**上颌体**,体内的空腔称**上颌窦**。上颌体的上面构成眶的下壁,内侧面构成鼻腔的外侧壁,后外侧面构成颞下窝的前壁。从上颌体向前内上伸出**额突**,向下伸出**牙槽突**,向内侧伸出**腭突**,向外侧伸出**颧突**。

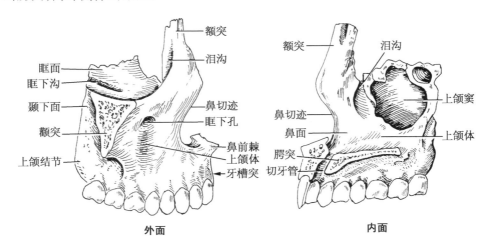

图 **1-33**　右上颌骨

2. **下颌骨** mandible(图 1-26、1-27、1-34)　位于面颅下部,分为一体两支。

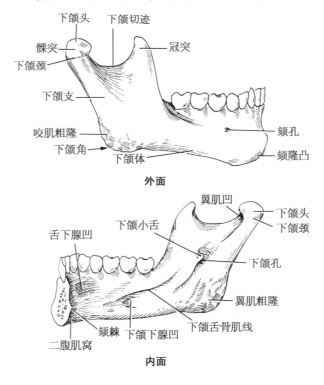

图 **1-34**　下颌骨

下颌体呈弓形,上缘构成**牙槽弓**,有牙槽,容纳牙根。下缘钝厚,称**下颌底**。前面正中有突向前方的**颏隆凸**,两侧有**颏孔**。后面近中线处有两个小突起,称**颏棘**。

下颌支是由体后部伸向后上方的方形骨板,其上缘有两个突起,前方的为**冠突**,后方的为**髁突**,两突之间的凹陷称**下颌切迹**。髁突的末端膨大称**下颌头**,与颞骨的下颌窝相关节。下颌头稍下方较细为**下颌颈**。下颌支后缘与下颌底相交处为**下颌角**。下颌支内面中央有**下颌孔**,向前下经**下颌管**通颏孔。

3．**颧骨**(图1-26、1-27)　位于眶的外下方,呈菱形,形成面颊上部的隆起。

4．**泪骨**(图1-26、1-27、1-42)　位于眶内侧壁的前部,是一对菲薄的小骨片。

5．**鼻骨**(图1-26、1-27)　构成鼻背的基础,为狭长小骨片。

6．**腭骨**(图1-35)　位于上颌骨的后方,呈"L"形,可分**水平板**和**垂直板**两部,分别参与构成骨腭和鼻腔外侧壁的后份。

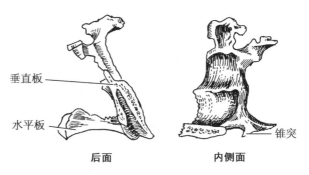

图1-35　右腭骨

7．**下鼻甲**(图1-39)　附于上颌骨的内侧面,为薄而卷曲的小骨片。

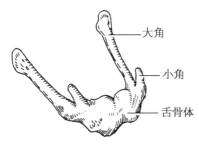

图1-36　舌骨

8．**犁骨**(见图5-2)　构成鼻中隔后下份的基础,是一斜方形的骨片。

9．**舌骨** hyoid bone(图1-36)　悬附于下颌骨后下方,呈蹄铁形,中部为**舌骨体**,由其向后伸出一对**大角**,向后上伸出一对**小角**。

三、脑颅整体结构

脑颅以枕外隆凸、外耳门上缘至眶上缘的连线为界,分为上方的颅盖和下方的颅底两部分,共同围成**颅腔**。

(一)颅盖

颅盖由顶骨、额鳞、颞骨鳞部、枕鳞和蝶骨大翼等围成,卵圆形,前窄后宽,可分内、外两面。

1．颅盖外面(图1-26、1-27)　向上隆凸,前方额骨与顶骨之间有横位的**冠状缝**,后方枕骨与顶骨之间有**人字缝**,左、右顶骨之间有**矢状缝**。在额骨眶上缘内侧半的上方,骨面呈弓形隆起称**眉弓**。两侧眉弓之间的平面称**眉间**。额骨在眉弓上方的最隆凸之处称**额结节**,顶骨最隆凸的部分称**顶结节**。

2．颅盖内面　穹隆形凹陷,在正中线上有一纵行的**上矢状窦沟**,沟的两侧有许多颗粒小凹。颅顶内面两侧有**脑膜中动脉沟**。

(二)颅底

颅底由额骨、筛骨、蝶骨、枕骨和颞骨等构成,分为内、外两面。

1．**颅底内面**(图1-37)　承托脑,凹凸不平,与脑底面的形态相适应,形成前高后低的3级阶梯形凹陷,从前向后依次为颅前窝、颅中窝和颅后窝,其间分别以蝶骨小翼后缘以及颞骨岩部上缘和鞍背为界。各窝内有许多沟、孔、管、裂与颅外相通,它们是颅内、外血管和神经的通道。

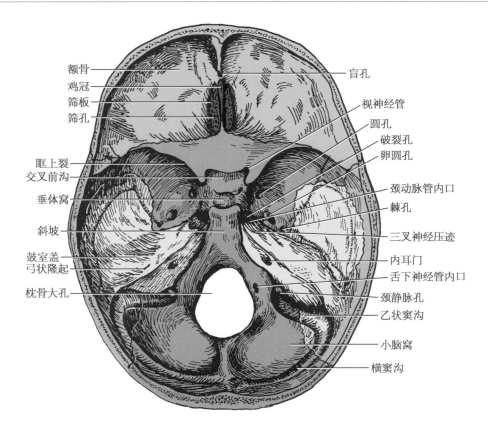

图 1-37 颅底（内面）

（1）**颅前窝** anterior cranial fossa：承托大脑额叶，由额骨眶部、筛骨筛板和蝶骨小翼构成。正中线上有矢状位的**鸡冠**，鸡冠两侧的筛板上有许多**筛孔**，下通鼻腔。

（2）**颅中窝** middle cranial fossa：承托大脑颞叶、间脑和垂体，主要由蝶骨体和大翼、颞骨岩部和鳞部构成。颅中窝的中央为蝶骨体的上面，称**蝶鞍**。蝶鞍中部凹陷为**垂体窝**，容纳垂体。窝的前方有**交叉前沟**，沟的两端有**视神经管**通眶，管口外侧有突向后方的**前床突**。垂体窝的后方高起，称**鞍背**，鞍背两侧突向上方形成**后床突**。蝶鞍的两侧有**颈动脉沟**，沟后端在**破裂孔**处续于**颈动脉管内口**。在颅中窝两侧部的前缘，蝶骨大翼、小翼之间，有**眶上裂**通眶。在蝶骨大翼根部，从前向后，依次有**圆孔、卵圆孔**和**棘孔**。在颞骨岩部的前面近尖端处，有稍凹的**三叉神经压迹**，其后外侧有**弓状隆起**。弓状隆起与颞鳞之间的薄骨板为**鼓室盖**。

（3）**颅后窝** posterior cranial fossa：容纳小脑和脑干，主要由枕骨和颞骨岩部后面构成。窝底中央有**枕骨大孔**，孔的前上方为斜向上的**斜坡**，孔前外侧缘稍上方有**舌下神经管内口**，孔后方的枕鳞内面有**枕内隆凸**，向上延为**上矢状窦沟**，向两侧延为**横窦沟**，后者再转向内前下方称**乙状窦沟**，末端达**颈静脉孔**。颞骨岩部后面的中央有**内耳门**，通**内耳道**。

2. **颅底外面**（图 1-38） 凹凸不平，分为前后两部。前 1/3 部遮有面颅骨，前缘处有上颌牙槽弓和牙槽，牙槽弓的后内侧为左、右上颌骨的腭突和腭骨水平板合成的**骨腭**，其前端正中有**切牙孔**，后外侧有**腭大孔**。骨腭后缘上方为**鼻后孔**。颅底外面后 2/3 部由蝶骨、枕骨和颞骨下面构成。中央有**枕骨大孔**,孔的前方为枕骨基底部,孔后上方为枕鳞,明显突出处称**枕外隆凸**。枕骨大孔两侧有椭圆形的**枕髁**,其前上方有**舌下神经管外口**。在枕髁外侧有**颈静脉孔**。颈静脉孔的前方,颞骨岩部下面有**颈动脉管外口**。在颈静脉孔的后外侧,有一细长的**茎突**。此突后外侧有**乳突**,两者之间有**茎乳孔**。蝶骨体、枕骨基底部和颞骨岩部围成**破裂孔**。在此孔外侧,蝶骨大翼根部有**卵圆孔**和**棘孔**。在颅底前外侧,颞、颧两骨以突起相连构成**颧弓**,在颧弓后方和颞骨鳞部下面有凹陷的**下颌窝**,窝的前方隆起为**关节结节**。

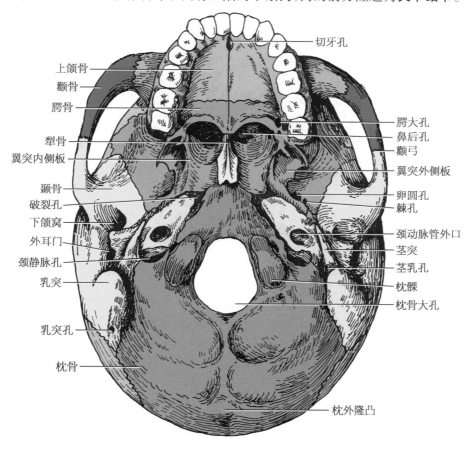

图 1-38 颅底(外面)

四、面颅整体结构

面颅的整体结构,包括眶、骨性鼻腔、骨性口腔、颞窝、颞下窝和翼腭窝等。

1. **眶 orbit**(图 1-26、1-27) 左右成对,位于颅前窝下方、上颌骨体上方及鼻腔的两侧。眶是四面锥体形骨腔,有 1 尖、1 底和 4 壁:①尖朝向后内,经**视神经管**通颅中窝。②底(眶口)朝向前外,由额骨、颧骨和上颌骨围成眶缘,**眶上缘**的内侧份有**眶上切迹**或**眶上孔**,**眶下缘**的下方有**眶下孔**。③上壁为额骨眶部,前外侧有**泪腺窝**,容纳泪腺。④下壁由上颌骨和颧骨构成,可见**眶下沟**,向前经**眶下管**出眶下孔。⑤内侧壁主要由筛骨迷路和泪骨构成,前部有**泪囊窝**,向下移行为**鼻泪管**,开口于下鼻道。⑥外侧壁由颧骨和蝶骨大翼构成。上壁与外侧壁之间有**眶上裂**,向后通颅中窝。下壁与外侧壁之间有**眶下裂**,向后通颞下窝和翼腭窝。

2. **骨性鼻腔** bony nasal cavity（图 1-26、1-39、1-40）　位于面部的中央,两眶之间。顶为筛骨的筛板,分隔颅前窝。底为骨腭,分隔口腔。前方的开口称**梨状孔**,后方有一对**鼻后孔**。鼻腔被筛骨垂直板与犁骨构成的**骨性鼻中隔**（图 5-2）分为左、右两个腔。每个腔的外侧壁上有 3 个卷曲的骨片,分别称**上鼻甲、中鼻甲、下鼻甲**,各鼻甲下方的腔隙分别称**上鼻道、中鼻道、下鼻道**。上鼻甲的后上方与蝶骨体之间的隐窝称**蝶筛隐窝**。

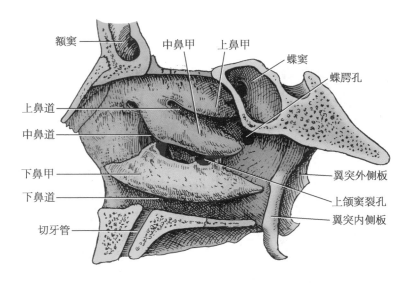

图 1-39　鼻腔外侧壁

在鼻腔周围的颅骨内,有与鼻腔相通的含气空腔,总称**鼻旁窦** paranasal sinuses（图 1-39、1-40）或**副鼻窦**,包括额窦、筛窦、蝶窦和上颌窦,分别位于同名骨内。

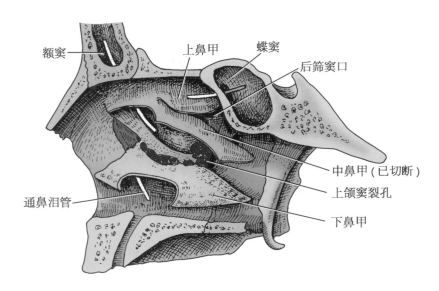

图 1-40　鼻旁窦及其开口

（1）**额窦** frontal sinus：位于额骨眉弓的深面，左、右各一，向后下开口于中鼻道。

（2）**筛窦** ethmoidal sinuses：位于筛骨迷路内，是许多薄壁的小房，分为前、中、后 3 群，前、中群开口于中鼻道，后群开口于上鼻道。

（3）**蝶窦** sphenoidal sinus：位于蝶骨体内，左右各一，借中隔分开，向前开口于蝶筛隐窝。

（4）**上颌窦** maxillary sinus：位于上颌体内，向内侧经**上颌窦裂孔**开口于中鼻道。由于窦口高于窦底，内有积液时不易引流。

3. **骨性口腔**（图 1-41）　位于鼻腔的下方，仅有上壁和前外侧壁。上壁为骨腭，由上颌骨腭突及腭骨水平板构成。前外侧壁为上、下颌骨的牙槽弓及牙。下壁缺如，原为软组织封闭。

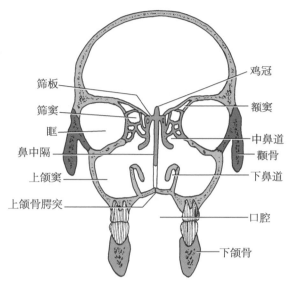

图 1-41　颅的冠状切面（通过第 3 磨牙）

4. **颞窝**（图 1-27）　位于颅的两侧，颧弓上方。在窝内侧壁前部，额、顶、颞、蝶 4 骨连结处形成"H"形缝，此处称**翼点**，内面有脑膜中动脉前支通过。翼点的骨质薄弱，骨折时易伤及该动脉。

5. **颞下窝**（图 1-27）　位于下颌支内侧，上颌骨的后方。此窝向上与颞窝相通，并经卵圆孔、棘孔通颅中窝，向前上经眶下裂通眶，向前内侧经翼上颌裂通翼腭窝。

6. **翼腭窝**（图 1-42）　位于颞下窝的前内侧，为上颌体、蝶骨翼突与腭骨垂直板之间的三角形裂隙。翼腭窝与颅腔、鼻腔、口腔、眶和颞下窝均有交通，是许多血管、神经的重要通道。

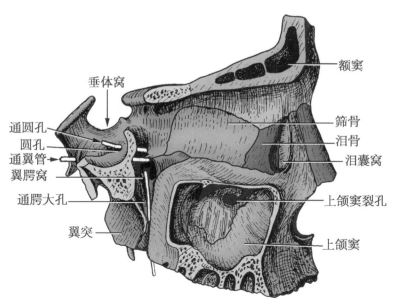

图 1-42　翼腭窝

五、新生儿颅的特征

新生儿脑发育较快,但咀嚼器和鼻旁窦尚未发育,因而具有如下特征(图1-43):①新生儿颅与身长之比(1∶4)远大于成人(1∶8)。②新生儿脑颅与面颅之比(7∶1)远大于成人(3∶1)。③脑颅在颅盖各骨交角处间隙较大,以膜相连,称为**颅囟** cranial fontanelle。在中线额骨、顶骨交角处有**前囟**,呈菱形,生后1~2岁闭合。在中线顶骨、枕骨交角处有**后囟**,呈三角形。在颅侧面前部,顶骨前下角、蝶骨大翼、颞骨鳞部和额鳞之间有**蝶囟**。后囟与蝶囟均在生后不久闭合。④新生儿面颅的上颌骨和下颌骨不发达,鼻旁窦未发育,口和鼻很小。

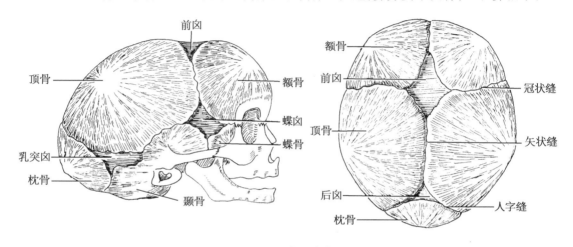

图1-43　新生儿颅

六、颅骨的重要骨性标志

颅骨的重要骨性标志有眉弓、额隆凸、下颌角、下颌骨髁突、颧弓、外耳门、乳突和枕外隆凸等。

(徐高磊)

第二章 骨连结系统

第一节 总 论

骨与骨之间的连接装置称为**骨连结**,按不同连结方式可分为**直接连结**和**间接连结**两大类(图 2-1)。

一、直接连结

相邻骨之间借纤维结缔组织、软骨或骨直接相接,其间无间隙,不活动或仅有少许活动(图 2-1)。按骨连结组织的不同,可分为以下 3 种类型。

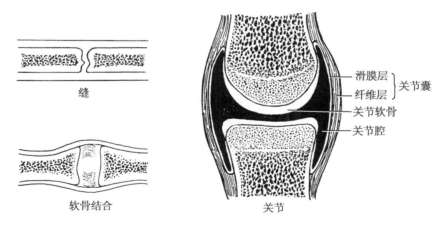

图 **2-1** 骨连结的分类与构造

（一）纤维连结

骨与骨之间借纤维结缔组织相连。此连结可有两种形式。

1. **韧带连结** 连结骨与骨的纤维结缔组织呈索状、片状或膜状,如椎骨棘突之间的棘间韧带和前臂骨间的骨间膜等。

2. **缝** 两骨之间借薄层的纤维结缔组织(缝韧带)相连,如颅的矢状缝等。

（二）软骨连结

两骨之间借软骨相连。根据软骨的组织结构分为两种。

1. **透明软骨结合** 如蝶枕结合。

2. **纤维软骨联合** 如椎体之间的椎间盘和耻骨之间的耻骨联合等。

（三）骨性结合

两骨之间借骨组织相连,无活动性,常由纤维连结或软骨连结骨化而成,如颅骨缝的骨化和骶椎的骨性长合等。

二、间接连结

间接连结即**滑膜关节**,简称**关节** joint,相邻两骨之间借滑膜和纤维结缔组织囊相连,囊内骨间有含滑液的腔隙,因而有较大的活动性。

（一）关节的基本结构

全身各关节的形态和结构各异,但都具有 3 种基本结构,即关节面、关节囊和关节腔（图 2-1）。

1. **关节面** articular surfaces　是参与组成关节的相关骨的接触面,一般是一凸一凹,凸的称**关节头**,凹的称**关节窝**。关节面的表面覆有**关节软骨**。关节软骨一般为透明软骨,少数为纤维软骨。关节软骨表面光滑,富有弹性,可减少运动时的摩擦和冲击。

2. **关节囊** articular capsule　是由滑膜和纤维结缔组织构成的囊,附着于骨关节面的周缘及附近的骨面,与骨膜相延续。结构上可分为内、外两层。

（1）**纤维层**:为关节囊外层,致密强韧,起连结和稳定作用,其厚薄、松紧与各关节的功能相适应。该层内有丰富的血管、神经和淋巴管。

（2）**滑膜层**:是光滑、菲薄而柔润的疏松结缔组织膜,衬于纤维层内面,并被覆关节内除关节软骨、关节内软骨和关节唇以外的各种结构。滑膜层有时通过纤维层向外突出,伸至肌腱与骨面之间形成**滑膜囊**,可减少肌腱与骨的摩擦。滑膜层也可向关节腔内突入,形成**滑膜襞**,在关节运动中起填充和调节作用。滑膜层富含血管,具有分泌和吸收滑液的功能。滑液是透明蛋清样液体,有润滑作用,也是关节软骨和关节盘等进行物质交换的媒介。

3. **关节腔** articular cavity　是由关节囊滑膜层和关节软骨共同围成的密闭腔隙。关节腔内含少量的滑液,腔内为负压,使两关节面密切接触,有助于关节的稳定。

（二）关节的辅助结构

关节除具备上述基本结构外,有些关节还具有一种或数种辅助结构。

1. **韧带** ligament　连于骨与骨之间,可加强关节的稳固性,包括关节囊纤维层局部增厚形成的**囊韧带**以及位于关节囊内的**囊内韧带**和位于关节囊外的**囊外韧带**。

2. **关节内软骨**　包括关节盘和半月板。**关节盘**是位于两关节面之间的纤维软骨板,其周缘附着于关节囊,把关节腔分为两半。膝关节内的纤维软骨呈半月形,称**半月板**。关节内软骨可使相对的关节面更为适合,以加强关节的稳固性,减少冲击和震荡。此外,还可增加运动的形式和范围。

3. **关节唇** articular labrum　是附着于关节窝周缘的纤维软骨环,有加深关节窝和增加关节稳固性的作用。

（三）关节的运动

关节可依照 3 个互相垂直的运动轴进行运动。

1. **屈、伸**　是绕冠状轴进行的运动。通常以相关骨前方的角度减小为屈,增大为伸。但下肢自膝以下各关节的屈、伸情况相反。

2. **收、展**　是绕矢状轴进行的运动。通常以骨向正中平面靠拢为（内）收,反之为（外）

展,但手指收展以中指为准,足趾收展以第2趾为准。

3．**旋转**　是绕垂直轴进行的运动。肢体前面转向内侧为**旋内**,反之为**旋外**。前臂桡骨转向尺骨前方为**旋前**,反之为**旋后**。

4．**环转**　是绕冠状轴屈、伸和绕矢状轴收、展动作的联合和连续的运动。骨的近端在原位转动,远端作圆周运动。

5．**滑动**　没有明显的运动轴,似乎是在一个平面上滑动(摩动),运动幅度很小。

（四）关节的分类

根据关节运动轴的多少和关节面的形状,可将关节分为以下3类(图2-2)。

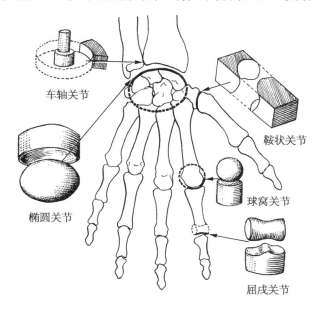

图2-2　关节的类型

1．**单轴关节**　即只能绕一个运动轴作一组运动的关节。

（1）**屈戌关节** hinge joint:又称**滑车关节**。关节头如滑车,关节窝与之适应,只能绕冠状轴作屈伸运动,如肱尺关节、距小腿关节(踝关节)、指(趾)骨间关节等。

（2）**车轴关节** trochoid joint:关节头呈柱状如车轴,关节窝与韧带呈环状,围绕关节头。车轴关节只能绕垂直轴(或骨的长轴)作旋转运动,如桡尺关节。

2．**双轴关节**　有两个互为垂直的运动轴,关节可绕两个轴进行运动。

（1）**椭圆关节** ellipsoid joint:关节头和关节窝都呈椭圆形,可绕冠状轴和矢状轴作屈、伸和收、展运动,还可作环转运动,如桡腕关节。

（2）**鞍状关节** sellar joint:相对的两关节面都呈马鞍状,可作屈、伸和收、展运动及环转运动,如拇指腕掌关节。

3．**多轴关节**　具有3个互相垂直的运动轴,能作屈、伸、收、展、环转及旋转运动。

（1）**球窝关节** spheroidal joint:关节头较大,呈半球状,关节窝浅而小,可在通过球心的3个互相垂直的轴上作屈、伸、收、展、环转及旋转运动,运动幅度很大,如肩关节。

（2）**杵臼关节** enarthrodial joint:类似球窝关节,但关节窝较深,包绕关节头过半,运动与球窝关节相似,但幅度较小,如髋关节。

（3）**平面关节** plane joint：关节面近似平面，没有明显的运动轴，只能作轻微的摩动，如肩锁关节。这种关节可视为巨大球窝关节的一小部分。

此外，关节可根据能否单独运动，分为**单动关节**和**联动（合）关节**，后者如左、右颞下颌关节，运动须同时进行。还可根据构成关节骨的多少，将关节分为**单关节**和**复关节**。

第二节　躯干骨的连结

躯干骨通过骨连结构成脊柱和胸廓。

一、脊柱的骨连结

脊柱 vertebral column 由 24 块椎骨、1 块骶骨和 1 块尾骨连结而成。脊柱的连结主要有椎体间的连结和椎弓间的连结。

（一）椎体间的连结

相邻椎体之间借椎间盘、前纵韧带和后纵韧带相连结。

1. **椎间盘** intervertebral discs（图 2-3）　是垫接在相邻椎体之间的纤维软骨盘。盘的中央部分是胶冻状物质，柔软而富有弹性，称**髓核**，为胚胎时脊索的残留物。周围部分称**纤维环**，由多层呈同心圆排列的纤维软骨构成，具有牢固连结椎体和限制髓核向周围膨出的作用。椎间盘在承受压力时被压缩，除去压力后复原（图 2-4），因而具有"弹簧垫"的作用，故可承受压力，缓冲震荡，并允许脊柱作适度的运动。脊柱各部运动幅度的大小与椎间盘的厚薄有关。胸部椎间盘最薄，活动度较小；颈部和腰部椎间盘较厚，活动度较大。纤维环后份较薄弱，且腰部承受重力较大，故腰部椎间盘纤维环后份容易破裂，髓核向后方或后外侧脱出，突入椎管或椎间孔，压迫脊神经根，引起腰腿痛，称为椎间盘脱出症。

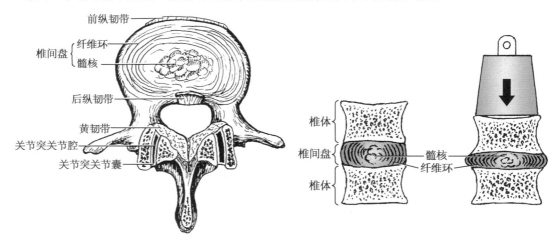

图 2-3　椎间盘和关节突关节　　　　　　　**图 2-4**　椎间盘特性示意图

2. **前纵韧带**（图 2-5）　紧贴椎间盘与椎体的前面，上起枕骨基底部，下至第 1～2 骶椎体，有防止脊柱过伸和椎间盘向前脱出的作用。

3. **后纵韧带**（图 2-5）　位于椎管内，附着于椎间盘与椎体的后面，上方起于枢椎体，下至第 1 骶椎。后纵韧带窄而强韧，有限制脊柱过度前屈和防止椎间盘向后脱出的作用。

（二）椎弓间的连结

相邻椎弓板间、棘突间、横突间借韧带相连，相邻关节突间构成关节。

1. **黄韧带**（图 2-3、2-5）　连于相邻椎弓板之间，由弹性纤维构成，厚韧有弹性，参与形成椎管后壁，有限制脊柱过度前屈的作用。

2. **棘间韧带**和**棘上韧带**（图 2-5）前者位于相邻棘突之间，后者连结各棘突尖端。棘上韧带在项部扩展为矢状位三角形的**项韧带**。这些韧带均有限制脊柱过屈的作用。

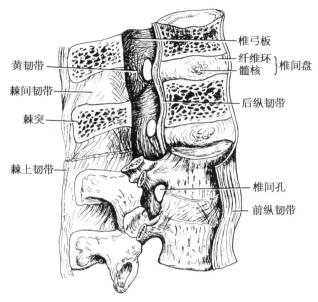

图 2-5　椎骨间的连结

3. **横突间韧带**　连于相邻椎骨的横突之间，有限制脊柱过度侧屈的作用。

4. **关节突关节**（图 2-3）　由相邻椎骨的上、下关节突构成，属平面关节，只能作轻微滑动。

（三）寰椎、枢椎的连结

1. **寰枕关节**（图 2-6）　由枕髁与寰椎上关节凹组成，为联合椭圆关节，在额状轴上可使头屈（俯）、伸（仰），在矢状轴上可使头侧屈，也可作环转运动。

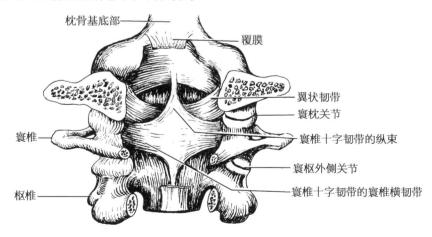

图 2-6　寰枕关节和寰枢关节

2. **寰枢关节**（图 2-6、2-7）　包括由枢椎齿突与寰椎前弓齿突凹及寰椎横韧带组成的寰枢正中关节，以及两骨相邻上、下关节面组成的左、右寰枢外侧关节。3 个关节构成联合车轴关节，以枢椎的齿突为轴，寰椎连同头部作旋转运动。寰枕、寰枢关节的联合运动，可使头部作 3 个轴的运动。

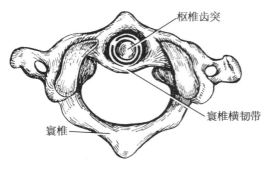

枢椎齿突

寰椎横韧带

寰椎

图 2-7　寰枢正中关节

（四）脊柱的整体观及其运动

成人的脊柱长约 70 cm，女性和老人的脊柱略短。长时间卧床与长时间站立相比，脊柱长度可有 2～3 cm 之差，这是由于站立时椎间盘被压缩和脊柱弯曲增大所致。

从前面（见图 1-1）观察，椎体从上而下逐渐加大，骶骨上份最为宽阔，这与脊柱重力承担不断增加有关。耳状面以下的骶骨和尾骨，因承重骤减，故从上往下各椎体显著变小。正常人的脊柱有轻度的侧曲，惯用右手的人脊柱上部略凸向右侧，下部则代偿性地略凸向左侧。

从后面（图 2-8）观察，可见所有椎骨棘突连贯形成纵嵴，其两侧有纵行的脊柱沟，容纳背深肌。颈部棘突短，近水平位。胸部棘突长，斜向后下方，呈叠瓦状。腰椎棘突呈板状，平伸向后。

从侧面（图 2-8）观察，可见脊柱有颈、胸、腰、骶 4 个生理性弯曲。其中，**颈曲**和**腰曲**凸向前方，**胸曲**和**骶曲**凸向后方。在胚胎时，脊柱只有一个凸向后的背曲，出生后婴儿抬头时显现颈曲，幼儿开始站立行走时出现腰曲，留下来的背曲即为胸曲和骶曲。脊柱的弯曲使脊柱更有弹性，对维持身体平衡，减轻震荡，保护脑、脊髓和胸腹脏器等有重要意义。

脊柱除具有支持体重、保护脊髓和脏器的作用外，还可作屈、伸、侧屈、旋转和环转等运动。虽然相邻椎骨间的连结较紧，运动范围很小，但各椎骨间运动的总和使脊柱的运动范围变得很大。脊柱颈、腰部的运动较为灵活，故这两部位的损伤比较多见。

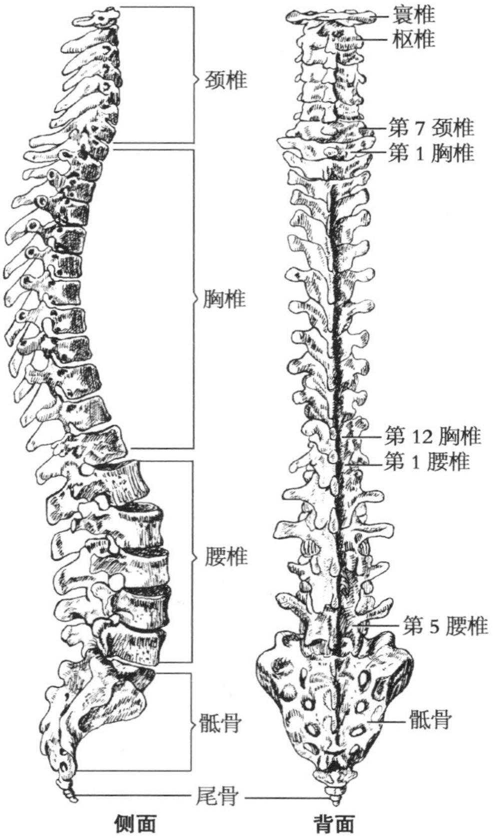

寰椎
枢椎

第 7 颈椎
第 1 胸椎

颈椎

胸椎

第 12 胸椎
第 1 腰椎

腰椎

第 5 腰椎

骶骨

骶骨

尾骨

侧面　　　**背面**

图 2-8　脊柱

二、胸廓的骨连结

胸廓 thorax 由 12 块胸椎、12 对肋和 1 块胸骨连结构成，胸廓的主要连结有肋椎关节和胸肋关节。

（一）肋椎关节

1. 肋头关节（图2-9） 由肋头关节面与相应胸椎体的肋凹构成,属平面关节。

2. 肋横突关节（图2-9） 由肋结节关节面与相应的胸椎横突肋凹构成,也属平面关节。

这两个关节在功能上是联合关节,其运动轴为由肋头至肋结节的连线。运动时,肋颈旋转,使肋的前部上升或下降,并伴有肋骨下缘外翻或内翻。

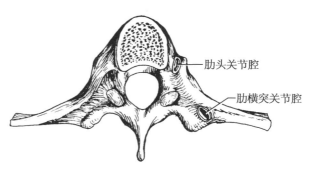

图2-9 肋椎关节

（二）肋与胸骨的连结

第1肋与胸骨柄之间为软骨结合,第2~7肋软骨与胸骨分别构成微动的**胸肋关节**。第8~10肋软骨的前端依次与上位肋软骨相连,构成**肋弓** costal arch（图2-10）。

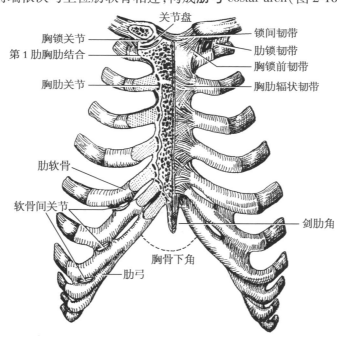

图2-10 胸肋关节和胸锁关节

（三）胸廓的整体观及其运动

胸廓（图2-11）近似圆锥形,上小下大,前后径小,横径大。胸廓有上、下两口。**胸廓上口**较小,向前下方倾斜,由第1胸椎体、第1对肋和胸骨柄上缘围成。胸骨柄上缘平对第2、3胸椎之间的椎间盘。**胸廓下口**宽阔而不在一个平面上,由第12胸椎、第12对肋、第11对肋的前端、左右肋弓和剑突围成。两侧肋弓会合胸骨围成**胸骨下角**,角间夹有剑突。剑突与肋弓之间的夹角称**剑肋角**（图2-10、2-11）。胸廓前壁最短,后壁较长,侧壁最长。相邻两肋之间的间隙称**肋间隙**。胸廓的形状和大小与年龄、性别、胸廓内各器官的发育以及身体的姿势等有密切关系。

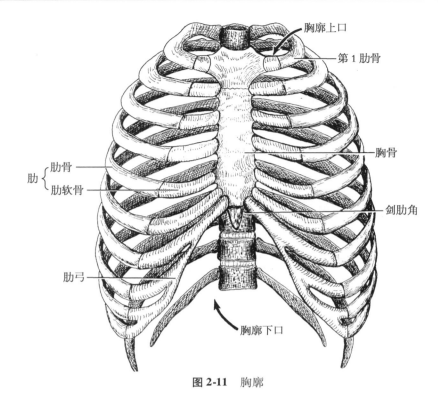

图 2-11　胸廓

胸廓的运动主要表现为呼吸运动。吸气时,肋的前份提高,肋体向外扩张,并伴以胸骨上升,从而加大胸廓的前后径和横径,使胸廓的容积增大。呼气时,胸廓作相反的运动,使胸廓的容积减少。

第三节　上肢骨的连结

一、上肢带骨的连结

(一)胸锁关节

胸锁关节 sternoclavicular joint(图 2-10)是上肢与躯干之间的唯一关节,由锁骨胸骨端与胸骨锁切迹及第 1 肋软骨构成,属鞍状关节。关节囊强韧,周围有韧带增强。关节面之间有关节盘,使关节头与关节窝更为适应,并增加了关节的活动方式。胸锁关节可作 3 轴运动,即在矢状轴上锁骨外侧端作升降运动,在垂直轴上作前后运动,两者联合作环转运动。在冠状轴(锁骨长轴)上也可稍作旋转运动。

(二)肩锁关节

肩锁关节 acromioclavicular joint(图 2-12)由肩峰内侧缘和锁骨肩峰端的关节面构成,属平面关节。

(三)喙肩韧带

喙肩韧带(图 2-12)连结于喙突与肩峰之间,它与喙突、肩峰共同构成**喙肩弓**,架于肩关节上方,可防止肱骨头向上脱位。

二、自由上肢骨的连结

(一)肩关节

肩关节 shoulder joint（图2-12）由肱骨头与肩胛骨的关节盂构成,属于球窝关节。其特点是:①肱骨头大,关节盂浅小,关节盂周缘有**盂唇**稍加深关节窝。②关节囊薄而松弛,在肩胛骨附着于关节盂的周缘,在肱骨附着于解剖颈。囊的上壁有喙肱韧带,上方有喙肩弓保护,前、后壁有肌腱纤维织入加强,下壁薄弱,缺少韧带和肌的保护,故在肩关节脱位时常见肱骨头向前下方脱出。③肱二头肌长头腱行于关节囊内,滑膜包绕肌腱,并延至结节间沟处形成滑膜鞘。

肩关节是人体最灵活的关节,可作3个轴的运动,即围绕冠状轴作屈、伸运动,围绕矢状轴作收、展运动,围绕垂直轴作旋内和旋外运动,此外还可作环转运动。

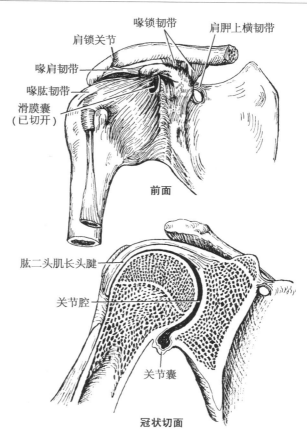

图 2-12 肩关节

(二)肘关节

肘关节 elbow joint（图2-13）是由肱骨下端和桡骨、尺骨上端构成的复关节,包括以下3个关节。

1. **肱尺关节** 由肱骨滑车和尺骨滑车切迹构成,属于滑车关节。

2. **肱桡关节** 由肱骨小头和桡骨头关节凹构成,属于球窝关节。

3. **桡尺近侧关节** 由桡骨环状关节面和尺骨桡切迹构成,属于车轴关节。

上述3个关节包裹在一个关节囊内。关节囊的前后壁薄而松弛,内、外侧分别有**尺侧副韧带**和**桡侧副韧带**加强。在桡骨环状关节面周围有**桡骨环状韧带**,附着于尺骨桡切迹的前、后缘,与尺骨桡切迹共同构成上大下小的骨纤维环,容纳桡骨

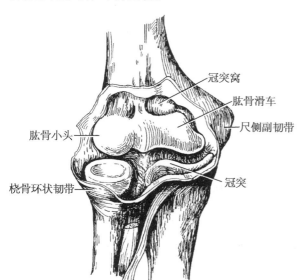

图 2-13 肘关节（前面）

头,使其在环内旋转而不致脱位。由于肘关节囊后壁薄弱,加以尺骨冠突较鹰嘴低小,常见桡、尺两骨向后脱位。

肘关节以肱尺关节为主,与肱桡关节一起,能作屈伸运动。桡尺近侧关节与肱桡关节一起参与前臂的旋前和旋后运动。肱桡关节虽属球窝关节,但受肱尺关节的限制,不能作收展动作。

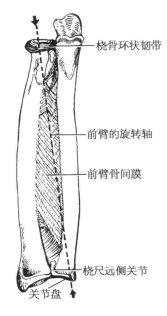

图 2-14　前臂骨的连结

（四）手关节

手关节 joints of hand（图 2-15）包括桡腕关节、腕骨间关节、腕掌关节、掌骨间关节、掌指关节和指骨间关节。

1. **桡腕关节** radiocarpal joint 又称**腕关节**,桡骨下端的腕关节面和尺骨下方的关节盘构成关节窝,手舟骨、月骨和三角骨的近侧关节面构成关节头,属椭圆关节。关节囊松弛,前、后和两侧有韧带加强。此关节可作屈、伸、收、展和环转运动。

2. **腕骨间关节** 为相邻各腕骨之间构成的关节,属平面关节。关节囊紧而韧带多,活动度很小,一般随桡腕关节一起运动。

3. **腕掌关节** 由远侧列腕骨和5个掌骨底构成。除拇指腕掌关节

（三）前臂骨的连结

前臂骨的连结（图 2-14）包括前臂骨间膜、桡尺近侧关节和桡尺远侧关节。

1. **前臂骨间膜** 是坚韧的纤维膜,连结尺骨和桡骨的骨间缘。当前臂处于旋前和旋后的中间位时,前臂两骨之间距离最大,骨间膜紧张。因此,前臂骨折时,应按此位固定,即前臂功能位,以防止骨间膜挛缩,影响前臂的旋转功能。

2. **桡尺近侧关节** 见肘关节。

3. **桡尺远侧关节** 由尺骨头环状关节面与桡骨尺切迹构成,属于车轴关节。从桡骨尺切迹下缘至尺骨茎突根有一个三角形的关节盘,它与桡骨尺切迹共同构成关节窝,并将尺骨头与腕骨隔开。关节囊松弛,附着于关节面和关节盘周缘。

桡尺近、远侧关节为联合车轴关节,允许前臂作旋前、旋后运动,其旋转轴为通过桡骨头中心至关节盘尖的连线,桡骨围绕此轴旋转。

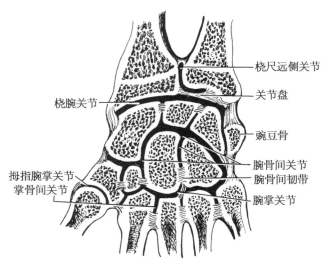

图 2-15　手关节（冠状切面）

外,其余各指的腕掌关节属平面关节,运动范围很小。

拇指腕掌关节由大多角骨与第 1 掌骨底构成,属鞍状关节。关节囊宽阔而松弛。拇指腕掌关节除能作屈、伸、收、展和环转运动外,还能作对掌运动。

由于第 1 掌骨连同拇指向内侧旋转了 90°,故第 1 掌骨与拇指的屈伸运动发生于冠状面上,而收展运动发生在矢状面上。对掌运动是使拇指尖的掌面与其他各指的掌面相接触的动作,是第 1 掌骨展、屈和向内环转的总和。对掌运动是人类及某些灵长类动物所特有的功能,借以完成捏、掐和抓握等精细运动。

4. **掌指关节** 共 5 个,由掌骨头和近节指骨底构成。关节面的形态近似球窝关节,关节囊薄而松弛,但在前面和侧面有韧带制约,故不能作旋转运动,只可作屈、伸、收、展和环转运动。

5. **指骨间关节** 共 9 个,由相连接的两节指骨构成,属典型的滑车关节。关节囊松弛,两侧有韧带加强。这些关节只能作屈伸运动。

第四节 下肢骨的连结

一、下肢带骨的连结

（一）耻骨联合

耻骨联合 pubic symphysis 由两侧耻骨联合面借纤维软骨构成的**耻骨间盘**连结而成。软骨厚薄有个体差异,10 岁后软骨内常出现裂隙,但无滑膜。耻骨联合上、下方均有韧带加强。耻骨联合活动甚微,但孕妇、产妇由于受激素的影响,其活动度增加,便于胎儿娩出。

（二）骶骨与髋骨的连结

1. **骶髂关节** sacroiliac joint（图 2-16） 由髋骨和骶骨的耳状面构成。关节面凹凸不平,彼此对合非常紧密。关节囊厚而紧张,周围有坚强的韧带加强,结构牢固,活动度很小,适应下肢支持体重的功能。

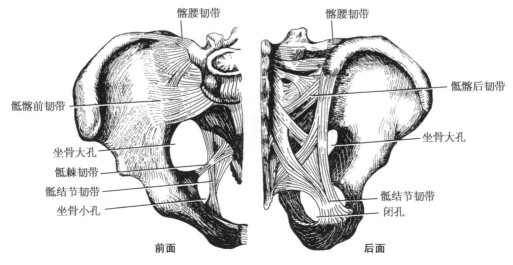

图 2-16 骨盆的韧带

2. 骶结节韧带和骶棘韧带(图 2-16)　是连结髋骨与骶骨、尾骨的韧带,前者起自髂骨翼后缘和骶骨、尾骨的侧缘,斜向下外,附着于坐骨结节;后者起自骶骨、尾骨的侧缘,连于坐骨棘。上述两条韧带与坐骨大、小切迹围成**坐骨大孔**和**坐骨小孔**,孔内有肌肉、血管和神经通过。

（三）骨盆

骨盆 pelvis(图 2-17)是由骶骨、尾骨和左右髋骨连结构成的盆形骨环。骨盆借**界线**分为上方的**大骨盆**和下方的**小骨盆**,界线是由骶骨岬及两侧的弓状线、耻骨梳、耻骨嵴和耻骨联合上缘连成的环形线。小骨盆有上、下两口,**骨盆上口**由界线围成;**骨盆下口**由尾骨尖、骶结节韧带、坐骨结节、坐骨支、耻骨下支和耻骨联合下缘围成,高低不齐,呈菱形。两侧坐骨支和耻骨下支连成**耻骨弓**,弓下的夹角称为**耻骨下角**。小骨盆腔是前壁短、侧壁和后壁较长的弯曲骨性管道。骶骨与尾骨借软骨相连结,在分娩时尾骨可稍向后下方移动,骨盆下口的前后径增大。

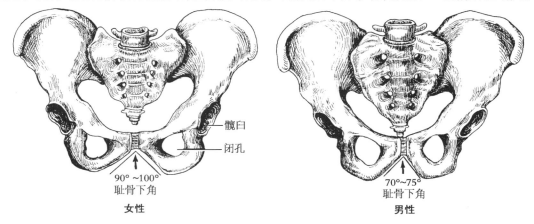

图 2-17　骨盆

人体直立时,骨盆呈向前倾斜位(图 2-18),骨盆的两侧髂前上棘和耻骨结节处于一个冠状面上,尾骨尖和耻骨联合上缘则处于一个水平面上。骨盆入口平面与水平面构成向后开放的角度称**骨盆倾斜度**,在男性为 50°～55°,女性约为 60°。

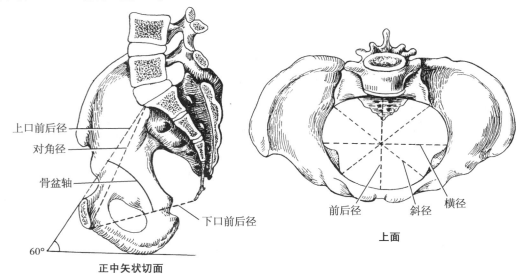

图 2-18　骨盆(女性)的径线

骨盆有性别差异(图2-17)。女性骨盆宽短,上口大而圆,下口及耻骨下角都较大,这些特点主要与妊娠和分娩功能有关。

骨盆的主要功能是支持体重和保护盆腔脏器,女性骨盆又是胎儿娩出的产道,故产科常对初产妇进行产前骨盆测量(图2-18),以估计分娩有无困难。

二、自由下肢骨的连结

(一)髋关节

髋关节 hip joint(图2-19、2-20)由髋臼与股骨头构成,属杵臼关节。其构造特点是:①髋臼的周缘有**髋臼唇**,增加其深度。在髋臼切迹处架有**髋臼横韧带**。股骨头关节面约为球面的2/3,几乎全部纳入髋臼内。②关节囊广阔而强韧,上端附着于髋臼周围的骨面,下端附

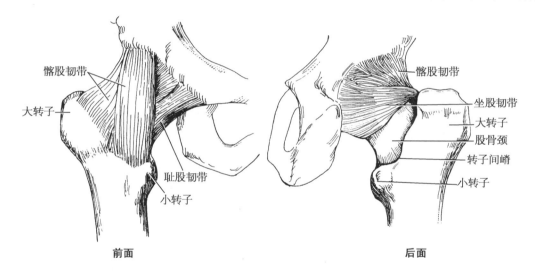

图 2-19　髋关节

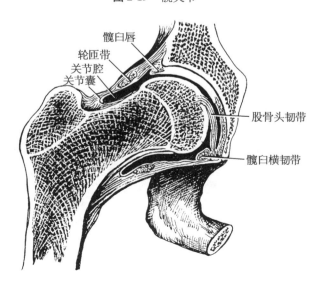

图 2-20　髋关节(冠状切面)

着于股骨颈。股骨颈除后面外侧的 1/3 外,大部分被包在关节囊内,股骨颈骨折有囊内、囊外之分。关节囊下壁较薄弱,髋关节脱位时股骨头易从下方脱出。③关节囊有韧带加强,其中以前方"人"字形的**髂股韧带**最为强大。髂股韧带上端附着于髂前下棘,下端附着于转子间线。此韧带防止髋关节过伸,对维持人体直立姿势有很大作用。关节囊内有**股骨头韧带**,其一端连于髋臼横韧带,另一端附着于股骨头凹,内含营养股骨头的血管。

髋关节可作 3 个轴的运动。由于构造的特点,运动幅度不及肩关节大,但它具有较大的稳固性,适应于支持和行走的功能。

(二)膝关节

膝关节 knee joint(图 2-21 ~ 2-23)是人体最大、最复杂的关节,由股骨下端、胫骨上端和髌骨构成。股骨的内、外侧髁分别与胫骨的内、外侧髁相对,髌骨与股骨的髌面相接。

膝关节囊宽阔松弛,附着于 3 块骨的关节面周缘,周围有韧带加强。前方的**髌韧带**为股四头肌腱的延续,其两侧为髌内、外侧支持带。膝关节的内侧有**胫侧副韧带**,连接股骨内上髁和胫骨内侧髁,并与关节囊及内侧半月板紧密连结。膝关节的外侧有**腓侧副韧带**,连接股骨外上髁和腓骨头。

膝关节内有膝交叉韧带和半月板。**膝交叉韧带**有前、后两条,由滑膜包被,它们牢固地连接股骨和胫骨。**前交叉韧带**下端起自胫骨髁间隆起的前方,斜向后外上,附着于股骨外侧髁的内侧面。**后交叉韧带**下端起自胫骨髁间隆起后方,斜向前内上,附着于股骨内侧髁的外侧面。前交叉韧带于伸膝时紧张,防止胫骨过度前移。后交叉韧带于屈膝时紧张,防止胫骨过度后移。

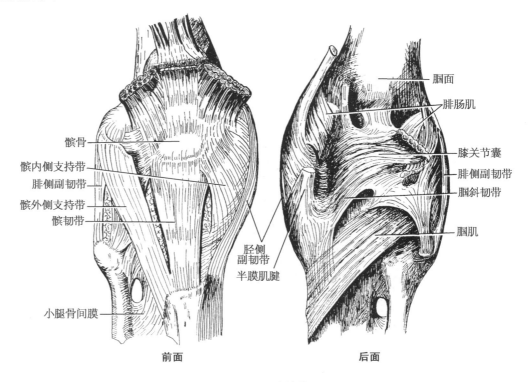

前面　　　　　　　　　　　　后面

图 2-21　膝关节

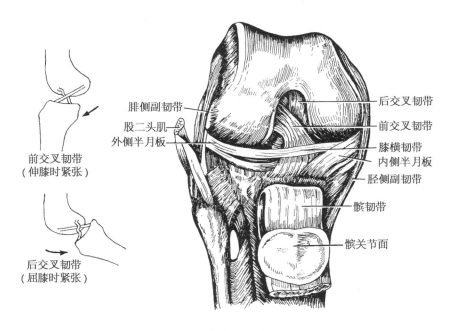

图 2-22 膝关节(已切开)

　　半月板是位于股骨、胫骨之间成对的纤维软骨板,周缘厚,内缘薄,下面平坦,上面凹陷,前、后端借韧带附着于胫骨髁间隆起。

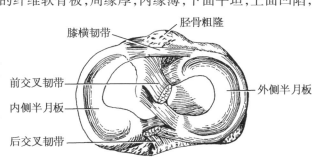

两半月板的前端借**膝横韧带**相连。**内侧半月板**较大,呈"C"形,前窄后宽,其周缘中份与胫侧副韧带紧密相连,因而内侧半月板损伤机会较多。**外侧半月板**较小,近似"O"形。半月板加深关节窝,使两骨的关节面相互适应,从而加强关节的稳固性。半月板可同股骨髁一起对胫骨髁作旋转运动。另外,半月板有缓冲运动时震荡的作用。

图 2-23 膝关节半月板(上面)

　　膝关节的滑膜层宽阔,向上突至髌骨以上、股四头肌腱的深面,形成**髌上囊**。在髌骨下方,滑膜被覆脂肪突入关节腔,形成**翼状襞**。

　　膝关节属滑车关节,主要作屈、伸运动。在膝半屈时,由于侧副韧带放松,还可作轻度的旋转运动。屈伸运动是半月板和胫骨在冠状轴上对股骨内侧髁、外侧髁所作的运动。半月板在屈膝时滑向后方,伸膝时滑向前方。旋转运动是胫骨髁绕垂直轴对股骨髁和半月板所作的运动。旋转时,一半月板滑向前,另一半月板滑向后。当急骤地伸小腿并强力地旋转时(如踢足球),半月板退让不及,可能会发生损伤,甚至破裂。

　　(三) 小腿骨的连结

　　小腿胫、腓两骨连结紧密,上端构成微动的**胫腓关节**,下端为韧带连结,两骨体之间借**小腿骨间膜**相连。两骨间活动度很小。

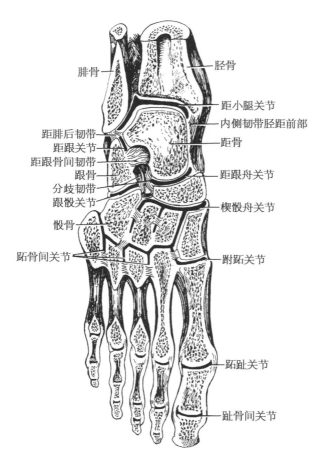

图 2-24　足关节(斜切面)

（四）足关节

足关节 joints of foot（图 2-24）包括距小腿关节、跗骨间关节、跗跖关节、跖骨间关节、跖趾关节和趾骨间关节。

1. 距小腿关节 talocrural joint（图 2-24～2-26）　又称踝关节,由胫、腓两骨的下端与距骨滑车构成,属于屈戌关节。关节囊附着于各关节面周围,其两侧由韧带加强。内侧有**内侧韧带(三角韧带)**,自内踝呈扇形向下展开,分别连于足舟骨、距骨和跟骨。外侧有 3 条韧带,前为**距腓前韧带**,中为**跟腓韧带**,后为**距腓后韧带**,从外踝分别向前、向下、向后内,连接距骨和跟骨。距小腿关节可作背屈(伸)和跖屈(屈)运动。由于距骨滑车的后份较窄,跖屈时较窄的后部进入关节窝较宽大的部分,此时可作轻微的侧方(收、展)运动。但关节不够稳定,故距小腿关节扭伤多发生在跖屈运动(如下坡、下楼梯)。

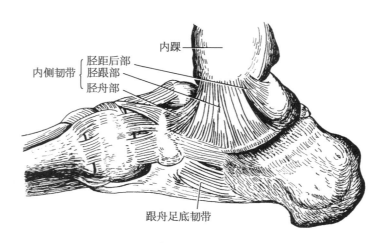

图 2-25　距小腿关节和跗骨间关节(内侧面)

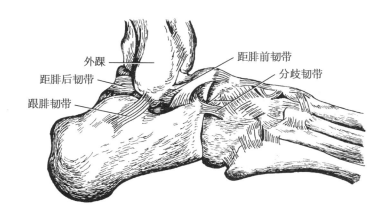

图 2-26 距小腿关节和跗骨间关节(外侧面)

2. **跗骨间关节**(图 2-24) 包括**距跟(距下)关节、距跟舟关节、楔骰舟关节**和**跟骰关节**。在这些关节中,距跟关节和距跟舟关节在功能上是联合关节。运动时,跟骨和足舟骨连同其余的足骨对距骨作**内翻**(提起足内侧缘使足底转向内侧)和**外翻**(提起足外侧缘使足底转向外侧)运动。足的内翻、外翻常与距小腿关节协同运动,即内翻常伴以足的跖屈,外翻常伴以足的背屈。楔骰舟关节和跟骰关节属平面关节。

跟骰关节和距跟舟关节合称**跗横关节**,它的关节线呈横位的"S"形,其内侧部凸向前,外侧部凸向后,临床上可沿此线行足离断术。

此外,诸跗骨之间借韧带相连结。主要的韧带有:**分歧韧带**(图 2-24、2-26)呈"V"形,起自跟骨背面,向前分别附着于足舟骨和骰骨。**跟舟足底韧带**(图 2-25、2-27)又名**跳跃韧带**,是跟骨载距突与足舟骨之间的坚强韧带,对维持足弓起着重要作用。**足底长韧带**(图 2-27)自跟结节向前至骰骨和第 2~5 跖骨底。**跟骰足底韧带**位于足底长韧带的深面,连结跟骨和骰骨,宽短而强韧。后两韧带对维持足外侧纵弓起重要作用。

3. **跗跖关节** 由 3 块楔骨和骰骨的前端与第 1~5 跖骨底构成,属平面关节,活动甚微。

4. **跖趾关节和趾骨间关节** 与手的相应关节相似,但结构更为稳固。

(五)足弓

足弓 arches of foot(图 2-28)是跗骨和跖骨借韧带牢固连结而成的凸向上方的弓形结构。足弓可分为纵弓和横弓,纵弓

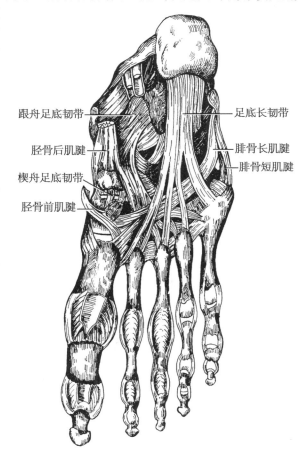

图 2-27 足底韧带

跟舟足底韧带 —— 足底长韧带

胫骨后肌腱 —— 腓骨长肌腱

楔舟足底韧带 —— 腓骨短肌腱

胫骨前肌腱

又可分为内侧和外侧两个弓。**内侧纵弓**由跟骨、距骨、舟骨、3 块楔骨及内侧 3 块跖骨构成，弓的最高点为距骨头，前端的承重点主要在第 1 跖骨头。**外侧纵弓**由跟骨、骰骨和外侧 2 块跖骨构成，弓的最高点在骰骨，前端的承重点在第 5 跖骨头。内侧纵弓比外侧纵弓高。**横弓**由骰骨、3 块楔骨和跖骨底构成，最高点在中间楔骨。站立时，足以跟骨结节和第 1、5 跖骨头三点着地，稳定而有弹性，有利于立、行、跑、跳，并可缓冲震荡，保护脑等器官，同时还可使足底血管和神经免受压迫。

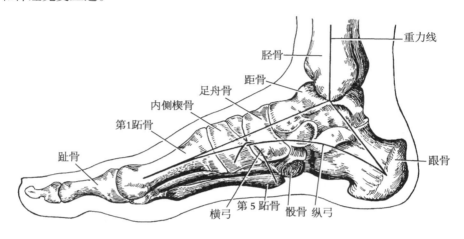

图 2-28　足弓

除骨的连结及足底的韧带外，足底肌和进入足底的长腱对足弓的维持也起着重要的作用。足底的韧带虽很强韧，一旦被拉长或受到损伤，则可引起足弓塌陷，成为扁平足，使足失去弹性，并导致足底血管和神经受压，难以维持长时间的直立和行走。

第五节　颅 的 连 结

（一）直接连结

各颅骨之间，多借缝、软骨或骨直接相连，它们彼此间结合得极为牢固，只在颞骨和下颌骨之间形成颞下颌关节。

（二）颞下颌关节

颞下颌关节 temporomandibular joint（图 2-29）又名**下颌关节**，由下颌头与颞骨的下颌窝-关节结节构成。此关节的特点是：①覆盖关节面的关节软骨是纤维软骨。②关节囊松弛，向上附着于下颌窝-关节结节的周缘，向下附着于下颌颈。囊的外侧有从颧弓根部至下颌颈的外侧韧带加强。③关节内有纤维软骨构成的关节盘，关节盘周缘附着于关节囊，将关节腔分隔成上、下两个腔。

下颌运动时，两侧下颌关节同时进行，属于联合关节，可使下颌骨作上提、下降、前进、后退以及侧方运动。

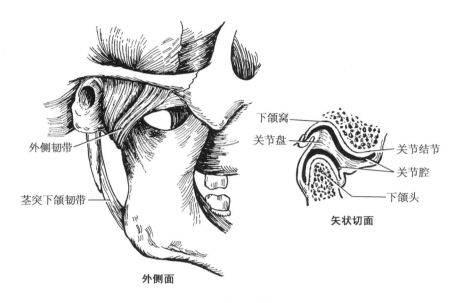

外侧韧带

茎突下颌韧带

外侧面

下颌窝

关节盘

关节结节

关节腔

下颌头

矢状切面

图 2-29　颞下颌关节

　　下颌骨的上提和下降运动发生在下关节腔,是下颌头对关节盘的运动。前进和后退运动发生在上关节腔,是下颌头连同关节盘一起对下颌窝的运动。张口是下颌骨下降并伴以下颌头前移的运动,张大口时,下颌头和关节盘一起前移至关节结节的下方。关节囊过度松弛者,若张口过大,下颌头可能滑至关节结节的前方,不能退回关节窝,造成脱位。闭口则是下颌骨上提并伴以下颌头和关节盘一起滑回关节窝的运动。下颌骨的侧方运动是一侧的下颌头对关节盘作旋转的运动,而对侧的下颌头和关节盘一起对关节窝作前进或后退的运动。

（曹　靖）

第三章　肌　系　统

第一节　总　论

能引起躯体运动的**肌** muscle 属于横纹肌,它们大多附着于骨和关节周围,可随意收缩,故又称为**骨骼肌**或**随意肌**。

骨骼肌在人体分布广泛,约占体重的 40%。每块肌都具有一定的位置、形态、结构,并有一定的血管、淋巴管和神经分布,故每块肌都可视为一个器官。

一、肌的构造、形态和分类

(一)肌的构造

骨骼肌由肌质和腱质构成(图 3-1、3-2)。

肌质色红、柔软而富有弹性,有收缩功能,主要由肌纤维(肌细胞)构成。每条肌纤维周围包有薄层结缔组织构成的肌内膜。肌纤维集合成肌束,每个肌束周围包有肌束膜。肌束集合成整块肌的肌质,外面再包被肌外膜。肌外膜常与周围的筋膜融合在一起。供养肌肉的神经、血管等沿着这些结缔组织膜进入肌内。

腱质(肌腱)色白、强韧、无收缩能力,主要由平行的胶原纤维构成。腱质多位于肌质的两端,也有的插入肌质之中。肌质与腱质相连续,并借腱质附着于骨、筋膜或关节囊。

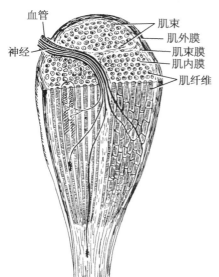

血管　肌束
神经　肌外膜
　　　肌束膜
　　　肌内膜
　　　肌纤维

图 3-1　肌的构造

(二)肌的形态和分类

肌的形态不一,大致可分为 4 类(图 3-2)。

1. **长肌**　多见于四肢,呈梭形、带状或羽毛状,其肌质部称**肌腹**。肌束通常和肌的长轴平行,收缩时肌腹明显缩短,引起大幅度运动。长肌的肌腱多在肌端,呈索状。四肢长肌近侧端在骨面上的附着部称**肌头**。有些长肌有两个或两个以上的头,合成一个肌腹,分别称二头肌、三头肌或四头肌。有的长肌有两个或数个肌腹,其间以**中间腱**或**腱划**相连,分别称二腹肌和多腹肌。

2. **短肌**　多见于躯干的深层,呈短小的束状,收缩时运动的幅度不大,但能持久。

3. **扁肌**　多见于胸腹壁和背浅层,扁薄宽大,既能全肌收缩,又能部分收缩,参与不同的运动,并兼有保护内脏和协助内脏活动的作用。肌腱呈片状称**腱膜**。

4. **环形肌**　主要由环形肌纤维构成,位于孔、裂周围,收缩时关闭孔、裂。

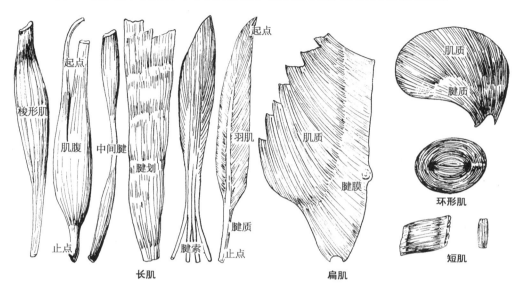

图 3-2　肌的形态和分类

二、肌的起点和止点

骨骼肌的两端,通常附着于两块或两块以上的骨,中间跨过一个或数个关节。肌收缩时使两端附着的骨彼此接近,产生运动,其中一端位置相对固定称**定点**,另一端明显移动称**动点**。每一肌皆可引起不同的运动,在不同的运动中,肌的定点和动点可互相转化。解剖学将每一肌在其最经常、最主要运动中的定点称该肌的**起点**,在其最经常、最主要运动中的动点称**止点**。每肌的起、止点是固定的。在大多数情况下,躯干的外侧部比内侧部、四肢的远侧部比近侧部更为活动,故通常将躯干肌接近身体正中线或四肢肌近侧端的附着点作为起点,另一端作为止点。

三、肌的辅助装置

肌的辅助装置有筋膜、滑膜囊、腱鞘和籽骨等,可协助肌的活动。

1. **筋膜** fascia　包括浅筋膜和深筋膜(图 3-3)。

(1) **浅筋膜** superficial fascia:又称**皮下筋膜**,分布于全身真皮下方,由疏松结缔组织构成。除个别部位外,浅筋膜富含脂肪,并有浅动脉、浅静脉、浅淋巴管和皮神经分布。皮肌和乳腺也位于此层。浅筋膜对深部结构起保护作用。

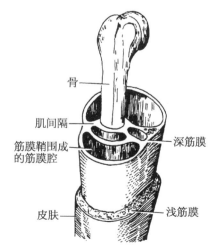

图 3-3　筋膜的配布

（2）**深筋膜 deep fascia**：又称**固有筋膜**，由致密结缔组织构成，遍布全身，包裹肌群、血管和神经，并随肌的分层而分层，在四肢还伸入肌群间，形成**肌间隔**，分隔肌群。深筋膜常形成**筋膜鞘**，对深部结构有保护、支持和约束作用。深筋膜对肌或肌群的分隔，更有利于各肌或肌群单独活动。深筋膜可供肌附着，增加肌的附着面积。深筋膜的厚薄与肌的强弱有关，大腿肌发达，筋膜相应也厚而强韧。腕、踝部的深筋膜显著增厚形成**支持带**，支持和约束其深部的肌腱，并可改变肌的牵引方向。

2. **滑膜囊 synovial bursa**　是结缔组织形成的扁平封闭的小囊，内有滑液，多位于肌腱和骨接触处，有的在关节附近与关节腔相交通，可减少肌腱活动时的摩擦。滑膜囊炎症可影响运动功能。

3. **腱鞘 tendinous sheath**（图3-4）　为套在手、足长肌腱表面的鞘管，可将肌腱固定于一定部位，并减少肌腱与骨面的摩擦。腱鞘可分两层：外层为**纤维层**（**腱纤维鞘**），是深筋膜的增厚部，它与骨面共同形成骨纤维性管道，对肌腱起约束作用；内层为**滑膜层**（**腱滑膜鞘**），是双层圆筒形滑膜鞘。滑膜内层贴在腱的表面，外层衬于腱纤维鞘内面，两层之间含有少量滑液，有利于肌腱在鞘内滑动。两层滑膜在骨与腱之间相互移行部称**腱系膜**，内有肌腱的血管通过。

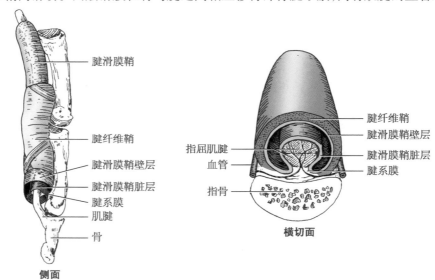

图3-4　腱鞘

四、肌的血液供应和神经支配

肌有丰富的血管和神经支配（图3-1）。血管在肌内分支，形成丰富的毛细血管，而肌腱的血供较少。肌的神经主要含有运动纤维和感觉纤维。运动纤维末梢与肌纤维紧贴，构成运动终板。每一运动神经元及其支配的全部肌纤维合称为一个运动单位。肌的感觉纤维分布于肌梭和腱梭。当肌的神经受损后，可致肌功能障碍，甚至瘫痪。

第二节　躯　干　肌

躯干肌包括背肌、胸肌、膈、腹肌和会阴肌（会阴肌在第七章叙述）。

一、背肌

背肌位于躯干的背侧,分为浅、深两群。

1. 浅群(图3-5) 大多起自棘突,止于上肢骨,主要有斜方肌、背阔肌(第1层)和肩胛提肌、菱形肌(第2层)。

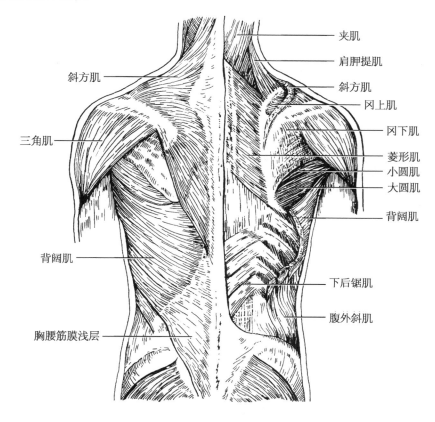

图3-5 背肌浅群

（1）**斜方肌** trapezius:覆于项部和背上部,呈扁阔三角形,两侧合成斜方形。它起自上项线、枕外隆凸、项韧带和全部胸椎棘突,肌束向外侧集中,止于锁骨外侧1/3、肩峰和肩胛冈。此肌牵引肩胛骨接近脊柱,如肩胛骨固定,一侧肌收缩使颈侧屈,双侧肌收缩使头后仰。

（2）**背阔肌** latissimus dorsi:位于背下部,为全身最大的扁阔肌。它起自下6个胸椎棘突,还通过胸腰筋膜起于全部腰椎棘突、骶正中嵴和髂嵴后部,肌束向外上方集中,以扁腱止于肱骨小结节嵴。此肌使肩关节内收、旋内和后伸,上臂上举固定时可引体向上。

（3）**肩胛提肌** levator scapulae:位于项部两侧,斜方肌的深面,呈带状,起自上4个颈椎横突,止于肩胛骨上角。作用为上提肩胛骨。

（4）**菱形肌** rhomboideus:位于背上部,斜方肌的深面,脊柱与肩胛骨之间,为菱形扁肌,起自第6、7颈椎和第1~4胸椎棘突,止于肩胛骨内侧缘。作用为内收并上提胛骨。

2. 深群 位于棘突两侧脊柱沟内,分为数层,浅层肌长,有竖脊肌和夹肌;深层肌短,节段性明显,连接邻近的椎骨。深群肌对维持人体直立姿势有重要作用。

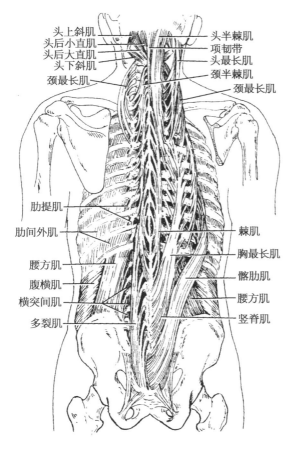

图 3-6　背肌深群

（1）**竖脊肌** erector spinae（图 3-6）：又称**骶棘肌**，纵长，粗大，起自骶骨背面和髂嵴后部。向上分为 3 列：外侧列止于肋骨（**髂肋肌**），中间列止于横突并上达乳突（**最长肌**），内侧列附着于棘突（**棘肌**）。竖脊肌使脊柱后伸，上部兼有仰头作用。

（2）**夹肌**（图 3-5）：位于斜方肌深面，起自项韧带和上 6 个胸椎棘突，纤维向外上，止于上项线和第 1～3 颈椎横突。一侧夹肌收缩，使头面转向同侧，两侧肌收缩，使头后仰。

3. **胸腰筋膜** thoracolumbar fascia（图 3-5、3-13）为背部的深筋膜，包被竖脊肌，在腰部特别发达。分成浅（后）、中、深（前）3 层：浅层位于竖脊肌表面，并作为背阔肌的起始腱膜；中层位于竖脊肌和腰方肌之间；深层位于腰方肌的前面。3 层筋膜向内侧分别附着于腰椎棘突和横突，向外侧在竖脊肌和腰方肌外侧缘相互融合，形成竖脊肌与腰方肌的鞘，并作为腹内斜肌和腹横肌的起始腱膜。

二、胸肌

胸肌可分为浅层的胸上肢肌和深层的胸固有肌。

1. 胸上肢肌（图 3-7、3-8）　起自胸廓外面，止于上肢骨，包括胸大肌、胸小肌、前锯肌和锁骨下肌。

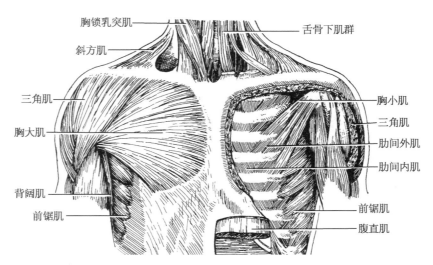

图 3-7　胸上肢肌

（1）**胸大肌** pectoralis major：覆盖于胸廓前部，呈扇形，扁阔而厚，起自锁骨内侧半、胸骨、第 1～6 肋软骨和腹直肌鞘前层，肌束向外上方会聚，止于肱骨大结节嵴。作用是使肩关节内收、前屈和旋内，如上举和固定上肢，上提躯干和肋骨。

（2）**胸小肌** pectoralis minor：在胸大肌深面，呈三角形，起自第 3～5 肋，肌束向外上方，止于肩胛骨喙突。作用是牵拉肩胛骨向前下方，当肩胛骨固定时提肋。

（3）**前锯肌** serratus anterior：位于胸廓侧面，以肌齿起自上 8～9 个肋骨，肌束绕胸廓斜向后上内方，止于肩胛骨的内侧缘和下角。作用是前牵肩胛骨或提肋。

（4）**锁骨下肌**：为锁骨下方的小肌，连于第 1 肋骨和锁骨之间，拉锁骨向下内方，固定锁骨。

2. 胸固有肌　位于各肋间隙和胸壁内面，主要有肋间内、外肌和胸横肌等（图 3-7、3-8）。

（1）**肋间外肌** intercostales externi：位于肋间浅层，起自肋骨下缘，纤维斜向前下，止于下一肋骨上缘，于肋软骨间隙处移行为肋间外膜。作用是提肋，助吸气。

（2）**肋间内肌** intercostales interni：位于肋间深层，起自肋骨上缘，纤维斜向前上，方向与肋间外肌交错，止于上一肋骨下缘，从肋角处向后移行为肋间内膜。作用是降肋，助呼气。

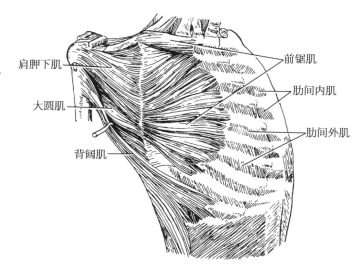

图 3-8　前锯肌、肩胛下肌和肋间肌

（3）**肋间最内肌** intercostales intimi：在肋间隙中 1/3 段，肋间内肌的深面，肌束方向和作用与肋间内肌相同。

（4）**胸横肌**：位于胸前壁内面，起自胸骨下部，肌束向外上，止于第 2～6 肋内面。作用是下拉肋，助呼气。

三、膈

膈 diaphragm（图 3-9）扁阔而向上膨隆，位于胸腹腔之间，周围以肌性部起自胸廓下口内面和腰椎体前面。其中**胸骨部**起自剑突后面，**肋部**起自下 6 对肋内面，**腰部**以左、右膈脚起自上 2～3 个腰椎体及**内、外侧弓状韧带**。内、外侧弓状韧带张于膈脚、第 1（或 2）腰椎横突和第 12 肋三者之间。3 部肌束向中央会聚，止于腱膜即**中心腱**。3 部起点肌束之间往往有三角形的薄弱区，腹腔脏器可由此处突入胸腔形成膈疝。

膈有 3 个裂孔：第 12 胸椎和左、右膈脚围成**主动脉裂孔**，有主动脉和胸导管通过；平第 10 胸椎，在主动脉裂孔左前方有**食管裂孔**，有食管和迷走神经通过；约平第 8 胸椎水平，在食管裂孔右前方的中心腱内有**腔静脉孔**，其中通过下腔静脉。

膈为呼吸肌，收缩时膈穹隆下降，胸腔容积扩大，引起吸气；松弛时相反，引起呼气。膈与腹肌同时收缩，使腹内压增高，有助于排便、呕吐、分娩等活动。

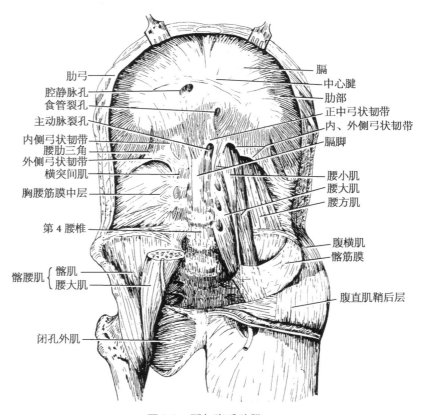

图 3-9 膈与腹后壁肌

四、腹肌

腹肌连于胸廓与骨盆之间,参与腹壁的构成,可分为前外侧群和后群。

1. **前外侧群**(图 3-10 ~ 3-12)　包括腹前正中线两侧的腹直肌和前外侧部由浅及深的腹外斜肌、腹内斜肌和腹横肌。

(1) **腹外斜肌** obliquus externus abdominis:位于腹前外侧壁浅层,以肌齿起自下 8 个肋骨外面,肌束斜向前下,后部肌束止于髂嵴,其余肌束向内下移行为腱膜,经腹直肌前面,参与构成腹直肌鞘前层,至正中线参与构成白线。腱膜下缘卷曲增厚,连于髂前上棘与耻骨结节之间,称**腹股沟韧带** inguinal ligament。在耻骨结节外上方,腱膜形成三角形裂孔,称**腹股沟管浅(皮下)环**。腹股沟韧带内侧端一束纤维向后下方止于耻骨梳,称**腔隙韧带(陷窝韧带)**,向外侧延为**耻骨梳韧带**。腹股沟韧带内侧端另一束纤维向内上翻转,附着于白线,称**反转韧带**。

(2) **腹内斜肌** obliquus internus abdominis:在腹外斜肌深面,起自胸腰筋膜、髂嵴和腹股沟韧带外侧 1/2,呈扇形放射,后部肌束向上止于下 3 个肋骨,大部肌束水平向内侧移行为腱膜,至腹直肌外侧缘分为两层,分别参与构成腹直肌鞘的前、后层,并在正中线参与构成白线。下缘肌束向内下方,弓形跨过精索(女性为子宫圆韧带),移行于腱膜的下缘,且与其深面的腹横肌腱膜下缘结合形成**腹股沟镰(联合腱)**,经精索后方止于耻骨梳内侧端。腹内斜肌下缘还有少量肌纤维随精索入阴囊,兜绕睾丸,称**提睾肌**。收缩时可上提睾丸。

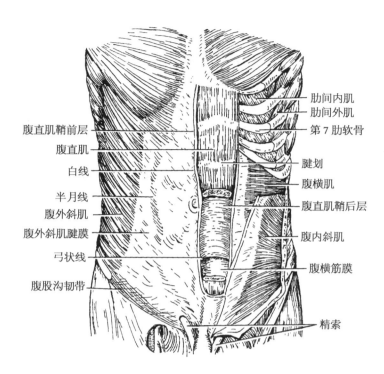

腹直肌鞘前层
腹直肌
白线
半月线
腹外斜肌
腹外斜肌腱膜
弓状线
腹股沟韧带

肋间内肌
肋间外肌
第 7 肋软骨
腱划
腹横肌
腹直肌鞘后层
腹内斜肌
腹横筋膜

精索

图 3-10 腹前壁肌

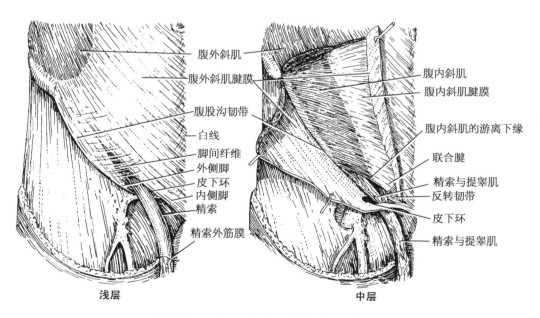

腹外斜肌
腹外斜肌腱膜
腹股沟韧带
白线
脚间纤维
外侧脚
皮下环
内侧脚
精索
精索外筋膜

腹内斜肌
腹内斜肌腱膜
腹内斜肌的游离下缘
联合腱
精索与提睾肌
反转韧带
皮下环
精索与提睾肌

浅层 **中层**

图 3-11 腹前壁肌下部与腹股沟管浅、中层

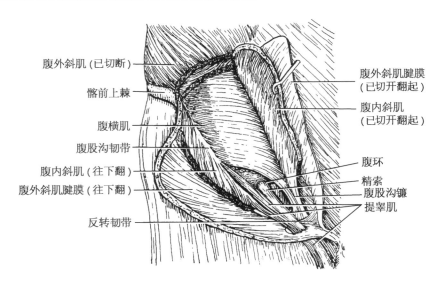

左侧标注（从上到下）：
腹外斜肌（已切断）
髂前上棘
腹横肌
腹股沟韧带
腹内斜肌（往下翻）
腹外斜肌腱膜（往下翻）
反转韧带

右侧标注（从上到下）：
腹外斜肌腱膜（已切开翻起）
腹内斜肌（已切开翻起）
腹环
精索
腹股沟镰
提睾肌

图 3-12　腹前壁肌下部与腹股沟管深层

（3）**腹横肌** transversus abdominis：在腹内斜肌深面，起自下 6 个肋软骨内面、胸腰筋膜、髂嵴和腹股沟韧带外侧 1/3，肌束水平向前行，移行为腱膜，经腹直肌后方至白线，参与构成腹直肌鞘后层和白线。但在脐下 4 ~ 5 cm 处以下，此腱膜和腹内斜肌腱膜后层均转至腹直肌前面，加入腹直肌鞘前层。腹横肌下部肌束和腱膜还分别参与形成提睾肌和腹股沟镰。

（4）**腹直肌** rectus abdominis：位于腹前正中线两旁，为上宽下窄的带状多腹肌，起自耻骨联合和耻骨嵴，向上止于胸骨剑突和第 5 ~ 7 肋软骨前面。全肌有 3 ~ 4 条腱划，分成 4 ~ 5 个肌腹。

腹前外侧群肌参与腹壁的构成，保护腹腔脏器。两侧肌共同收缩，增加腹压，协助排便、分娩等。它们还可运动躯干，一侧斜肌收缩，可侧屈和旋转躯干；腹外斜肌使躯干转向对侧，腹内斜肌则使躯干转向同侧；两侧肌共同收缩时，可前屈躯干。

2. 后群（图 3-9、3-13）　包括腰大肌（在下肢肌中叙述）和腰方肌。**腰方肌** quadratus lumborum 位于腹后壁，腰椎两侧，隔胸腰筋膜中层与竖脊肌相邻。此肌起自髂嵴后部，肌束向内上，止于第 12 肋和第 1 ~ 4 腰椎横突。作用为降第 12 肋，助吸气。一侧收缩时，使脊柱侧屈。

3. 腹部的局部结构

（1）**腹股沟管** inguinal canal（图 3-11、3-12）：为位于腹股沟韧带内侧半上方、腹前壁下部的肌间裂隙，由外上斜向内下，长 4 ~ 5 cm，有 4 个壁和 2 个口。前壁为腹外斜肌腱膜，在管外侧 1/3 段，腹外斜肌腱膜深面，还有腹内斜肌的部分纤维。下壁为腹股沟韧带。上壁为腹内斜肌和腹横肌的弓状下缘。后壁为腹横筋膜，在内侧 1/3 处，有反转韧带和腹股沟镰加强。管内口为**腹股沟管深环（腹环）**，位于腹股沟韧带中点上方一横指处，为腹横筋膜突出的环孔。管外口即**腹股沟管浅环（皮下环）**，位于耻骨结节外上方，是腹外斜肌腱膜的裂隙，其大小可容示指尖。在腹股沟管内，男性有精索、女性有子宫圆韧带通过。腹股沟管是腹壁的薄弱点，在病理情况下，腹腔内容物经此管脱出，甚至坠入阴囊，称腹股沟斜疝。

（2）**腹直肌鞘** sheath of rectus abdominis（图 3-10、3-13）：分前、后两层，前层由腹外斜肌腱膜和腹内斜肌腱膜前层愈合而成，后层由腹内斜肌腱膜后层和腹横肌腱膜愈合而成。在脐下 4 ~ 5 cm 以下，腹内斜肌腱膜后层和腹横肌腱膜转至腹直肌前面，参与构成腹直肌鞘前层，故腹直肌鞘下部的后层缺如，后层的下

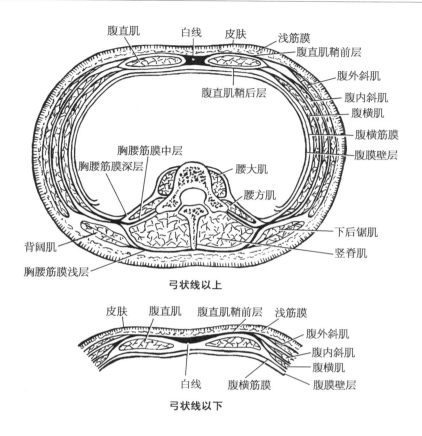

弓状线以上

弓状线以下

图 3-13　腹壁横切面(示腹肌和腹直肌鞘)

缘形成**弓状线**,线以下腹直肌直接与腹横筋膜相贴。腹直肌鞘前层在腱划处与腹直肌紧密结合,而后层与腹直肌连接疏松。

(3) **白线** linea alba(图 3-10、3-13):位于剑突与耻骨联合之间,由 3 层扁肌腱膜交织而成。结构致密坚韧,少血管,临床上常选择此处作为手术切口部位。腹白线中部有脐环,若腹腔脏器由此膨出,即形成脐疝。

第三节　头　颈　肌

一、头肌

头肌包括表情肌和咀嚼肌。

1. **表情肌**(图 3-14、3-15)　又称**面肌**,为扁薄的皮肌,位于浅筋膜内,大多起自颅骨,止于面部皮肤。面肌主要配布于眼裂、鼻孔和口裂周围,呈环形或辐射状,分别起闭合和开大孔裂的作用,并能牵动面部皮肤,呈现各种表情。面肌按所在部位可分为数群。

(1) **颅顶肌**:左、右各有一块**枕额肌**,每肌由**额腹(额肌)、枕腹(枕肌)**和中间的**帽状腱膜**构成,该腱膜与皮肤、浅筋膜紧密结合,构成头皮。枕额肌收缩,能牵动头皮,提睑扬眉,使额部出现皱纹。

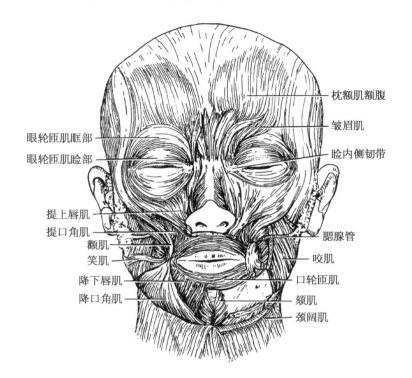

图 3-14 头肌（前面）

眼轮匝肌眶部

眼轮匝肌睑部

提上唇肌

提口角肌

颧肌

笑肌

降下唇肌

降口角肌

枕额肌额腹

皱眉肌

睑内侧韧带

腮腺管

咬肌

口轮匝肌

颏肌

颈阔肌

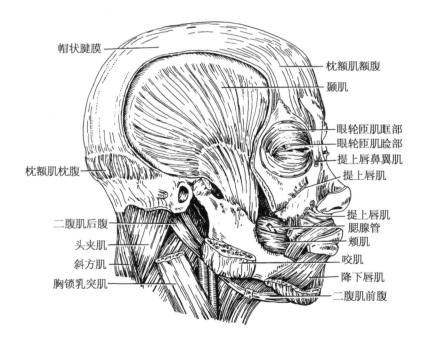

图 3-15 头肌（侧面）

帽状腱膜

枕额肌枕腹

二腹肌后腹

头夹肌

斜方肌

胸锁乳突肌

枕额肌额腹

颞肌

眼轮匝肌眶部

眼轮匝肌睑部

提上唇鼻翼肌

提上唇肌

提上唇肌

腮腺管

颊肌

咬肌

降下唇肌

二腹肌前腹

（2）眼周围肌：主要有**眼轮匝肌**，环绕眼裂，收缩时使眼裂闭合。由于有少量纤维附着于泪囊后面，故闭眼时使泪囊扩张，促进泪液引流。

（3）口周围肌：包括环形的**口轮匝肌**和辐射状分布的许多小肌，前者可缩小口裂，后者可向各方牵引口唇和口角。**颊肌**位于面颊深部，贴于颊黏膜外面，收缩时可使唇颊紧贴牙齿，协助咀嚼和吸吮。

（4）**鼻肌**：很小，位于鼻孔周围，收缩时可牵动鼻翼，扩大或缩小鼻孔。

2. **咀嚼肌**（图 3-15、3-16）　包括咬肌、颞肌、翼外肌和翼内肌，配布于颞下颌关节周围，参与咀嚼运动。

（1）**咬肌** masseter：贴于下颌支外面，起自颧弓，止于下颌支和下颌角外面。咬合运动时，可触及。

（2）**颞肌** temporalis：起自颞窝，肌束向下汇聚，经颧弓深面向下，止于下颌骨冠突。

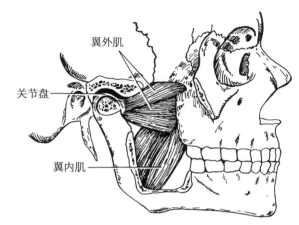

图 3-16　翼内肌和翼外肌

（3）**翼内肌** medial pterygoid：起自翼突外侧板的内侧面和翼突窝，肌束斜向外下方，止于下颌支和下颌角内面。

（4）**翼外肌** lateral pterygoid：位于颞下窝内，起自蝶骨大翼下面和翼突外侧板的外侧面，肌束向后外，止于下颌颈。

咬肌、颞肌、翼内肌收缩时上提下颌骨，使上、下颌牙齿咬合。双侧翼外肌收缩，使下颌骨向前，助张口。一侧翼外肌和翼内肌同时收缩，使下颌骨移向对侧。颞肌后部收缩，可使下颌骨后移。

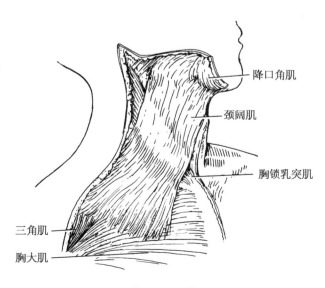

图 3-17　颈阔肌

二、颈肌

颈肌依其位置深浅分为颈浅肌群，舌骨上、下肌群和颈深肌群 3 组。

1. 颈浅肌群

（1）**颈阔肌**（图 3-17）：在颈部浅筋膜中，为阔薄的皮肌，起自胸大肌筋膜和三角肌筋膜，向内上止于口角和下颌骨下缘。收缩时牵口角向外下并提颈部皮肤。

（2）**胸锁乳突肌** sternocleidomastoid（图 3-18）：在颈阔肌深面，斜位于颈侧，呈带状，以两个头起自胸骨柄和锁骨胸骨端，两头会合斜向后外上，止于乳突。一侧肌收缩，使头屈向同侧，面转向对侧。两侧肌收缩使头后仰。

2. 舌骨上、下肌群(图 3-18)

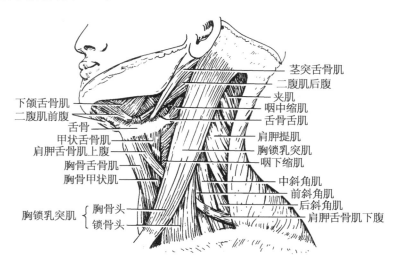

图 3-18 颈肌(侧面)

（1）舌骨上肌群：位于舌骨和下颌骨之间，包括**二腹肌、下颌舌骨肌、茎突舌骨肌和颏舌骨肌**。它们司上提舌骨和咽喉，协助吞咽。当舌骨固定时，下拉下颌骨，助张口。

（2）舌骨下肌群：位于舌骨下方，覆盖在喉、气管和甲状腺的前面。浅层有**胸骨舌骨肌**和**肩胛舌骨肌**，深层为**胸骨甲状肌**和**甲状舌骨肌**。作用是下拉舌骨和咽喉。

3. 颈深肌群(图 3-19)　可分为内、外侧两群。

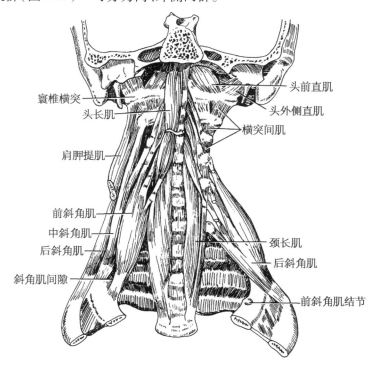

图 3-19 颈深肌群

（1）**外侧群**：在颈椎两侧，有**前、中、后斜角肌**，它们起自颈椎横突，止于第 1、2 肋。上提第 1 或第 2 肋，助深吸气。胸廓固定时，一侧肌收缩使颈侧屈，两侧肌收缩使颈前屈。

（2）**内侧群（椎前肌）**：位于颈椎体前方，有**头长肌、颈长肌**等，收缩时使头颈俯屈。

4. 颈部的局部结构

（1）肌间三角：

1）**颏下三角**：位于左、右二腹肌前腹内侧缘和舌骨体上缘之间。

2）**下颌下三角**：位于下颌骨下缘和二腹肌前腹、后腹之间。

3）**颈动脉三角**：位于胸锁乳突肌前缘、二腹肌后腹和肩胛舌骨肌上腹之间。

4）**肌三角**：位于胸锁乳突肌前缘、肩胛舌骨肌上腹和颈前正中线之间。

5）**枕三角**：位于胸锁乳突肌后缘、斜方肌前缘和肩胛舌骨肌下腹之间。

6）**锁骨上三角**：位于胸锁乳突肌后缘、肩胛舌骨肌下腹和锁骨上缘中 1/3 之间。

除颏下三角是单一的以外，颈部的三角都是左右成对的。

（2）**斜角肌间隙**（图 3-19）：由前斜角肌、中斜角肌与第 1 肋围成，内有臂丛和锁骨下动脉通过。

第四节　上　肢　肌

上肢肌按其所在部位分为上肢带肌、臂肌、前臂肌和手肌。

一、上肢带肌

上肢带肌（图 3-20、3-21）包括三角肌、冈上肌、冈下肌、小圆肌、大圆肌和肩胛下肌。它们配布于肩关节周围，起自上肢带骨，止于肱骨。作用为运动肩关节，并增强其稳固性。

1. **三角肌** deltoid　呈三角形，起自锁骨外侧 1/3、肩峰和肩胛冈，从前、外、后 3 面包绕肩关节，肌束向外下方集中，止于肱骨三角肌粗隆。此肌使肩关节外展，前部肌束可使肩关节屈和旋内，后部肌束能使肩关节伸和旋外。

2. **冈上肌** supraspinatus　在斜方肌深面，起自冈上窝，肌束向外侧经肩峰和喙肩韧带的下方，跨越肩关节，止于肱骨大结节上部，助肩关节外展。

3. **冈下肌** infraspinatus　呈三角形，起自冈下窝，肌束向外侧经肩关节后方，止于肱骨大结节中部，此肌使肩关节旋外。

4. **小圆肌** teres minor　位于冈下肌下方，起自肩胛骨外侧缘背侧面，止于肱骨大结节下部，助肩关节旋外。

5. **大圆肌** teres major　在小圆肌下方，起自肩胛骨下角背侧面，肌束向外上，止于肱骨小结节嵴，此肌使肩关节内收和旋内。

6. **肩胛下肌** subscapularis（图 3-8、3-20）　呈三角形，起自肩胛下窝，肌束向外上，经肩关节前面，止于肱骨小结节，使肩关节内收和旋内。

冈上肌、冈下肌、小圆肌和肩胛下肌的腱彼此相连，组成腱板，围绕肩关节的上方、后面和前面，且与肩关节囊愈着，形成**肌腱袖**，对肩关节起保护和稳定作用。

二、臂肌

臂肌均为长肌,覆盖肱骨,分为前群(屈肌)和后群(伸肌)。

1. 前群(图 3-20)　包括浅层的肱二头肌和深层的肱肌及喙肱肌。

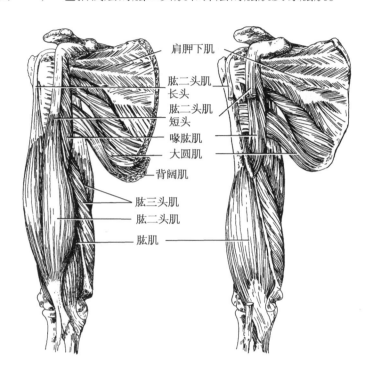

肩胛下肌

肱二头肌
长头

肱二头肌
短头

喙肱肌

大圆肌

背阔肌

肱三头肌
肱二头肌
肱肌

图 3-20　肩肌和臂肌前群

(1) **肱二头肌** biceps brachii:起端有两个头,长头以长腱起自肩胛骨盂上结节,通过肩关节囊,经结节间沟下降;短头起自肩胛骨喙突。两头合并成肌腹,下端移行为肌腱,止于桡骨粗隆,部分腱质形成腱膜,止于前臂深筋膜。此肌屈肘关节,当前臂旋前时能使其旋后。此外,还能协助屈肩关节。

(2) **喙肱肌** coracobrachialis:位于肱二头肌短头的后内方,与其同起自喙突,止于肱骨中部内侧。此肌协助使肩关节屈和内收。

(3) **肱肌** brachialis:位于肱二头肌下半部的深面,起自肱骨下半前面,止于尺骨粗隆,屈肘关节。

2. 后群(图 3-21)　即**肱三头肌** triceps brachii,起端有 3 个头,长头起自肩胛骨盂下结节,经大、小圆肌间下降;外侧头、内侧头分别起自桡神经沟外上方、内下方骨面。3 头向下会合,以一个坚韧的肌腱止于尺骨鹰嘴。此肌伸肘关节,长头还可使肩关节后伸和内收。

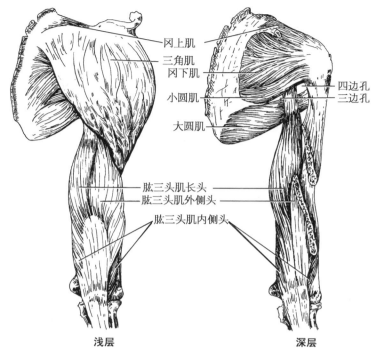

图 3-21 肩肌和臂肌后群

三、前臂肌

前臂肌围绕尺、桡骨,分前、后两群,多为长肌,肌腹在近侧,远侧移行为长腱。

1. 前群(图 3-22) 位于前臂前面,共 9 块,分为 4 层。

(1)第 1 层:自桡侧向尺侧依次为**肱桡肌** brachioradialis、**旋前圆肌** pronator teres、**桡侧腕屈肌** flexor carpi radialis、**掌长肌** palmaris longus 和**尺侧腕屈肌** flexor carpi ulnaris。除肱桡肌起自肱骨外上髁上方外,其余 4 肌均起自肱骨内上髁和前臂深筋膜。肱桡肌止于桡骨茎突,助屈肘。旋前圆肌止于桡骨中部外侧面,助屈肘和使前臂旋前。桡侧腕屈肌止于第 2 掌骨底,屈肘和屈腕,并使腕关节外展。掌长肌腱连于掌腱膜,助屈肘和屈腕,紧张掌腱膜。尺侧腕屈肌止于

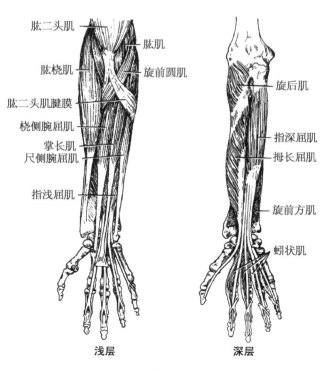

图 3-22 前臂肌前群

豌豆骨,屈肘和屈腕,并使腕关节内收。

（2）第2层：为**指浅屈肌** flexor digitorum superficialis,起自肱骨内上髁和尺骨、桡骨前面,肌束向远侧移行为4条肌腱,通过腕管和手掌,在第2～5指近节指骨中部每腱分为两脚,止于中节指骨体两侧,可屈第2～5指近侧指骨间关节、掌指关节、腕关节和肘关节。

（3）第3层：桡侧有**拇长屈肌** flexor pollicis longus,尺侧有**指深屈肌** flexor digitorum profundus。它们起自桡骨、尺骨和骨间膜,前者止于拇指远节指骨底,屈拇指指骨间关节和掌指关节;后者向下分成4条肌腱经腕管入手掌,至第2～5指,穿指浅屈肌腱两脚之间,止于远节指骨底,屈第2～5指近、远侧指骨间关节,掌指关节和腕关节。

（4）第4层：为**旋前方肌** pronator quadratus,呈扁平方形,紧贴桡骨和尺骨的下段前面,起自尺骨,止于桡骨,使前臂旋前。

2. 后群（图3-23）　位于前臂后面,共10块,分为2层。

（1）浅层：5块,自桡侧向尺侧依次为**桡侧腕长伸肌** extensor carpi radialis longus、**桡侧腕短伸肌** extensor carpi radialis brevis、**指伸肌** extensor digitorum、**小指伸肌** extensor digiti minimi、**尺侧腕伸肌** extensor carpi ulnaris。它们共同起于肱骨外上髁。桡侧腕长伸肌、桡侧腕短伸肌和尺侧腕伸肌分别止于第2、3、5掌骨底,作用为伸腕。指伸肌向下分为4条肌腱,经手背分别至第2～5指背面,形成指背腱膜,止于中节和远节指骨底,作用是伸指和伸腕,并协助伸肘。小指伸肌腱加入小指指背腱膜,作用是伸小指。

（2）深层：5块。近侧1块为**旋后肌** supinator,起自肱骨外上髁和尺骨,向外下止于桡骨上端。远侧4块,自桡侧向尺侧依次为**拇长展肌** abductor pollicis longus、**拇短伸肌** extensor pollicis brevis、**拇长伸肌** extensor pollicis longus和**示指伸肌** extensor indicis。它们

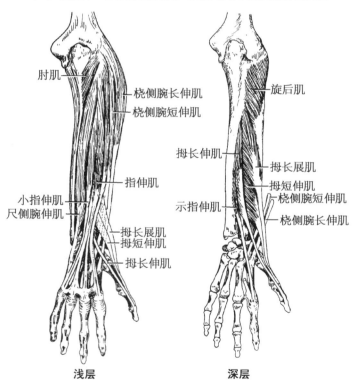

图3-23　前臂肌后群

（左图标注，自上而下）肘肌、桡侧腕长伸肌、桡侧腕短伸肌、指伸肌、小指伸肌、尺侧腕伸肌、拇长展肌、拇短伸肌、拇长伸肌

（右图标注）旋后肌、拇长伸肌、拇长展肌、拇短伸肌、桡侧腕短伸肌、示指伸肌、桡侧腕长伸肌

浅层　　　深层

起自桡骨、尺骨及骨间膜的后面,拇长展肌止于第1掌骨底,拇短伸肌止于拇指的近节指骨底;拇长伸肌止于拇指的远节指骨底,示指伸肌止于示指的指背腱膜。各肌的作用可由其命名推知。

四、手肌

手部除前臂延入的长腱外,手掌还有3群小肌（图3-24）,与手的精细动作有关。

1. 外侧群　在手掌拇指侧,形成鱼际隆起,共4块,分为两层,浅层外侧为**拇短展肌**,内侧为**拇短屈肌**;深层外侧为**拇对掌肌**,内侧为**拇收肌**。4肌分别使拇指作展、屈、对掌和收等运动。

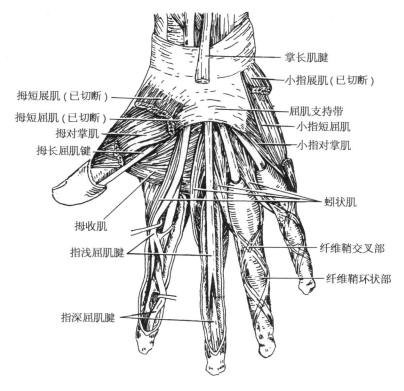

图 3-24　手肌

2. 内侧群　在手掌小指侧,形成小鱼际隆起,有 3 块,分为两层,浅层内侧为**小指展肌**,外侧为**小指短屈肌**;深层为**小指对掌肌**。各肌分别使小指展、屈和对掌运动。

3. 中间群　位于掌心,包括 4 块蚓状肌和 7 块骨间肌。

（1）**蚓状肌**:为细束状小肌,有 4 条,起自指深屈肌腱桡侧,绕至第 2～5 指背面,止于指背腱膜,屈掌指关节,伸指骨间关节。

（2）**骨间肌**（图 3-25）:位于掌骨间隙内。**骨间掌侧肌** 3 块,收缩时使第 2、4、5 指向中指靠拢（收）。**骨间背侧肌** 4 块,使第 2、4 指离中指向两侧分开（展）。各骨间肌止于指背腱

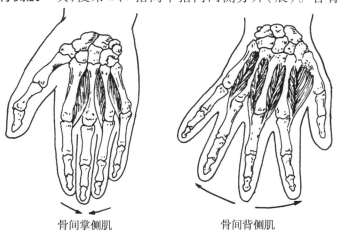

骨间掌侧肌　　　　　骨间背侧肌

图 3-25　手骨间肌及其作用

膜,故还能协助蚓状肌屈掌指关节,伸指骨间关节。

五、上肢的局部结构

1. **腋窝** axillary fossa　　位于臂根部和胸外侧壁之间,为一四棱锥体形腔隙,有 1 尖、1 底和 4 壁。尖即上口,由锁骨、第 1 肋外缘和肩胛骨上缘围成,上通颈部。底由腋筋膜和皮肤封闭。前壁为胸大、小肌,后壁为肩胛下肌、大圆肌和背阔肌,内侧壁为前锯肌,外侧壁为喙肱肌和肱二头肌短头。腋窝内有腋动脉及其分支、腋静脉及其属支、臂丛及其分支、淋巴结和疏松结缔组织等。

2. **三边孔和四边孔**(图 3-21)　　位于腋窝后壁。两孔的上缘为肩胛下肌,下缘为大圆肌,肱三头肌长头介于两孔之间,其内侧为三边孔,外侧为四边孔,后者的外侧界为肱骨外科颈。两孔内有血管和神经通过。

3. **肘窝** cubital fossa(图 3-22)　　为肘关节前方的倒三角形凹窝。上界为肱骨内、外上髁连线,外侧界为肱桡肌,内侧界为旋前圆肌,窝的表面有肱二头肌腱膜覆盖,窝底为肱肌。窝内有血管和神经等通过。

4. **腕管** carpal canal　　位于腕掌侧。由腕骨沟和屈肌支持带(腕横韧带)围成。管内有指浅屈肌腱、指深屈肌腱、拇长屈肌腱和正中神经通过。

第五节　下　肢　肌

下肢肌包括髋肌、大腿肌、小腿肌和足肌。

一、髋肌

髋肌主要起自骨盆的内、外面,跨越髋关节,止于股骨上部,按其与髋关节的关系,可分为前、后两群。

1. 前群(图 3-26)　　有髂腰肌和阔筋膜张肌。

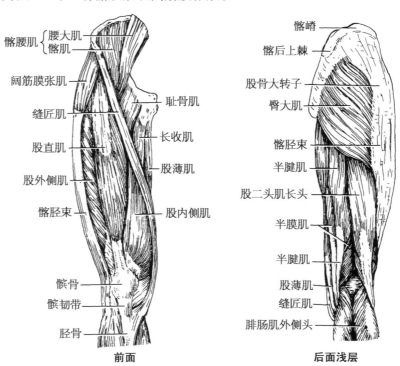

前面　　　　　　　　　　　　后面浅层

图 3-26　髋肌和大腿肌

（1）**髂腰肌** iliopsoas：由腰大肌和髂肌组成。**腰大肌** psoas major 起自腰椎体侧面和腰椎横突。**髂肌** iliacus 起自髂窝，两肌向下会聚，经腹股沟韧带深面至股部，止于股骨小转子。此肌使髋关节前屈和旋外。下肢固定时，可使骨盆和脊柱腰部前屈。髂腰肌由一筋膜鞘包被，腰椎结核时脓液可沿此鞘流入髂窝或大腿根部。

（2）**阔筋膜张肌** tensor fasciae latae：位于大腿上部前外侧，起自髂前上棘，肌腹夹在阔筋膜（大腿深筋膜）两层之间，在大腿上、中1/3 交界处向下移行于**髂胫束**，止于胫骨外侧髁。作用是紧张阔筋膜，并屈髋关节。

2. 后群（图 3-26、3-27） 位于臀部，分列 3 层，浅层为臀大肌，中层由上向下依次为臀中肌、梨状肌、闭孔内肌和股方肌，深层为臀小肌和闭孔外肌。

（1）**臀大肌** gluteus maximus：大而肥厚，形成臀部的膨隆。它起自髂骨翼外面和骶骨背面，肌束向外下，止于股骨的臀肌粗隆和髂胫束。此肌使髋关节后伸和旋外。下肢固定时，可助伸直躯干，防止前倾，以维持身体站立。

（2）**臀中肌** gluteus medius 和**臀小肌** gluteus minimus：位于臀大肌深面，依次叠盖。它们均起自髂骨翼外面，向下止于股骨大转子。两肌均使髋关节外展，两肌的前部肌束使髋关节旋内，而后部肌束使髋关节旋外。

（3）**梨状肌** piriformis：起自骶骨前面外侧部，向外穿出坐骨大孔，止于股骨大转子尖。此肌将坐骨大孔分为**梨状肌上孔**和**梨状肌下孔**。

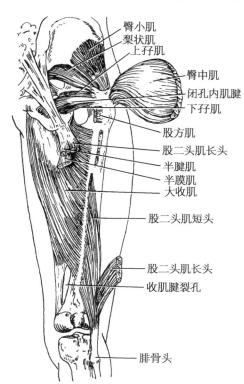

图 3-27 髋肌和大腿肌（后面深层）

图中标注：臀小肌、梨状肌、上孖肌、臀中肌、闭孔内肌腱、下孖肌、股方肌、股二头肌长头、半腱肌、半膜肌、大收肌、股二头肌短头、股二头肌长头、收肌腱裂孔、腓骨头

（4）**闭孔内肌**：起自闭孔膜内面，向后穿出坐骨小孔，转向外侧，止于转子窝。

（5）**股方肌**：起自坐骨结节，向外侧止于转子间嵴。

（6）**闭孔外肌**（图 3-28）：在股方肌深面，起自闭孔膜外面，经股骨颈后方，止于转子窝。

梨状肌，闭孔内、外肌，股方肌等均使髋关节旋外。

二、大腿肌

大腿肌位于股骨周围，分为前群、后群和内侧群。

1. 前群（图 3-26） 有缝匠肌和股四头肌。

（1）**缝匠肌** sartorius：呈扁长带状，起自髂前上棘，斜向内下方，止于胫骨上端的内侧面，屈髋、膝关节，并可使已屈的膝关节旋内。

（2）**股四头肌** quadriceps femoris：是全身最大的肌，包覆股骨前、内、外侧面。起部有4 个头：**股直肌**，起自髂前下棘；**股中间肌**，位于股直肌深面，起自股骨体前面；其他两头为**股**

内侧肌和股外侧肌,分别起自股骨粗线内、外侧唇。4 头向下会合,形成总腱包绕髌骨,并向下延为**髌韧带**,止于胫骨粗隆。作用是伸膝关节,股直肌还可屈髋关节。

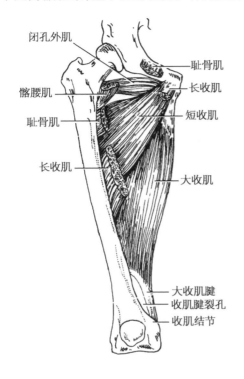

图 3-28　大腿肌内侧群

2. 内侧群(图 3-28)　位于大腿内侧,共有 5 块,列为 3 层:浅层由外上向内下依次为**耻骨肌** pectineus、**长收肌** adductor longus 和**股薄肌** gracilis;中层在耻骨肌和长收肌的深面,为**短收肌** adductor brevis;深层在长收肌、短收肌的深面,为**大收肌** adductor magnus。内侧群肌起自耻骨支、坐骨支和坐骨结节,除股薄肌止于胫骨上端内侧外,其余各肌止于股骨粗线,大收肌尚有一腱止于股骨的收肌结节,此腱与股骨围成**收肌腱裂孔**。内侧群肌的作用是使髋关节内收。

3. 后群(图 3-26、3-27)　位于大腿后面,包括位于外侧的股二头肌和位于内侧的半腱肌、半膜肌。

(1) **股二头肌** biceps femoris:长头起自坐骨结节,短头起自股骨粗线,两头会合后止于腓骨头。

(2) **半腱肌** semitendinosus 和**半膜肌** semimembranosus:半腱肌位于半膜肌的浅面,它们均起自坐骨结节,向下止于胫骨上端内侧面。

后群 3 肌均可伸髋关节和屈膝关节。当膝关节屈时,股二头肌使小腿旋外,半腱肌和半膜肌使小腿旋内。

三、小腿肌

小腿肌按其所在位置分为前、后和外侧群。

1. 前群(图 3-29)　内侧为**胫骨前肌** tibialis anterior,外侧为**趾长伸肌** extensor digitorum longus,两者之间为**拇长伸肌** extensor hallucis longus。它们均起自胫骨、腓骨和骨间膜前面,向下移行为肌腱,至足背。胫骨前肌止于内侧楔骨和第 1 跖骨底,使足背屈和内翻。趾长伸肌分 4 腱,向下延为第 2～5 趾的趾背腱膜,止于中节和远节趾骨底。有时还分出一细腱,止于第 5 跖骨底,称**第 3 腓骨肌**。拇长伸肌止于拇趾的远节趾骨底。趾长伸肌、拇长伸肌均使足背屈,并分别伸第 2～5 趾和拇趾。

2. 外侧群(图 3-29)　有**腓骨长肌** peroneus longus 和**腓骨短肌** peroneus brevis。两肌均起自腓骨外侧面,向下延为肌腱,绕外踝后方向前,腓骨短肌腱止于第 5 跖骨粗隆,腓骨长肌腱入足底斜向前内侧,止于内侧楔骨和第 1 跖骨底。两肌使距小腿关节跖屈和使足外翻。腓骨长肌腱与胫骨前肌腱在足内侧缘结成腱环,有维持足横弓的作用。

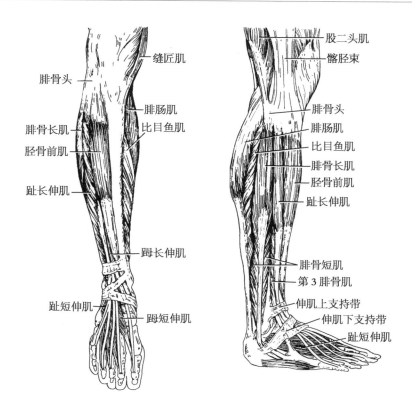

图 3-29　小腿肌前群和外侧群

3．后群（图 3-30）　有浅、深两层肌。

（1）浅层：为强大的**小腿三头肌** triceps surae。它以两个浅头即**腓肠肌**起自股骨内、外侧髁的后面，一个深头即**比目鱼肌**，起自胫骨的比目鱼肌线、腓骨上端的后面。上述 3 个头会合，向下移行为粗大的**跟腱**，止于跟骨结节。小腿三头肌上提足跟，使距小腿关节跖屈，对于行走、跑跳和直立有重要作用。腓肠肌还可屈膝关节。

（2）深层：有 4 块肌，上方为腘肌，其下方自内侧向外侧依次为趾长屈肌、胫骨后肌和姆长屈肌。

1）**腘肌** popliteus：斜位于腘窝底，起自股骨外侧髁，止于胫骨比目鱼肌线以上的骨面，作用是屈膝关节，膝屈时可使小腿旋内。

2）**趾长屈肌** flexor digitorum longus：起自胫骨后面，以长腱经内踝后方至足底，分 4 条肌腱止于第 2~5 趾的远节趾骨底。其作用是使距小腿关节跖屈和屈第 2~5 趾。

3）**姆长屈肌** flexor hallucis longus：起自腓骨后面，以长腱经内踝后方至足底，止于姆趾的远节趾骨底。作用是使距小腿关节跖屈和屈姆趾。

4）**胫骨后肌** tibialis posterior：位于趾长屈肌和姆长屈肌之间，起自胫骨、腓骨和小腿骨间膜的后面，经内踝后方至足底内侧，止于舟骨粗隆和 3 块楔骨。作用是使距小腿关节跖屈并使足内翻。

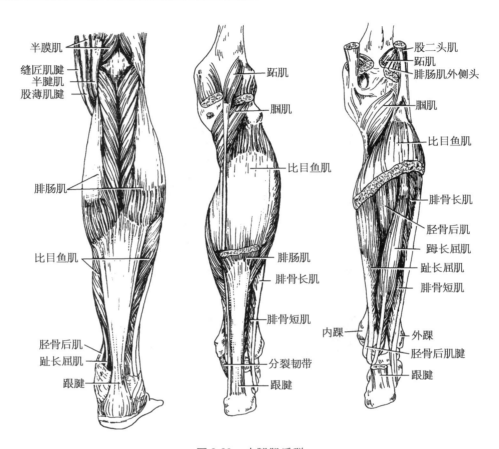

图 3-30 小腿肌后群

四、足肌

足肌分为足背肌和足底肌。

1. 足背肌(图 3-29)　在趾长伸肌腱深面,包括**踇短伸肌**和**趾短伸肌**,分别助伸踇趾和第 2~4 趾。

2. 足底肌(图 3-31)　与手掌肌相似,分 3 群。内侧群 3 块,为**踇展肌**、**踇短屈肌**和**踇收肌**。外侧群 2 块,为**小趾展肌**和**小趾短屈肌**。作用各如其命名。中间群分 3 层,浅层有**趾短屈肌**及其深面的**足底方肌**,均助屈趾;中层为**蚓状肌**,助屈跖趾关节和伸趾骨间关节;深层有3 块**骨间足底肌**和 4 块**骨间背侧肌**,分别使各趾向第 2 趾靠拢或彼此分开。

五、下肢的局部结构

1. **梨状肌上孔** suprapiriform foramen 和**梨状肌下孔** infrapiriform foramen　位于臀大肌深面。梨状肌穿坐骨大孔,将后者分为梨状肌上、下孔。梨状肌上孔有臀上血管和神经出入骨盆,梨状肌下孔有坐骨神经、臀下血管和神经、阴部血管和神经出入骨盆。

2. **肌腔隙** lacuna musculorum 和**血管腔隙** lacuna vasorum　位于腹股沟韧带与髋骨之间,两者由腹股沟韧带连至髂耻隆起的髂耻弓分隔。外侧为肌腔隙,有髂腰肌和股神经通过。内侧为血管腔隙,有股动脉和股静脉通过。后者内侧为**股环**,由腹股沟韧带、腔隙韧带、耻骨梳韧带和股静脉围成。

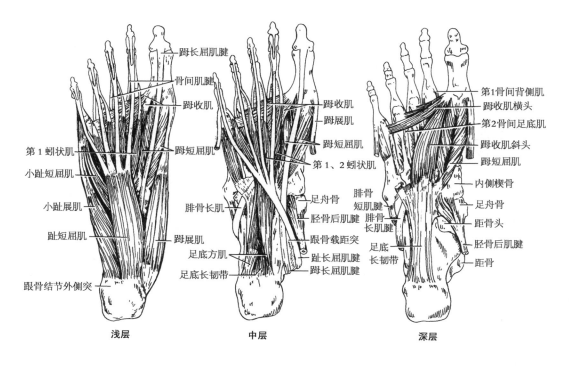

图 3-31　足底肌

3. **股三角** femoral triangle　位于大腿的前上部。上界为腹股沟韧带,内侧界为长收肌,外侧界为缝匠肌。股三角内有股神经、股动脉、股静脉、股管和腹股沟深淋巴结等。股动脉、股静脉及其内侧的股管被腹横筋膜和耻骨肌筋膜形成的**股鞘**包裹。**股管**内有淋巴结和疏松结缔组织。管上口即为股环。腹腔内容若经股环脱至股部,形成股疝。

4. **收肌管** adductor canal　位于大腿中部内侧,前内侧壁为缝匠肌及其深面的收肌腱板,前外侧壁为股内侧肌,后壁为长收肌和大收肌,管上口接股三角,下口经收肌腱裂孔通腘窝。管内有股血管和隐神经通过。

5. **腘窝** popliteal fossa　位于膝关节后方,呈菱形,由半腱肌、半膜肌、股二头肌和腓肠肌内、外侧头围成,窝内有腘血管、胫神经、腓总神经通过,并含有脂肪组织和淋巴结。

6. **踝管** malleolar canal　位于内踝后下方,由内踝、跟骨内侧面和屈肌支持带(分裂韧带)围成,管内有胫骨后肌腱、趾长屈肌腱、蹈长屈肌腱、胫后血管和胫神经通过。

（曹　靖）

第二篇　内脏系统

　　内脏 viscera 包括消化、呼吸、泌尿和生殖 4 个系统。它们大部分位于胸腔、腹腔和盆腔内,借一定的孔道直接或间接与外界相通。内脏的主要功能是进行机体与外界的物质交换和繁殖后代。机体借消化系统、呼吸系统不断从外界摄入营养物质和氧气,并经脉管系统运送到身体各部,供各器官的细胞进行物质代谢,代谢的最终产物,如尿酸、尿素、二氧化碳及多余的水分等,经脉管系统输送到泌尿系统、呼吸系统或皮肤排出体外。生殖系统产生生殖细胞,进行生殖活动,繁殖后代。此外,许多内脏器官,如睾丸、卵巢和胰等,还具有内分泌功能,可产生激素,参与对机体活动的调节。

一、内脏的一般结构

内脏包括消化、呼吸、泌尿、生殖4个系统,均由一系列器官组成,按照这些器官的基本形态、结构,可分为中空性器官和实质性器官两大类。

1. 中空性器官　如胃、肠、气管、膀胱、输卵管等,这类器官内部有腔,它们的壁均为分层结构。

消化管的管壁由4层组成(图4-1)。最内层是**黏膜**,由上皮组织、固有膜和黏膜肌层构成,具有吸收、分泌和保护作用。第2层是**黏膜下层**,主要由疏松结缔组织构成,使黏膜具有一定的移动性。第3层为**肌层**,多为平滑肌,一般有内环、外纵两层。通过平滑肌收缩与舒张,消化管蠕动。最外层是**外膜**,由薄层结缔组织构成。有的外膜表面覆盖一层间皮,则称**浆膜**,其表面光滑,可减少消化管蠕动时的摩擦。

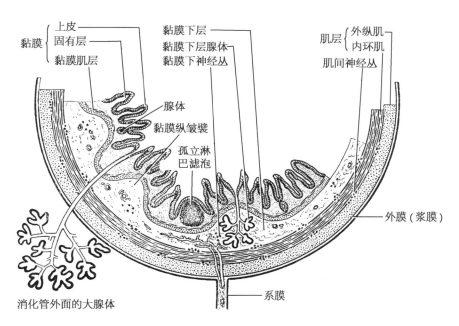

图4-1　消化管构造模式图

2. 实质性器官　如肝、肾、生殖腺等,这类器官多属于腺体,一般呈分叶性结构。它们的血管、淋巴管、神经及排泄管等出入处往往凹陷,称为器官的"门",如肝门、肾门等。

二、胸、腹部的标志线和腹部的分区

内脏各器官都具有一定的形态和相对固定的位置。在正常情况下,各器官的形态和位置可因性别、年龄、体型及功能状况不同而有所差异。在病理情况下,器官的形态和位置可发生明显变化。因此,掌握各器官的正常形态和位置,具有重要的临床意义。为了便于确定和描述器官的正常位置及体表投影,通常在胸、腹部体表确定一些标志线,并将腹部分成若干区(图4-2)。

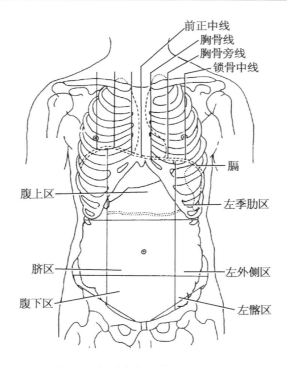

前正中线
胸骨线
胸骨旁线
锁骨中线
膈
腹上区
左季肋区
脐区
左外侧区
腹下区
左髂区

图 4-2　胸、腹部标志线和腹部分区

1. 胸部的标志线

（1）**前正中线**：沿身体前面正中的垂线。

（2）**胸骨线**：通过胸骨最宽处外侧缘的垂线。

（3）**锁骨中线**：通过锁骨中点的垂线。

（4）**胸骨旁线**：经胸骨线与锁骨中线之间的中点所作的垂线。

（5）**腋前线**：沿腋前襞所作的垂线。

（6）**腋后线**：沿腋后襞所作的垂线。

（7）**腋中线**：通过腋前线与腋后线之间的中点所作的垂线。

（8）**肩胛线**：通过肩胛骨下角的垂线。

（9）**后正中线**：通过身体后面正中（通过椎骨棘突）的垂线。

2. 腹部的标志线和分区　通常将腹部划分为 9 个区，用以确定各脏器的大概位置。通过两侧肋弓最低点和通过两侧髂结节所作的两条横线，将腹部分为上、中、下腹部 3 部。再经两侧腹股沟韧带中点作两条垂直线，将每部分为 3 个区：上腹部中间的**腹上区**和两侧肋弓深面的**左、右季肋区**；中腹部中间的**脐区**和两侧的**左、右外侧区**（腰区）；下腹部中间的**腹下区**（耻区）和两侧的**左、右腹股沟区**（髂区）。

临床上常用较为简单的四分法分区，即通过脐的垂直线和水平线将腹部分为**左、右上腹部**和**左、右下腹部** 4 个区。

第四章　消化系统

消化系统 alimentary system 由消化管和消化腺两部分组成（图4-3）。**消化管**又称**消化道**，包括口、咽、食管、胃、小肠（十二指肠、空肠和回肠）和大肠（盲肠、阑尾、结肠、直肠和肛管）。临床上通常把口腔至十二指肠的消化管称为**上消化道**，空肠以下的消化管称为**下消化道**。**消化腺**包括大消化腺和小消化腺，大消化腺位于消化管壁外，是独立的器官，如大唾液腺、肝、胰；小消化腺分布于消化管壁内，如胃腺、肠腺等。

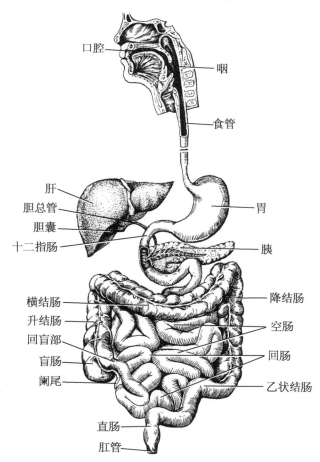

口腔
咽
食管
肝
胆总管
胆囊
十二指肠
胃
胰
横结肠
降结肠
升结肠
空肠
回盲部
回肠
盲肠
乙状结肠
阑尾
直肠
肛管

图 4-3 消化系统模式图

消化系统的主要功能是摄取食物，进行物理和化学性消化，吸收其中的营养物质，排出食物残渣。此外，口腔和咽还与呼吸、发音、语言等活动有关。

第一节　消　化　管

一、口

口 mouth 是消化管的起始部,其内腔称**口腔** oral cavity(图 4-4)。口腔向前经上唇、下唇围成的口裂通体外,向后经咽峡通咽。口腔借上牙弓、下牙弓分为前外侧部的口腔前庭和后内侧部的固有口腔。**口腔前庭**为上唇、下唇和颊与上牙弓、下牙弓和牙龈之间的狭窄间隙;**固有口腔**前外侧为牙弓和牙龈,后至咽峡,顶为腭,底为舌及其下方的软组织。

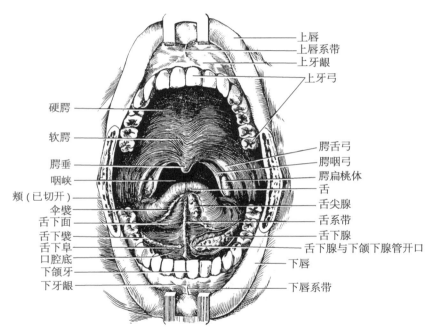

图 4-4　口腔及咽峡

（一）口唇和颊

口唇 oral lips 和**颊** cheeks 均以肌(口轮匝肌、颊肌等)为基础,外面覆以皮肤,内面衬以黏膜。上唇、下唇之间为**口裂**,口裂两侧的上唇、下唇结合处称**口角**。唇的游离缘为皮肤与黏膜移行处,含有丰富的毛细血管,呈红色。在上唇外面中线处有一纵行浅沟称**人中**,为人类所特有。上唇的两侧以弧形的**鼻唇沟**与颊分界。上唇、下唇内面正中线处与牙龈基部之间各有一黏膜皱襞,分别称为**上唇系带**和**下唇系带**。颊黏膜平对上颌第 2 磨牙牙冠处,有腮腺管开口。

（二）腭

腭 palate 分为硬腭和软腭两部分(图 4-4)。

硬腭 hard palate 是腭的前 2/3,介于口腔和鼻腔之间,主要由骨腭覆以黏膜而成,黏膜与骨紧密结合。

软腭 soft palate 是腭的后 1/3,由骨骼肌和黏膜构成,其前份呈水平位,后份斜向后下,称为**腭帆**。腭帆后缘游离,其中部有垂向下方的乳头状突起,称**腭垂(悬雍垂)** uvula。自腭帆向两侧下方各分出两条弓形黏膜皱襞,前方的称**腭舌弓**,延续至舌根;后方的称**腭咽弓**,下延至咽侧壁。腭垂、腭帆游离缘、两侧腭舌弓和舌根共同围成**咽峡** isthmus of fauces,是口腔和咽之间的狭窄部,也是口腔与咽的分界。

（三）牙

牙 teeth 是人体内最坚硬的器官,嵌于上颌骨、下颌骨牙槽内,排列成**上牙弓**和**下牙弓**。牙有咀嚼食物和辅助发音的功能。

1. 牙的种类、排列和萌生 人的一生先后有两组牙,即**乳牙**和**恒牙**。乳牙和恒牙又可根据形状和功能,分为**切牙**、**尖牙**、**磨牙**以及恒牙特有的**前磨牙**。

人的乳牙 20 个,上颌骨、下颌骨中线两侧各 5 个,由内侧向外侧依次为切牙 2 个,尖牙 1 个,磨牙 2 个(图 4-5)。人的恒牙 32 个,上颌骨、下颌骨中线两侧各 8 个,依次为切牙 2 个,尖牙 1 个,前磨牙 2 个,磨牙 3 个(图 4-6)。

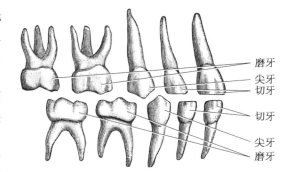

图 4-5 乳牙的形态及排列

临床上为了便于记录患牙的位置,用"十"表示上、下、左、右 4 个牙区,以罗马数字表示乳牙的位序,以阿拉伯数字表示恒牙的位序。如 $\overline{2}$ 表示右下颌第 2 乳磨牙,$\frac{V}{}$ 表示左上颌第 2 恒磨牙。

乳牙萌出一般在出生后第 6 个月前后开始,3 岁左右出全。恒牙萌出始于 6 岁左右,第 1 恒磨牙首先萌出替换乳牙,至 14 岁左右除第 3 恒磨牙外,乳牙均被恒牙取代。第 3 恒磨牙萌出最晚,有的迟至 28 岁或更晚,故又称迟牙(表 4-1)。该牙常出现横生、阻生,甚至终身不萌出。

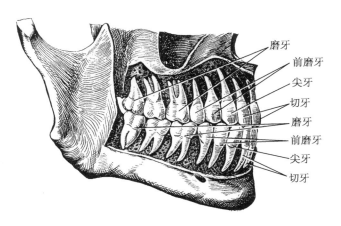

图 4-6 恒牙的形态及排列

表 4-1 乳牙和恒牙的萌出时间

乳 牙		恒 牙	
名 称	萌出时间(个月)	名 称	萌出时间(岁)
乳中切牙	6~8	中切牙	6~8
乳侧切牙	6~10	侧切牙	7~9
乳尖牙	16~20	尖牙	9~12
第 1 乳磨牙	12~16	第 1 前磨牙	10~12
第 2 乳磨牙	20~30	第 2 前磨牙	10~12
		第 1 磨牙	6~7
		第 2 磨牙	11~13
		第 3 磨牙	17~28 或更迟

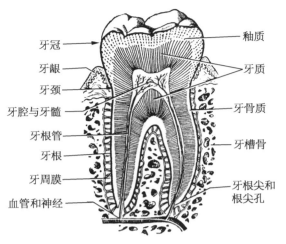

牙冠
釉质
牙龈
牙质
牙颈
牙腔与牙髓
牙骨质
牙根管
牙槽骨
牙根
牙周膜
牙根尖和
根尖孔
血管和神经

图4-7　牙的构造模式图

2. 牙的形态（图4-6、4-7）　每个牙均可分为3部分,即露于口腔的**牙冠**、嵌入牙槽的**牙根**和两者交界处的**牙颈**。牙颈由牙龈包绕。切牙和尖牙有1个牙根,前磨牙多有1个牙根,下颌磨牙有2个牙根,上颌磨牙为3个牙根。

3. 牙的构造（图4-7）　牙由釉质、牙骨质和牙质构成,内部有牙腔,充满牙髓。**釉质**覆于牙冠部的牙质外面,乳白色,有光泽,是机体中最硬的组织。**牙骨质**被覆于牙颈和牙根的牙质表面。**牙质**构成牙的主体,呈淡黄色,受到刺激时可出现酸痛感。**牙髓**由结缔组织、血管和神经等组成,血管和神经由根尖孔进出**牙腔**,发炎时常引起剧烈疼痛。

4. 牙周组织（图4-7）　包括牙周膜、牙槽骨和牙龈。**牙周膜**是介于牙根与牙槽骨之间的致密结缔组织。**牙龈**是口腔黏膜的一部分,紧贴于牙颈周围及邻近的牙槽骨。牙周组织对牙起支持、固定和保护作用,发炎时可导致牙松动或脱落。

（四）舌

舌 tongue 位于口腔底,是表面覆以黏膜的肌性器官,具有感受味觉、协助咀嚼和吞咽、辅助发音的功能。

1. 舌与口腔底黏膜的形态（图4-4、4-8）　舌分上、下两面。上面又称**舌背**,后份有一向前开放的"V"形**界沟**,将舌分为前2/3的**舌体**和后1/3的**舌根**。舌体的前端称**舌尖**。舌的下面正中线上有一连至口腔底的黏膜皱襞,称**舌系带**。在口腔底舌系带根部的两侧有一对小黏膜隆起,称**舌下阜**,下颌下腺管和舌下腺大管开口于此。舌下阜向后外侧延伸为**舌下襞**,襞上有舌下腺小管的开口。

2. 舌的构造　舌由黏膜和肌构成。

（1）**舌黏膜**:呈淡红色,被覆于舌的上、下面。舌上面及侧缘有许多小的黏膜

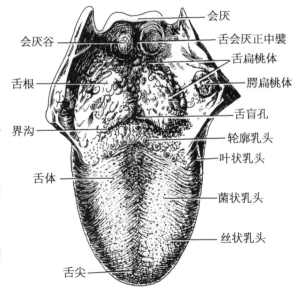

会厌
舌会厌正中襞
会厌谷
舌扁桃体
舌根
腭扁桃体
舌盲孔
界沟
轮廓乳头
叶状乳头
舌体
菌状乳头
丝状乳头
舌尖

图4-8　舌（上面）

突起,称**舌乳头**（图4-8）。舌乳头分为4种:①**丝状乳头**,数量多而密集,呈白色细绒毛状,遍布于舌体上面。②**菌状乳头**,数量较少,形体稍大,钝圆,红色,散在丝状乳头之间。③**轮廓乳头**,7~11个,排列于界沟前方,形体最大,中央隆起,周围有环状沟。④**叶状乳头**,见于舌侧缘后部,在人类不发达。除丝状乳头外,其余3种乳头内及软腭、会厌等处黏膜中含有

味觉感受器**味蕾**,可感受酸、甜、苦、咸等味觉。在舌根背部黏膜内,有许多由淋巴组织构成的大小不等的隆起,称**舌扁桃体**。

（2）**舌肌**:为随意肌,包括舌内肌和舌外肌（图4-9、4-11）。**舌内肌**起止都在舌内,分为纵肌、横肌和垂直肌,收缩时可改变舌的形态。**舌外肌**起于舌外,止于舌内,主要有**颏舌肌**,它起于下颌骨体后面的颏棘,向后上呈辐射状入舌,止于舌正中线两侧。该肌两侧同时收缩时,拉舌向前下（伸舌）,单侧收缩使舌尖伸向对侧。此外,尚有**茎突舌肌**和**舌骨舌肌**,收缩时可分别牵舌向后上和后下方。

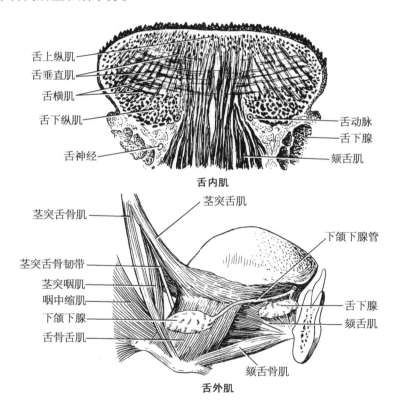

舌上纵肌
舌垂直肌
舌横肌
舌下纵肌
舌神经
舌动脉
舌下腺
颏舌肌

舌内肌

茎突舌骨肌
茎突舌肌
下颌下腺管
茎突舌骨韧带
茎突咽肌
咽中缩肌
下颌下腺
舌骨舌肌
舌下腺
颏舌肌
颏舌骨肌

舌外肌

图4-9　舌肌

（五）唾液腺

唾液腺 salivary glands 分为大、小两类。小唾液腺甚多,如唇腺、舌腺、颊腺等。大唾液腺有3对,即腮腺、下颌下腺和舌下腺（图4-4、4-10）。

1. **腮腺** parotid gland　是最大的一对唾液腺,重 15～30 g。形状不规则,可分浅部和深部,浅部略呈三角形,上达颧弓,下至下颌角,前至咬肌后 1/3 的浅面,后续深部;深部伸入下颌支与胸锁乳突肌之间的下颌后窝内。**腮腺管**从腮腺前缘发出,在颧弓下约一横指处贴咬肌表面前行,至咬肌前缘处弯向内侧,斜穿颊肌,开口于平对上颌第2磨牙牙冠的颊黏膜处。

2. **下颌下腺** submandibular gland　位于下颌体下缘及二腹肌前、后腹所围成的下颌下三角内,其导管自腺的内侧面发出,沿口腔底黏膜深面前行,开口于舌下阜。

3. **舌下腺** sublingual gland　位于口腔底舌下襞深面。舌下腺的导管有大、小两种,大管有1条,与下颌下腺管共同开口于舌下阜;小管有数条,开口于舌下襞。

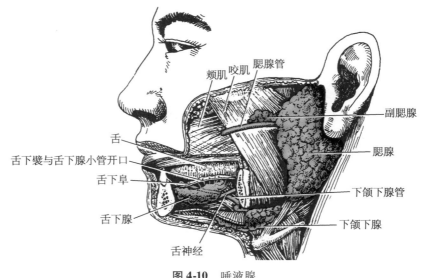

图 4-10　唾液腺

二、咽

咽 pharynx 是前后略扁的漏斗状肌性管道,位于颈椎前方,上起颅底,下至第 6 颈椎体下缘平面续于食管,全长约 12 cm。咽的前壁不完整,自上而下分别与鼻腔、口腔和喉腔相通。以腭帆游离缘和会厌上缘平面为界,可将咽分为鼻咽、口咽和喉咽 3 部(图 4-11)。咽是消化道和呼吸道的共同通道。

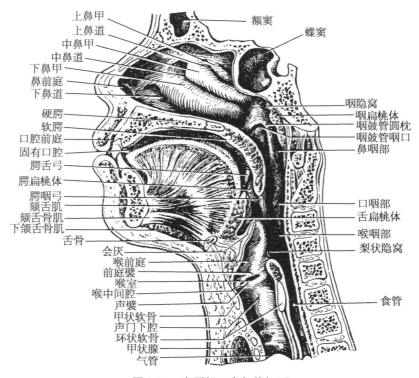

图 4-11　头颈部正中矢状切面

（一）鼻咽

鼻咽 nasopharynx 位于鼻腔后方，上达颅底，下至腭帆游离缘平面，向前经鼻后孔通鼻腔。上壁后部黏膜内有丰富的淋巴组织，称**咽扁桃体**。咽扁桃体在幼儿较发达，6~7岁时开始萎缩，约10岁以后完全退化。在侧壁上，相当于下鼻甲后方约1 cm处有**咽鼓管咽口**，咽腔经此通过咽鼓管与中耳的鼓室相通，可调节鼓室内压，以保持鼓膜两侧气压平衡。位于咽鼓管咽口附近黏膜内的淋巴组织称**咽鼓管扁桃体**。咽鼓管咽口的前、上、后方围以半环形隆起，称**咽鼓管圆枕**。圆枕后方的纵行深窝称**咽隐窝**，是鼻咽癌的好发部位。

（二）口咽

口咽 oropharynx 位于腭帆游离缘与会厌上缘两平面之间，向前经咽峡通口腔。在侧壁，腭舌弓与腭咽弓之间的三角形凹陷称**扁桃体窝**，容纳**腭扁桃体** palatine tonsil（图4-12）。腭扁桃体呈椭圆形，其内侧面朝向咽腔，被覆黏膜，并有许多深陷的小凹称**扁桃体小窝**，细菌易在此存留繁殖，成为感染病灶。扁桃体窝上份未被腭扁桃体充满的空间称**扁桃体上窝**，异物常停留于此处。

咽扁桃体、咽鼓管扁桃体、腭扁桃体和舌扁桃体共同围成**咽淋巴环**，对消化道和呼吸道具有防御功能。

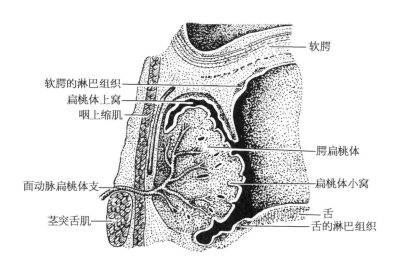

软腭

软腭的淋巴组织

扁桃体上窝

咽上缩肌

面动脉扁桃体支

茎突舌肌

腭扁桃体

扁桃体小窝

舌

舌的淋巴组织

图4-12 腭扁桃体（冠状切面）

（三）喉咽

喉咽 laryngopharynx 位于会厌上缘平面至第6颈椎体下缘平面之间，向下与食管连续，向前经喉口通喉腔。在喉口两侧各有一个深窝，称**梨状隐窝**，为异物易滞留之处（图4-13）。

（四）咽壁的构造

咽壁由黏膜、黏膜下层、肌层和外膜构成。黏膜续于鼻腔和口腔黏膜。肌层为骨骼肌，包括咽缩肌和咽提肌（图4-14）。**咽缩肌**分为咽上、咽中和咽下缩肌，收缩时缩小咽腔，将食团推入食管。**咽提肌**包括茎突咽肌、腭咽肌和咽鼓管咽肌，收缩时上提咽和喉，协助吞咽。外膜由结缔组织构成。

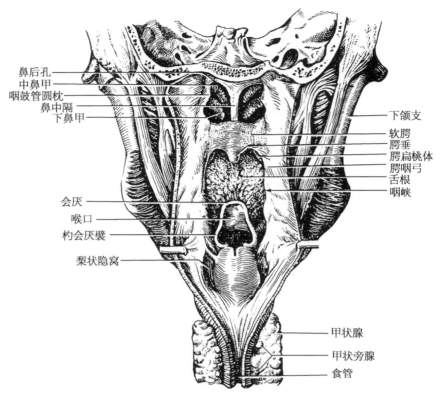

图 4-13　咽(后壁已切开)

鼻后孔
中鼻甲
咽鼓管圆枕
鼻中隔
下鼻甲

下颌支
软腭
腭垂
腭扁桃体
腭咽弓
舌根
咽峡

会厌
喉口
杓会厌襞
梨状隐窝

甲状腺
甲状旁腺
食管

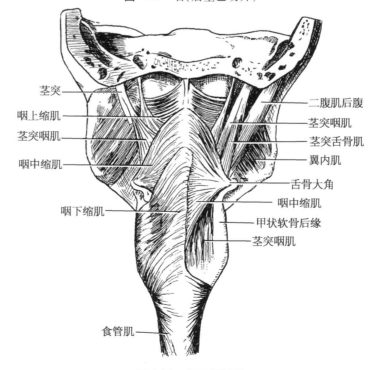

茎突
咽上缩肌
茎突咽肌
咽中缩肌

咽下缩肌

食管肌

二腹肌后腹
茎突咽肌
茎突舌骨肌
翼内肌
舌骨大角
咽中缩肌
甲状软骨后缘
茎突咽肌

图 4-14　咽肌(后面)

三、食管

（一）食管的位置和形态

食管 esophagus（图 4-15）为一前后扁平的肌性管状器官，上端于第 6 颈椎体下缘平面连接咽，下行入胸腔，穿膈的食管裂孔入腹腔，下端约平第 11 胸椎体左侧续于胃。全长约 25 cm。按照食管的行程，可将其分为颈、胸、腹 3 部：①**颈部**，自始端至胸骨颈静脉切迹平面，长约 5 cm，前面与气管后壁相贴。②**胸部**，自颈静脉切迹平面至膈的食管裂孔，长 18～20 cm，经左主支气管和心包的后面下行，至第 9 胸椎平面向左下方斜跨胸主动脉前方。③**腹部**，自膈的食管裂孔至胃的贲门，长仅 1～2 cm。

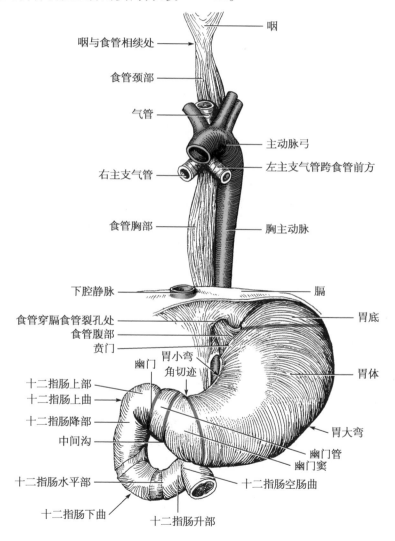

图 4-15　食管、胃和十二指肠

食管有 3 处生理性狭窄：第 1 狭窄位于食管起始处，距中切牙约 15 cm；第 2 狭窄位于左主支气管跨越食管前面处，距中切牙约 25 cm；第 3 狭窄位于食管穿膈的食管裂孔处，距中切

牙约40 cm。这些狭窄是异物易滞留的部位,也是食管癌的好发部位。

（二）食管壁的结构

食管具有消化管壁典型的4层构造。黏膜在食管空虚时形成7~10条纵行皱襞,食团通过时皱襞消失。黏膜下层含黏液腺。肌层在食管上1/3为骨骼肌,下1/3为平滑肌,中1/3由骨骼肌和平滑肌混合构成。外膜由疏松结缔组织构成。

四、胃

胃 stomach（图4-15、4-16）是消化管最膨大的部分,具有受纳食物、分泌胃液、调和食糜及初步消化的功能,并有内分泌功能（如产生胃泌素）。

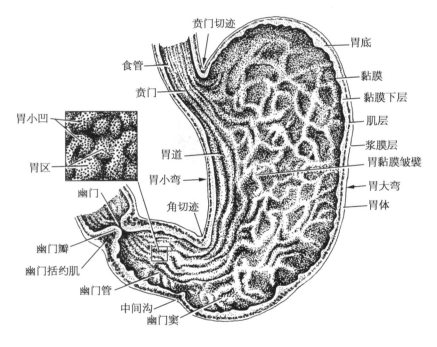

图4-16　胃（内面）

（一）胃的形态和分部

胃分前、后两壁,上、下两缘和入、出两口。胃前壁朝向前上方,后壁朝向后下方。上缘较短,朝向右上方,称**胃小弯**,其最低处的转角称**角切迹**。下缘较长,朝向左下方,称**胃大弯**。胃的入口称**贲门** cardia,连接食管。贲门的左侧,食管末端左缘与胃大弯所形成的锐角,称**贲门切迹**。胃的出口称**幽门** pylorus,连接十二指肠。

胃分为4部,靠近贲门的部分称**贲门部**;贲门平面以上的部分称**胃底**,临床上称**胃穹窿**;自胃底向下至胃小弯的角切迹和胃大弯开始转为横向处以上胃的部分,称**胃体**;胃体与幽门间的部分称**幽门部**,临床上称**胃窦**。幽门部的大弯侧有一不甚明显的浅沟称**中间沟**,将幽门部分为左侧的**幽门窦**和右侧的**幽门管**。胃小弯和幽门部是胃溃疡和胃癌的好发部位。

胃的容积随年龄增长逐步增大,新生儿约30 ml,1岁时增加到300 ml,3岁时达到600 ml左右,成人胃容量约1 500 ml。

（二）胃的位置

胃在中等充盈时大部分位于左季肋区，小部分位于腹上区。贲门位于第11胸椎体左侧，幽门位于第1腰椎体右侧。胃的前壁在右侧贴于肝左叶下面，在左侧与膈相邻，并被左肋弓所掩盖。胃前壁的中间部分位于剑突下方，直接与腹前壁相贴，为胃的触诊部位。胃后壁与胰、横结肠、左肾和左肾上腺相邻。胃底部与膈和脾相邻。

胃的位置常因体型、体位及胃的充盈程度不同而不同，矮胖型者位置较高，瘦长型者位置较低；仰卧时位置上移，直立时则下移；胃空虚时位于腹上部，充盈时胃大弯可垂至髂嵴平面甚至更低。

（三）胃的X线解剖

作站立位X线钡餐检查时，可见到胃的各部，其中胃底部含有空气，形成胃泡。X线下活体胃的形状可分为4种类型（图4-17）：①**牛角型胃**，胃的位置较高，略近横位，呈上宽下窄牛角形。多见于儿童及矮胖者。②**鱼钩型胃**，呈"J"形，胃体垂直，角切迹明显。此型最常见，多见于中等体型的人。③**瀑布型胃**，胃底向胃体后下方反折，胃泡大，胃体窄小。④**无力型胃**，全胃几乎在中线左侧，胃体垂直，角切迹呈锐角。多见于瘦长型人。

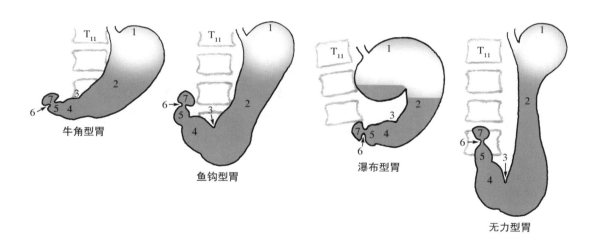

图4-17　胃的形状（X线摄片示意图）
注：1.胃穹；2.胃体；3.角切迹；4.幽门窦；5.幽门管；6.幽门括约肌；7.十二指肠球。

（四）胃壁的构造

胃壁由4层构成。胃黏膜在活体呈橘红色，空虚时形成许多皱襞（图4-16），可随胃的充盈程度不同有所变化。皱襞在贲门、幽门附近呈放射状。在胃小弯有4~5条较恒定的纵行皱襞，纵襞之间的沟称**胃道**。在幽门的内面，黏膜形成环状的皱襞，称**幽门瓣**，其右缘突入十二指肠腔内。胃黏膜有许多小丘样隆起，直径1~6 mm，称**胃区**。用放大镜观察，胃区表面有许多小凹陷，称**胃小凹**，是胃腺管开口之处。黏膜下层含有丰富的血管、淋巴管和神经丛。肌层较发达，由内斜、中环、外纵的3层平滑肌构成。中层的环行肌在幽门处明显增厚，形成**幽门括约肌**，有延缓胃内容物排空和防止十二指肠内容物逆流入胃的作用。外膜为浆膜。

五、小肠

小肠 small intestine 是消化管最长的一段,长 5 ~ 7 m,它近端起自幽门,远端接续大肠,分为十二指肠、空肠和回肠。空肠及回肠借肠系膜悬附于腹后壁,合称**系膜小肠**。小肠黏膜形成许多**环状襞**,并密布**绒毛**。小肠是进行消化和吸收的重要器官,并有内分泌功能。

(一) 十二指肠

十二指肠 duodenum 长约 25 cm,呈"C"形包绕胰头,可分为上部、降部、水平部和升部(图 4-15、4-18)。

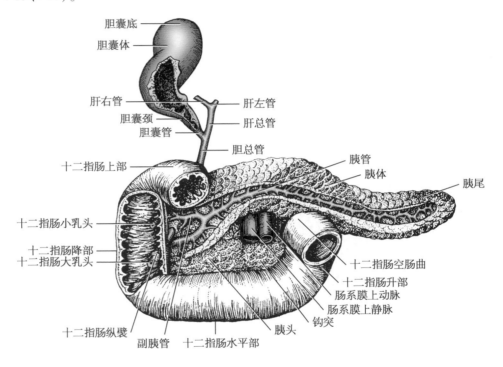

图 4-18 十二指肠、胰和胆囊

1. **上部**　起于幽门,向右后至肝门下方,折转向下续于降部,折转部称**十二指肠上曲**。上部近侧与幽门连接的一段,肠壁较薄,管径大,黏膜光滑无环状襞,临床上称**十二指肠球**,为十二指肠溃疡的好发部位。

2. **降部**　起自十二指肠上曲,下行至第 3 腰椎体水平折转向左,折转处称**十二指肠下曲**。降部的黏膜除有环状襞外,其后内侧壁上有一纵行皱襞,称**十二指肠纵襞**,其下端的圆形隆起称**十二指肠大乳头**,距中切牙约 75 cm,胆总管和胰管共同开口于此。在大乳头上方 1 ~ 2 cm 处,有时可见**十二指肠小乳头**,为副胰管开口处。

3. **水平部**　又称**下部**,起于十二指肠下曲,于第 3 腰椎水平向左横行,至腹主动脉前方移行于升部。

4. **升部**　自腹主动脉前方斜向左上方,至第 2 腰椎体左侧转向前下,移行为空肠,转折处称**十二指肠空肠曲**。该曲借**十二指肠悬肌**固定于右膈脚上。十二指肠悬肌又称 **Treitz 韧带**或**十二指肠悬韧带**,其下端浅面覆有腹膜,是手术中确认空肠起始部的重要标志。

（二）空肠和回肠

空肠 jejunum 起于十二指肠空肠曲,长度约占空肠和回肠全长的 2/5,主要位于腹腔左上部。**回肠** ileum 占远侧的 3/5,末端连接盲肠,主要位于腹腔右下部。空肠、回肠迂曲盘旋形成许多肠襻（图 4-3）。

空肠、回肠之间并无明显的界限,形态结构方面的变化是逐渐的。一般说来,空肠壁较厚,管径较大,血管丰富,颜色较红,肠系膜内的动脉弓级数较少,黏膜环状襞较密、较高,黏膜内有散在的**孤立淋巴小结**。回肠壁较薄,管径较小,血管较少,颜色较浅,肠系膜内动脉弓级数较多,黏膜环状襞较稀、较低,黏膜内除孤立淋巴小结外,并有 20～30 个**集合淋巴小结**（**Peyer 斑**）。集合淋巴小结由 10～70 个孤立淋巴小结聚集而成,呈长椭圆形,其长轴与肠管的长轴相一致,位于系膜缘相对的肠壁内。肠伤寒时病菌多侵犯这些淋巴小结,发生溃疡,甚至穿孔（图 4-19）。

在回肠末端,距回盲瓣 0.3～1 m 范围内,约 2% 的人可见长 2～5 cm 的囊状突起,称 **Meckel 憩室**,此憩室是胚胎时卵黄囊管未完全消失形成的。憩室发炎时可产生类似阑尾炎的症状。

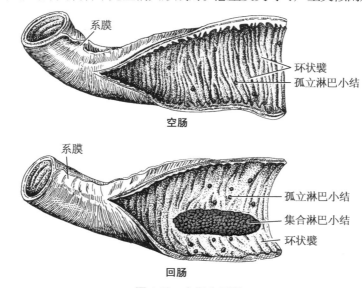

图 4-19　空肠和回肠

六、大肠

大肠 large intestine 长约 1.5 m,可分为盲肠、阑尾、结肠、直肠和肛管 5 部分。大肠的主要功能为吸收水分和无机盐,并将食物残渣形成粪便,排出体外。

除阑尾、直肠和肛管外,结肠和盲肠有 3 种特征性结构:①**结肠带**,有 3 条,由纵行肌增厚形成,与肠的长轴平行。②**结肠袋**,是被横沟隔开的向外膨隆。③**肠脂垂**,是沿结肠带两侧分布的许多脂肪小突起。手术时可根据这些形态特征鉴别大肠、小肠。此外,在结肠内腔面,相当结肠袋间横沟处,黏膜形成**结肠半月襞**（图 4-20）。

（一）盲肠

盲肠 cecum（图 4-20）长约 6 cm,是大肠的起始部,位于右髂窝内。上端以回盲瓣上缘平

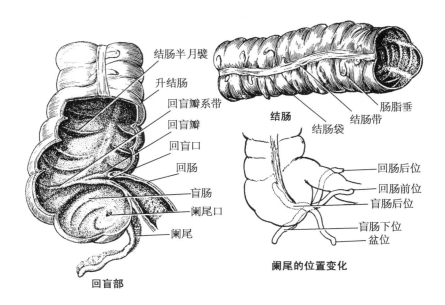

结肠半月襞

升结肠

回盲瓣系带

回盲瓣

回盲口

回肠

盲肠

阑尾口

阑尾

结肠

结肠袋

肠脂垂

结肠带

回盲部

回肠后位

回肠前位

盲肠后位

盲肠下位

盆位

阑尾的位置变化

图 4-20　结肠、盲肠和阑尾

面为上界与升结肠相续,左接回肠。回肠末端向盲肠的开口称**回盲口**。此处黏膜形成上、下两片皱襞称**回盲瓣**。回肠末端的环形肌和回盲瓣可调控回肠内容物进入盲肠,并有阻止盲肠内容物逆流入回肠的作用。在回盲口下方约 2 cm 处,有阑尾的开口。

（二）阑尾

阑尾 vermiform appendix（图 4-20）长 6 ~ 8 cm,根部连于盲肠后内侧壁,末端游离。阑尾的外径约为 0.7 cm,管腔狭小,排空欠佳,粪石如进入阑尾腔可致梗阻,是引起急性阑尾炎的主要原因之一。阑尾全被腹膜包被,并有一三角形的阑尾系膜。

阑尾的位置变化较大,以回肠前位、盆位、盲肠后位为多见,其他有回肠后位、盲肠下位和盲肠外位等。阑尾根部的位置较恒定,3 条结肠带均在阑尾根部集中,故手术中可沿结肠带向下寻找阑尾。

阑尾根部的体表投影点,通常在脐与右髂前上棘连线的中、外 1/3 交点处,该点称**McBurney 点**。有时也可用左、右髂前上棘连线的右、中 1/3 交点,即 **Lanz 点**表示。急性阑尾炎时,投影点常有明显的压痛或反跳痛。

（三）结肠

结肠 colon（图 4-3、4-20）是介于盲肠与直肠之间的一段肠管,呈方框状包围空肠、回肠,分为升结肠、横结肠、降结肠和乙状结肠 4 部分。

1. **升结肠** ascending colon　是盲肠向上延续的部分,沿腹后壁右侧上行,至肝右叶下方,向左转折形成**结肠右曲**（肝曲）,移行为横结肠。升结肠前面和两侧均被覆腹膜,后面借结缔组织贴附于腹后壁,活动性小。

2. **横结肠** transverse colon　始于结肠右曲,左行形成下垂的弓形弯曲,至脾门稍下方转折向下移行为降结肠,转折处称**结肠左曲**（脾曲）。横结肠完全为腹膜所包被,并借系膜连于腹后壁,活动性大。

3. **降结肠** descending colon　始于结肠左曲,沿腹后壁左侧下行,至左髂嵴处续于乙状结肠。降结肠的腹膜配布与升结肠相同,活动性小。

4. **乙状结肠** sigmoid colon 在左髂嵴处接续降结肠,沿左髂窝转入盆腔内,形成"乙"字形弯曲,至第 3 骶椎平面移行为直肠。乙状结肠完全为腹膜所包被,并借系膜连于左髂窝和盆腔左后壁,活动性大。

（四）直肠

直肠 rectum（图 4-21）位于盆腔内,自第 3 骶椎平面续自乙状结肠,向下穿盆膈移行为肛管,全长 10 ~ 14 cm。直肠实际上并不是直的,而是弯曲的,尤其在矢状面上较明显,形成两个弯曲,**直肠骶曲**凸向后,与骶骨盆面的弯曲一致;**直肠会阴曲**绕过尾骨尖凸向前。临床上进行直肠镜、乙状结肠镜检查时,应注意这些弯曲,以避免损伤直肠。

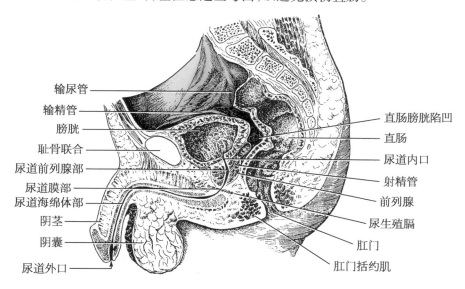

图 4-21 男性盆部（正中矢状切面）

直肠下部显著扩大,称**直肠壶腹**。直肠内面有 3 个由环形肌和黏膜形成的半月形皱襞,称**直肠横襞（Houston 瓣）**（图 4-22）,有滞留粪便的作用。中间的直肠横襞大而明显,位置恒定,位于直肠右前壁上,距肛门约 7 cm,是直肠镜检查时的定位标志。

直肠的毗邻男女有所不同,男性前方有膀胱、精囊、前列腺和输精管壶腹,女性前方有子宫及阴道（图 7-8）。直肠指检时可触到上述器官。

（五）肛管

肛管 anal canal（图 4-22）长 3 ~ 4 cm,上端在盆膈平面续直肠,下端终于肛门。肛管上段内面有 6 ~ 10 条纵行的黏膜皱襞,称**肛柱**。各

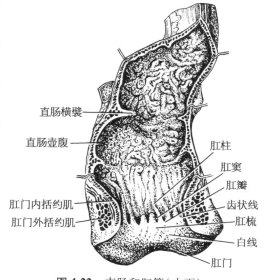

图 4-22 直肠和肛管（内面）

肛柱下端彼此借半月形的黏膜皱襞即**肛瓣**相连。肛瓣与相邻的两个肛柱下端之间形成开口向上的隐窝,称**肛窦**。窦深3~5 mm,窦底有肛腺的开口,窦内容易积存粪屑而发生感染,引起肛窦炎。

各肛柱下端与肛瓣附着缘共同围成锯齿状的环行线称**齿状线**(**肛皮线**),为黏膜与皮肤的分界线,线以上为黏膜,线以下为皮肤。齿状线上、下两部的血液供应、淋巴引流及神经支配等均不相同,这有重要的临床意义。齿状线下方有一表面光滑、微蓝色、宽约1 cm的环状区域,称**肛梳**(**痔环**)。肛梳下缘有一条环状的**白线**(**Hilton 线**),此线恰为肛门内、外括约肌的分界处。肛管向下以肛门通外界。

肛柱的黏膜下层和肛梳的皮下组织内有丰富的静脉**丛**,病理情况下静脉可曲张,突向肛管腔内,称为痔。在齿状线以上形成的痔称内痔,齿状线以下的痔称外痔。直肠的环形平滑肌下延至肛管处增厚形成**肛门内括约肌**。围绕该肌的周围和下方有骨骼肌构成的**肛门外括约肌**,受意识支配,控制排便。

第二节　大　消　化　腺

一、肝

肝 liver 是人体最大的腺体,成人男性肝的重量为1 230~1 450 g,女性为1 100~1 300 g,占体重的1/50~1/40。新生儿肝的体积相对较大,可达体重的1/20。肝的功能极为复杂,是机体新陈代谢最活跃的器官,除分泌胆汁外,还参与蛋白质、脂类、糖类、维生素和激素等多种物质的合成、储存、分解、转化、解毒、排泄的代谢过程。肝还具有吞噬防御功能,胚胎时期有造血功能。

（一）肝的形态

肝呈不规则楔形,右端厚而钝圆,左端薄而窄(图 4-23)。肝呈红褐色,质软而脆,受到暴力打击时容易破裂,引起大出血。肝可分为上、下两面及前、后两缘。

肝的上面膨隆,与膈相接触,故又称**膈面**。膈面被矢状位的**镰状韧带**分为左、右两叶。**肝左叶**薄而小,**肝右叶**厚而大。膈面后部没有腹膜被覆的部分称裸区。

肝的下面邻接腹腔脏器,又称**脏面**。脏面有近似"H"形的3条沟,即横沟和两条纵沟。横沟称**肝门 porta hepatis**,有肝左、右管,肝固有动脉左、右支,肝门静脉左、右支,淋巴管和神经出入。这些出入肝门的结构,由结缔组织包绕,构成**肝蒂**。左侧纵沟前份含**肝圆韧带**,为胎儿时期的脐静脉的遗迹;后份含有**静脉韧带**,为胎儿时期的静脉导管闭锁而成。右侧纵沟前份为**胆囊窝**,容纳胆囊;后份为**腔静脉沟**,有下腔静脉通过。腔静脉沟上端有肝左、中、右静脉出肝注入下腔静脉,此处称为**第二肝门**。肝的脏面借上述"H"形沟分成4叶:左纵沟左侧的部分称**左叶**;右纵沟右侧的部分称**右叶**;左、右纵沟之间,横沟以前的部分称**方叶**;横沟以后的部分称**尾状叶**。左叶与膈面左叶一致,其余叶相当于膈面的右叶。

肝的前缘锐利,有两个切迹,左侧为**肝圆韧带切迹**,右侧为**胆囊切迹**。后缘钝圆,朝向脊柱。

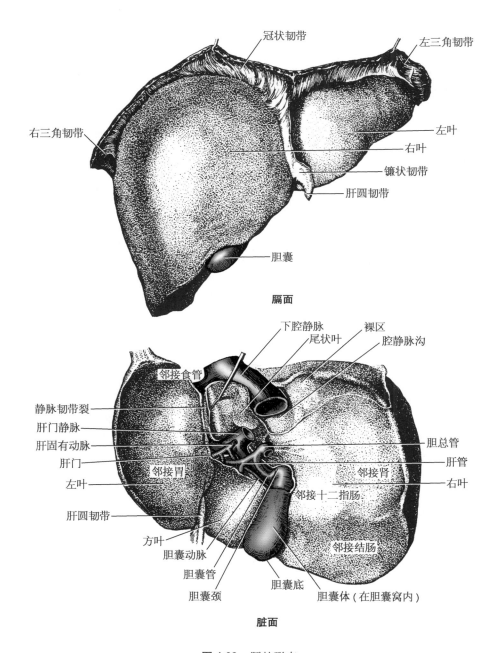

图4-23 肝的形态

　　除脏面各沟处和膈面的裸区外,肝表面均覆有腹膜。在腹膜深面,有纤维膜包被肝实质。

　　(二)肝的位置和毗邻

　　肝大部分位于右季肋区和腹上区,小部分位于左季肋区。肝的上面基本与膈穹窿一致,并与膈上面的右胸膜腔、右肺和心包邻近,故肝右叶脓肿或癌可波及右胸膜腔或右肺。肝右叶下面与结肠右曲、十二指肠上曲、右肾上腺和右肾相接触,肝左叶下面接触胃前壁,后上方邻接食管腹部,方叶下面邻接幽门(图4-23)。

　　肝的体表投影（图4-2）：肝的上界在右锁骨中线平第5肋，在前正中线平胸骨体与剑突结合处，在左锁骨中线平第5肋间隙。肝的下界与肝的前缘一致，右侧与右肋弓一致，中部超出剑突下约3 cm，左侧被肋弓掩盖。体格检查时，右肋弓下不能触及肝。3岁以下的幼儿，由于肝的体积相对较大，肝前缘常低于右肋弓下1.5～2.0 cm。到7岁以后，右肋弓下不能触及肝。若能触及时，应考虑肝大的可能性。

　　（三）肝的血管和分段

　　肝按外形从膈面分为2叶和从脏面分为4叶，不完全符合肝内的结构配布，不能适应肝外科手术的要求。应用解剖学家研究了肝内的管道系统，提出了符合实际的结构分区。

　　肝内有4套管道，即入肝的肝门静脉、肝固有动脉和出肝的肝静脉、输送胆汁的肝管。肝门静脉的供血量占肝总供血量的2/3～3/4，血中含有经胃肠道吸收的营养物质，输送至肝内加工，供机体利用和储存。因此，肝门静脉是肝的功能性血管。肝固有动脉的供血量占肝总供血量的1/4～1/3，血中富含氧气和营养物质，供应肝本身代谢的需要，是肝的营养性血管。肝门静脉和肝固有动脉的分支均注入肝小叶的肝血窦。肝血窦注入肝静脉的属支，肝静脉出肝注入下腔静脉。

　　上述4套管道按其在肝内的分布分为 **Glisson 系统**和**肝静脉系统**。肝门静脉、肝固有动脉及肝管的各级分支相互伴行，并由结缔组织鞘包裹，共同组成 Glisson 系统。按照 Glisson 系统1、2、3级分支系统的分布，可将肝分为半肝和叶、段（图4-24）。相邻半肝间及叶、段间缺少 Glisson 系统，形成自然的分界，称为肝裂。裂中有独立的肝静脉系统。

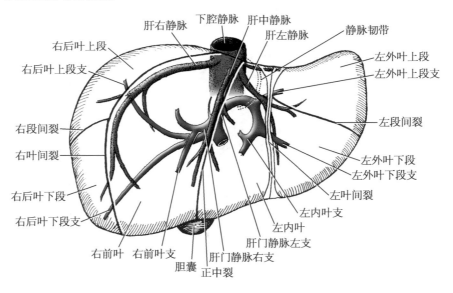

图 4-24　肝的血管和肝的分段

　　肝共有5条肝裂，将肝分为两半肝、5叶和6段。**肝正中裂**（胆囊切迹中点至下腔静脉左缘）将肝分为**左、右半肝**，并将尾状叶分为**尾状叶左、右段**。左半肝被**左叶间裂**（自肝圆韧带切迹至肝左静脉汇入下腔静脉处，相当于镰状韧带附着处稍左侧）分为**左内叶**和**左外叶**，左外叶又被**左段间裂**（肝左静脉汇入下腔静脉处与肝左叶下缘左、中1/3交界处的连线）分为**左外叶上、下段**。右半肝被**右叶间裂**（自胆囊切迹中点右侧的肝前缘的外、中1/3交界处斜行至下腔静脉右缘）分为**右前叶**和**右后叶**，右后叶又被**右段间裂**（横沟的右端与肝右缘中点）分为**右后叶上、下段**。临床上可根据肝叶和肝段的划分，对肝脏疾病进行较为准确的定位诊断及施行半肝、肝叶或肝段切除术。

（四）肝外胆道

肝外胆道包括胆囊、肝左管、肝右管、肝总管和胆总管。

1. **胆囊** gallbladder（图 4-18、4-23、4-25）　是储存和浓缩胆汁的器官,位于肝右叶下面胆囊窝内,上面借结缔组织与肝相连,下面游离而覆有腹膜。胆囊呈长梨形,长 8 ~ 12 cm,宽 3 ~ 5 cm,容量 40 ~ 60 ml。胆囊分为 4 部:①**胆囊底**,是胆囊突向前下方的盲端。当充满胆汁时,在肝前缘胆囊切迹处露出,贴于腹前壁。其体表投影位于右锁骨中线与右肋弓的交点或右肋弓与右侧腹直肌外侧缘相交处,胆囊病变时此处可有压痛。②**胆囊体**,为胆囊的主体,与底之间无明显的界限。③**胆囊颈**,是胆囊体变细的部分。④**胆囊管**,由颈向左下转折而成,比胆囊颈稍细,长 3 ~ 4 cm,直径 0.2 ~ 0.3 cm,它向下以锐角与肝总管汇合成胆总管。胆囊颈、胆囊管的黏膜呈螺旋状突入管腔,形成**螺旋襞**,此襞可控制胆汁的进出,但结石也易滞留于此处。

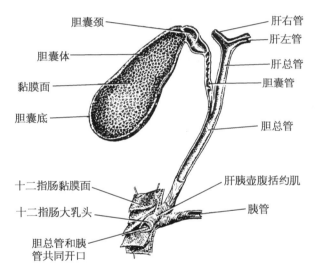

图 4-25　肝外胆道

2. 肝管和胆总管（图 4-18、4-25、4-26）　是将肝脏分泌的胆汁输送至十二指肠的管道。**肝左管**和**肝右管**分别由左、右半肝内的小胆管逐渐汇合而成,出肝门后即合成肝总管。**肝总管** common hepatic duct 长约 3 cm,下行于肝十二指肠韧带内,与胆囊管以锐角汇合成胆总管。肝总管、胆囊管与肝的脏面围成的三角形区域称**胆囊三角**（**Calot 三角**）,胆囊动脉多经此三角至胆囊。**胆总管** common bile duct 长 4 ~ 8 cm,直径 0.6 ~ 0.8 cm,它在肝十二指肠韧带内下行,经十二指肠上部后方至十二指肠降部与胰头之间,斜行穿入十二指肠降部后内侧壁,与胰管汇合,形成略为膨大的**肝胰壶腹**（**Vater 壶腹**）,开口于十二指肠大乳头。在肝胰壶腹周围,有增厚的环行平滑肌环绕,称**肝胰壶腹括约肌**（**Oddi 括约肌**）。平时肝胰壶腹括约肌保持收缩状态,由肝分泌的胆汁经肝左管、肝右管、肝总管和胆囊管进入胆囊储存和浓缩。进食后,由于食物和消化液的刺激,反射性地引起胆囊收缩,同时括约肌舒张,使胆囊内的胆汁经胆囊管、胆总管排入十二指肠。输胆管道可因结石、蛔虫或肿瘤等阻塞压迫,使胆汁排出受阻,导致胆囊炎或黄疸。如阻塞发生于肝胰壶腹出口处,胆汁可逆流入胰腺,引起胰腺炎。

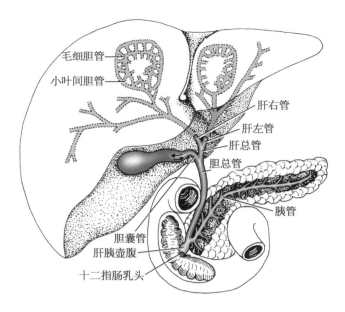

毛细胆管
小叶间胆管
肝右管
肝左管
肝总管
胆总管
胰管
胆囊管
肝胰壶腹
十二指肠乳头

图 4-26　肝内、外胆道模式图

二、胰

胰 pancreas（图 4-18、4-26）是人体第二大消化腺，由外分泌部和内分泌部组成。外分泌部分泌胰液，经胰管排入十二指肠。内分泌部称胰岛，散布在胰实质内，主要分泌胰岛素，调节血糖浓度。

胰狭长，质柔软，灰红色，长 17～20 cm，重 82～117 g。胰横置于腹上区和左季肋区的深部，贴于腹后壁，平第 1～2 腰椎高度。胰分 4 部分：①**胰头**，为右端膨大的部分，位于第 2 腰椎体右前方，被十二指肠"C"形凹槽所包绕，其下部向左突出称**钩突**，伸至肠系膜上动、静脉后方。胰头后面与胆总管和下腔静脉相邻。②**胰颈**，是胰头与胰体之间的狭窄扁薄部分，长2.0～2.5 cm。胰颈后面邻接肝门静脉和肠系膜上静脉末端。胰头癌时可压迫胆总管和肝门静脉，引起黄疸、脾大、腹水等症状。③**胰体**，自胰颈向左延伸，构成胰的大部分，其形状略呈三棱柱状，自第 1 腰椎体前方向左延伸。胰体的前面被胃遮盖，后面与腹主动脉、左肾、左肾上腺相邻，上缘处有脾动、静脉经过。④**胰尾，**为胰左端变细的部分，与脾门相接。

胰管在胰实质内沿胰的长轴从胰尾向右贯穿胰的全长，与胆总管汇合开口于十二指肠大乳头。在胰头上部内常有**副胰管**，开口于十二指肠小乳头。

（虞　洪）

第五章　呼吸系统

呼吸系统 respiratory system 由呼吸道（肺外部分）和肺组成。呼吸道包括鼻、咽、喉、气管、主支气管和肺的各级支气管。临床上通常把鼻、咽和喉称为**上呼吸道**，把气管和各级支气管称为**下呼吸道**（图 5-1）。肺由实质和间质组成，前者包括肺内各级支气管和肺泡，后者包括结缔组织、血管、淋巴管和神经等。呼吸系统的主要功能是进行气体交换，即吸入氧和排出二氧化碳。其中，呼吸道是传送气体的通道，而肺内的肺泡是吸入的空气与血液中的气体进行交换的场所。

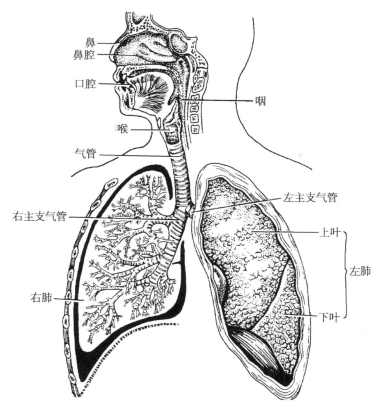

鼻
鼻腔
口腔
咽
喉
气管
右主支气管
左主支气管
上叶
左肺
右肺
下叶

图 5-1　呼吸系统模式图

第一节　呼吸道(肺外部分)

一、鼻

鼻 nose 是呼吸道的起始部,并能辅助发音和具有嗅觉功能。鼻包括外鼻、鼻腔和鼻旁窦 3 部分。

(一) 外鼻

外鼻 external nose 上端较窄称为**鼻根**,向下延为**鼻背**,前下端突起为**鼻尖**。鼻尖两侧的扩大称**鼻翼**,呼吸困难时可见鼻翼扇动。从鼻翼向外下至口角的浅沟称**鼻唇沟**,面瘫病人患侧鼻唇沟变浅或消失。

(二) 鼻腔

鼻腔 nasal cavity(图 5-2、5-3)由骨和软骨作支架,表面覆以黏膜和皮肤构成。鼻腔由**鼻中隔**分为左、右两腔,向前下经**鼻孔**通外界,向后经**鼻后孔**通鼻咽。每侧鼻腔又以鼻阈为界,分为鼻前庭和固有鼻腔。**鼻阈**是鼻腔内皮肤与黏膜交界处的弧形隆起。

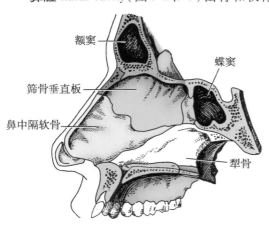

图 5-2　鼻中隔

1. **鼻前庭** nasal vestibule　为鼻腔前下部鼻翼内面较宽大的部分,衬以皮肤,生有鼻毛,有过滤尘埃和净化空气的作用。鼻前庭和外鼻的皮肤均缺乏皮下组织,为疖肿好发部位,发生疖肿时疼痛剧烈。

2. **固有鼻腔** proper nasal cavity　形态与骨性鼻腔一致。鼻腔底壁为硬腭。顶壁较狭窄,借筛骨的筛板和黏膜与颅前窝相隔,故筛板骨折伤及脑膜和鼻黏膜时,常致出血和脑脊液渗漏,可经鼻孔流出。另外,损伤嗅神经时可引起嗅觉障碍。**鼻中隔**(图 5-2)为两侧鼻腔共同的内侧壁,由筛骨垂直板、犁骨和鼻中隔软骨覆以黏膜构成,通常偏向一侧(多数偏左)。鼻中隔前下部黏膜内存在丰富的血管吻合网,90% 左右的鼻出血均发生于此处,故称**易出血区**(**Little 区**)。鼻腔外侧壁由上而下有 3 个突出的鼻甲,分别称**上、中、下鼻甲**,各鼻甲下方的空隙分别称**上、中、下鼻道**。鼻甲与鼻中隔之间的腔隙,称**总鼻道**。上鼻甲后上方与鼻腔顶壁之间的凹陷称**蝶筛隐窝**。在中、上鼻道和蝶筛隐窝有鼻旁窦的开口,下鼻道前部有鼻泪管开口(图 5-4)。

固有鼻腔的黏膜按功能分为两区:

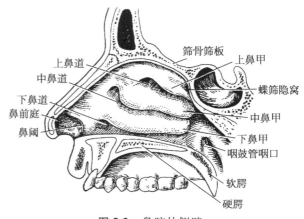

图 5-3　鼻腔外侧壁

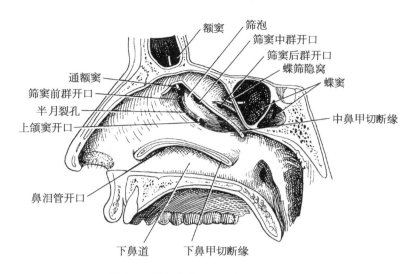

额窦　筛泡
　　　筛窦中群开口
　　　筛窦后群开口
　　　蝶筛隐窝
　　　蝶窦
通额窦
筛窦前群开口
半月裂孔
上颌窦开口
中鼻甲切断缘
鼻泪管开口
下鼻道　下鼻甲切断缘

图 5-4　鼻旁窦的开口（鼻甲已切除）

嗅区黏膜位于筛板下面、上鼻甲内侧面和与其相对应的鼻中隔外侧面,活体上呈苍白色或淡黄色,含有嗅细胞,具有嗅觉功能;**呼吸区**黏膜即为嗅区以外的鼻腔黏膜,被覆纤毛上皮,含有丰富的血管和黏液腺,活体上呈红色或粉红色,对吸入空气有温暖、湿润、净化灰尘和细菌的作用。

（三）鼻旁窦

鼻旁窦 paranasal sinuses 由骨性鼻旁窦衬以黏膜而成,可协同鼻腔调节吸入空气的温、湿度,并对发音有共鸣作用。鼻旁窦包括**上颌窦** maxillary sinus、**额窦** frontal sinus、**蝶窦** sphenoidal sinus 和**筛窦** ethmoidal sinuses,分别位于同名的骨内,均开口于鼻腔(图5-4)。上颌窦、额窦和筛窦的前群、中群开口于中鼻道,筛窦的后群开口于上鼻道,蝶窦开口于蝶筛隐窝。各鼻旁窦黏膜与鼻黏膜延续,故鼻腔炎症易同时引起鼻旁窦炎。上颌窦位于上颌骨体内,容积平均为 13～14 ml,其上壁即菲薄的眶下壁,上颌窦炎症或肿瘤时可侵入眶内。底壁紧邻牙根,故牙根病变时常波及上颌窦,引起牙源性上颌窦炎。内侧壁隔较薄的骨板与中鼻道、下鼻道相邻,故临床上常由下鼻道穿经此壁进行上颌窦穿刺。前壁的尖牙窝处骨质较薄,常为手术入路,炎症时此处可有压痛。因上颌窦的开口高于窦底,引流不畅,故化脓性炎症时容易积脓。

二、咽

详见第四章消化系统。

三、喉

喉 larynx 既是呼吸道,又是发音器官。喉位于颈前部,与第 3～6 颈椎相对,上方借喉口通咽,下方接续气管,前方被皮肤、颈筋膜和舌骨下肌群所覆盖,后方是喉咽,两侧邻接颈部大血管、神经及甲状腺侧叶。喉以软骨为支架,借关节、韧带和肌连接而成,内腔面覆衬黏膜。

（一）喉软骨

喉的软骨包括不成对的甲状软骨、环状软骨、会厌软骨和成对的杓状软骨（图5-5）。

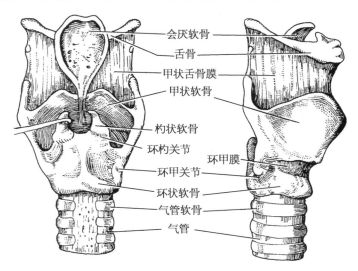

图5-5　喉软骨及其连结

1. **甲状软骨** thyroid cartilage　　位于舌骨下方，环状软骨上方，是喉软骨中最大的一个，组成喉的前外侧壁。甲状软骨由左、右两个四边形软骨板构成，两板前缘在正中线融合形成**前角**。前角上端向前突出为**喉结** laryngeal prominence，男子特别明显，可在体表摸到。软骨板后缘向上、下各伸出一对突起，上方的较长称**上角**，借韧带与舌骨大角相连；下方的较短称**下角**，与环状软骨构成关节。

2. **环状软骨** cricoid cartilage　　在甲状软骨下方，向下连接气管。此软骨形似指环，前部是较细的**环状软骨弓**，平对第6颈椎，后部是高而宽的**环状软骨板**，板的上缘有一对与杓状软骨连接的小关节面。环状软骨弓与板交界处的两侧面有与甲状软骨下角相关节的关节面。环状软骨是喉软骨中唯一完整的软骨环，对保持呼吸道通畅有重要作用，如果损伤则易造成喉腔狭窄。

3. **会厌软骨** epiglottic cartilage　　位于舌根的后方，呈上宽下窄的树叶状，其下端借韧带连于甲状软骨前角的后面。会厌软骨被覆黏膜称**会厌** epiglottis，吞咽时会厌封闭喉口，防止食物误入喉腔。

4. **杓状软骨** arytenoid cartilage　　位于环状软骨板的上方，略呈三角锥体形，尖向上，底向下与环状软骨板上缘构成关节。底部有两个突起，外侧的为**肌突**，有肌附着；前方的是**声带突**，有声韧带附着。

（二）喉软骨的连结

喉软骨的连结包括喉软骨间的连接以及喉软骨与舌骨、气管的连结（图5-5）。

1. **环杓关节** cricoarytenoid joint　　由杓状软骨底与环状软骨板上缘的关节面构成。杓状软骨在此关节上可绕垂直轴作旋转运动，内旋使声带突相互靠近，缩小声门；外旋则作用相反，开大声门。

2. **环甲关节** cricothyroid joint　　由甲状软骨下角和环状软骨两侧的关节面构成，属联合关节。甲状软骨在冠状轴上可作前倾和复位的运动。前倾运动使甲状软骨前角与杓状软骨间距加大,声带紧张;复位时,两者间距缩小,声带松弛。

3. **方形膜** quadrangular membrane　起于甲状软骨前角后面和会厌软骨侧缘,向后附着于杓状软骨前内缘,其下缘游离,称**前庭韧带**。

4. **弹性圆锥** conus elasticus
是连于环状软骨上缘、甲状软骨前角后面和杓状软骨声带突之间的弹性纤维膜状结构(图 5-6)。弹性圆锥大致为上窄下宽略似圆锥的形状,上缘游离,连于甲状软骨前角的后面与杓状软骨声带突之间,称**声韧带** vocal ligament。弹性圆锥前方正中部分较厚,自甲状骨前角后面向下附着于环状软骨弓上缘,称**环甲正中韧带**。当急性喉梗阻来不及作气管切开时,可在此进行穿刺或切开,以暂时缓解呼吸困难。

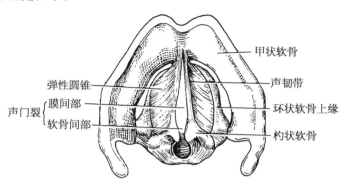

图 5-6　弹性圆锥

5. **甲状舌骨膜**　是位于舌骨与甲状软骨上缘之间的结缔组织膜。

(三)喉肌

喉肌是附着于喉软骨上的横纹肌(图 5-7、5-8)。喉肌具有紧张或松弛声带、开大或缩小声门或喉口的作用。通过喉肌的作用,可控制音量强弱、声调高低和通气量的大小(图 5-9、5-10)。各肌的名称、起止和作用见表 5-1。

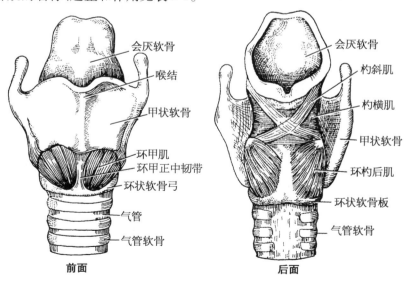

图 5-7　喉肌

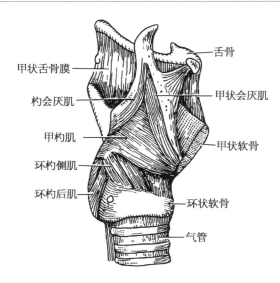

图 5-8　喉肌(右侧面,甲状软骨已切断)

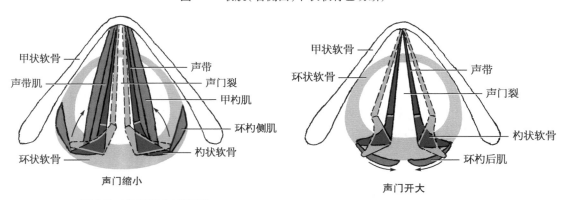

图 5-9　声门缩小示意图
注:环杓侧肌和甲杓肌使声带松弛、声门缩小。

图 5-10　声门开大示意图
注:环杓后肌使声带紧张、声门开大。

表 5-1　喉肌的名称、起止和作用

名　称	起　　止	主要作用
环甲肌	起于环状软骨弓前外侧面,止于甲状软骨下缘和下角	紧张声带
甲杓肌	起于甲状软骨前角的后面,止于杓状软骨外侧面和声带突。止于声带突的肌束紧贴声韧带,称声带肌	松弛声带
环杓后肌	起于环状软骨板后面,止于杓状软骨肌突	开大声门
环杓侧肌	起于环状软骨弓上缘和外面,止于杓状软骨肌突	缩小声门
杓横肌	肌束横行连于两侧杓状软骨的后面	缩小声门
杓斜肌	起于杓状软骨肌突,止于对侧杓状软骨尖	缩小声门
甲状会厌肌	起于甲状软骨前角前面,止于会厌软骨侧缘	开大喉口
杓会厌肌	起于杓状软骨尖,止于会厌软骨侧缘	缩小喉口

（四）喉腔

喉腔 laryngeal cavity 是由喉软骨、韧带、纤维膜和喉肌为基础，内面衬覆黏膜围成。上通喉咽，下续气管内腔（图5-11）。

喉的入口称**喉口** aditus laryngis，朝向后上方，由会厌上缘、杓状会厌襞和杓间切迹围成。喉腔的侧壁有上、下两对呈前后方向的黏膜皱襞，上方的一对称**前庭襞**，深面含有前庭韧带，与发音无直接关系；下方的一对称**声襞** vocal fold，比前庭襞更为突向喉腔。声襞及其深面的声韧带和声带肌通常称**声带** vocal cord，是喉癌的好发部位。左、右前庭襞间的裂隙称**前庭裂**。两侧声襞、杓状软骨底和声带突之间的裂隙称**声门裂** fissure of glottis，是喉腔最狭窄部位。男性声门裂长约 23 mm，女性17 mm。声门裂前 2/3 位于两侧声襞之间，称为**膜间部**，与发音有关；后 1/3 位于杓状软骨之间，称为**软骨间部**。声带和声门裂合称为**声门** glottis。

喉腔可借前庭裂和声门裂分为 3 部：喉口至前庭裂平面间的部分称**喉前庭**；前庭裂平面与声门裂平面之间的称**喉中间腔**，是喉腔最小的部分，向两侧延伸至前庭襞与声襞间的梭形隐窝称**喉室**；声门裂平面至环状软骨下缘的部分称**声门下腔**，此区黏膜下组织较疏松，炎症时易引起水肿。小儿喉腔狭小，水肿时容易引起阻塞，造成呼吸困难。

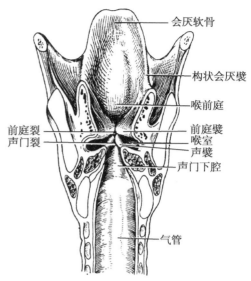

图 5-11　喉腔（冠状切面，后面）

活体上用间接喉镜观察喉腔（图 5-12）时，可见喉口前界为会厌，侧界为杓状会厌襞，后界为杓间切迹，喉口两侧可见梨状隐窝。经喉口窥入喉腔，在喉侧壁可见淡红色边缘较厚的前庭襞和白色、光滑、游离缘菲薄的声襞。平静呼吸时，声门裂膜间部呈三角形，软骨间部呈长方形。深呼吸时，由于杓状软骨外转使声门裂呈菱形，并可见到下方的气管软骨环。发声时，可见两侧声襞靠近且紧张，并见其振动。

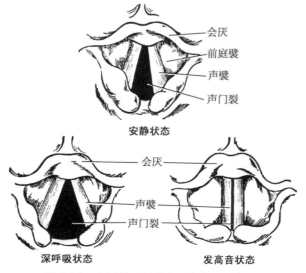

图 5-12　声门的不同状态（从喉口观察）

四、气管与主支气管

(一) 气管

气管 trachea(图5-13)位于食管前方,上端平第6颈椎体下缘始于环状软骨的下缘,下行入胸腔,至胸骨角平面(平第4胸椎体下缘)分为左、右主支气管。分叉处称**气管杈**,气管杈内面形成上凸并略偏向左侧的半月状嵴,称**气管隆嵴** carina of trachea,是气管镜检查的重要标志(图5-14)。

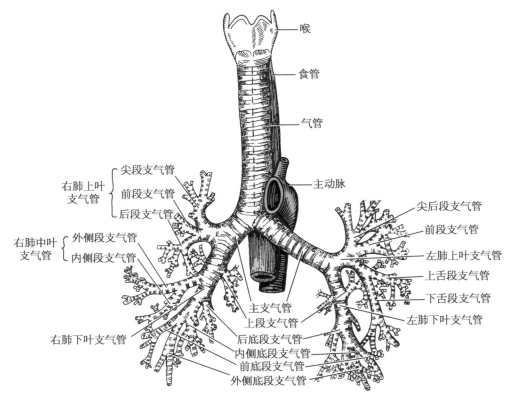

图 5-13　气管和支气管

气管以12~19个"C"形的软骨环为基础,相邻的气管软骨借环状韧带连接。气管后壁

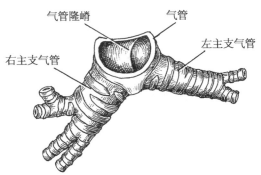

图 5-14　气管杈与气管隆嵴

为较平的膜壁,由平滑肌和结缔组织构成。气管内面衬以黏膜。

气管按位置分为颈部和胸部。**气管颈部**短而浅表,沿正中线下行,可在胸骨颈静脉切迹上方摸到。在第2~4气管软骨前方有甲状腺峡,两侧有甲状腺侧叶和颈部大血管、神经,后面与食管相贴。临床上气管切开术常在第3~5气管软骨环处施行。**气管胸部**较长。

(二) 主支气管

主支气管 principal bronchus(图5-13)是气

管分出的第一级分支,左、右各一,斜行进入肺门。**左主支气管**较细长而走向倾斜,长 4 ~ 5 cm,与气管中线延长线的夹角为 40°~50°。**右主支气管**短粗而走向陡直,长 2 ~ 3 cm,与气管中线延长线的夹角为 20°~30°,经气管坠入的异物多进入右侧。

第二节 肺

一、肺的位置和形态

肺 lung 位于胸腔内,在膈上方,纵隔两侧,左、右各一。由于肝在膈下右侧及心脏偏左等原因,右肺较宽短,左肺较狭长。成人肺的重量约相当于体重的 1/50,男性平均为 1 000 ~ 1 300 g,女性平均为 800 ~ 1 000 g。健康成年男性两肺的最大空气容量为 5 000 ~ 6 500 ml,女性小于男性。

肺表面覆有脏胸膜,光滑而湿润,透过脏胸膜可见许多多边形的肺小叶轮廓。小叶性肺炎即是以肺小叶为病理单元的感染性炎症。肺的颜色随年龄和职业而不同。幼儿的肺为淡红色,随着年龄的增长,吸入空气中的尘埃在肺中沉积增多,肺的颜色逐渐变为暗红色或深灰色,生活在烟尘污染重环境中的人和吸烟者的肺呈棕黑色。

肺组织柔软富有弹性,呈海绵状。由于肺内含有空气,比重小(0.345 ~ 0.746)。胎儿和未曾呼吸过的新生儿肺内不含空气,比重大(1.045 ~ 1.056),可沉于水底。法医常借此特点鉴别出生前、后的死亡。

肺大致呈圆锥状,具有 1 尖、1 底、3 面和 3 缘(图 5-15 ~ 5-17)。**肺尖**钝圆,经胸廓上口突至颈根部,高出锁骨内侧 1/3 段上方 2 ~ 3 cm。**肺底**又称**膈面**,与膈穹窿一致。**肋面**圆凸而广

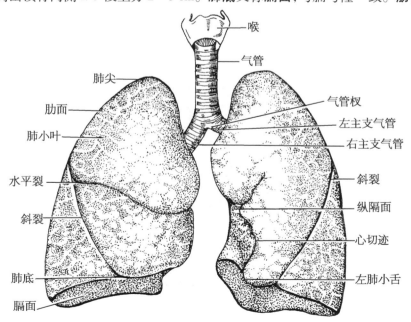

图 5-15 肺的形态

阔,贴近肋和肋间肌。**纵隔面**中央有椭圆形凹陷,称**肺门**hilum of lung,有支气管、肺动脉、肺静脉、支气管动脉、支气管静脉、淋巴管和神经等出入。这些结构被结缔组织包绕,构成**肺根**。肺根内各结构的排列,从前向后依次为肺静脉、肺动脉和主支气管。左肺根内自上而下为肺动脉、左主支气管和肺静脉。右肺根内自上而下为上叶支气管、肺动脉、中下叶支气管和肺静脉(图5-16、5-17)。此外,肺门处还有若干个肺门淋巴结。肺的后缘圆钝,前缘和下缘锐薄,左肺前缘下份可见一明显凹陷,称**心切迹**,其下方有一舌状突起,称**左肺小舌**(图5-16)。

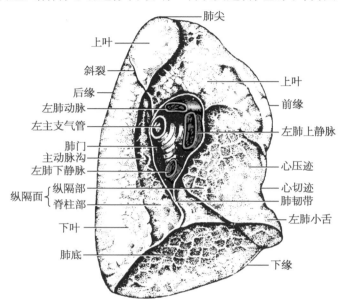

图5-16　左肺纵隔面

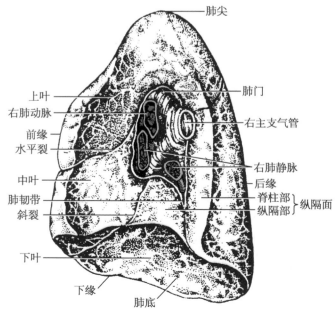

图5-17　右肺纵隔面

左肺被自后上斜向前下的**斜裂**分为**上叶**和**下叶**。右肺除有斜裂外，还有起自斜裂中部、水平向前绕至纵隔面的**水平裂**，将右肺分为**上、中、下叶**。

二、肺内支气管与肺段

在肺门处，左、右主支气管分为第2级支气管，进入肺叶，称**肺叶支气管**。左肺有上、下叶支气管，右肺有上、中、下叶支气管。肺叶支气管再分为第3级支气管，称**肺段支气管**。肺段支气管继续反复分支。各级支气管分支全形如树，称**支气管树**（图5-13），最后连于肺泡。

每一肺段支气管及其所属的肺组织，称**支气管肺段** bronchopulmonary segment，简称**肺段**。肺段呈底在肺的表面、尖向肺门的圆锥体。相邻肺段间有少量结缔组织分隔，易于剥离。肺动脉与支气管动脉的分支均与肺段支气管的分支伴行，肺静脉的属支行于肺段之间。根据肺段结构和功能的相对独立性，临床上可作肺段切除。根据肺段支气管的分布，右肺分为10个肺段，左肺可分为8或10个肺段（图5-18，表5-2）。

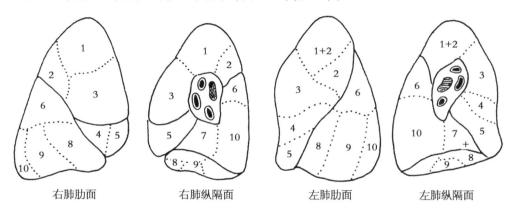

右肺肋面　　　　右肺纵隔面　　　　左肺肋面　　　　左肺纵隔面

图 5-18 肺段（图中对应数字说明参见表5-2）

表 5-2 右、左肺的肺段

右　肺			左　肺		
上叶	尖段	1	上叶	尖段	1 } 尖后段 1+2
	后段	2		后段	2
	前段	3		前段	3
中叶	外侧段	4		上舌段	4
	内侧段	5		下舌段	5
下叶	上段	6	下叶	上段	6
	内侧底段	7		内侧底段	7 } 前内侧底段 7+8
	前底段	8		前底段	8
	外侧底段	9		外侧底段	9
	后底段	10		后底段	10

三、肺的血管

肺有两套血管系统：一套是肺动、静脉，为肺的功能性血管；另一套是支气管动、静脉，是肺的营养性血管。两系之间广泛吻合，毛细血管分布于肺泡壁。

第三节　胸　　膜

一、胸膜与胸膜腔

胸膜 pleura(图 5-19)是衬覆于胸壁内面、膈上面、纵隔侧面和肺表面的浆膜,可分为脏、壁两层。**脏胸膜**又称**肺胸膜**,紧贴于肺的表面,并深入肺裂。**壁胸膜**衬于胸壁内面、膈上面及纵隔侧面。脏胸膜和壁胸膜在肺根处相互移行,形成左、右两个潜在性的密闭间隙,称**胸膜腔** pleural cavity。胸膜腔内为负压,有助于在吸气动作时使肺扩张,以吸入空气。胸膜腔中含有少量浆液,可减少呼吸时胸膜的摩擦。脏、壁胸膜在肺根下方相互移行形成**肺韧带**,此韧带连于肺与纵隔之间,有固定肺的作用(图 5-16、5-17)。

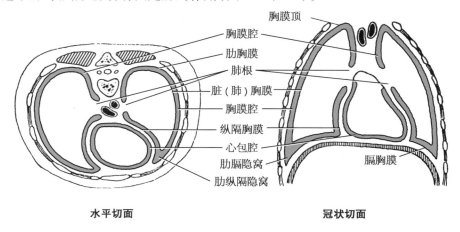

水平切面　　　　　　　　　　　　　　　**冠状切面**

图 5-19　胸膜与胸膜腔示意图

壁胸膜依其衬覆的部位可分为 4 部分:**肋胸膜**衬于胸壁内面;**膈胸膜**覆盖于膈上面;**纵隔胸膜**贴衬于纵隔侧面;**胸膜顶**覆于肺尖的上方,高出锁骨内侧 1/3 段上方 2~3 cm。

在某些不同部分的壁胸膜反折并相互移行处的胸膜腔,即使在深吸气时,肺缘也达不到其内,称为**胸膜隐窝** pleural recesses。**肋膈隐窝** costodiaphragmatic recess 由肋胸膜和膈胸膜转折而成,是胸膜腔的最低部分,胸膜腔积液首先积聚于此,炎症性粘连常发生于此处。**肋纵隔隐窝**位于肋胸膜与纵隔胸膜转折处,因左肺前缘有心切迹,所以左侧肋纵隔隐窝较大。

二、胸膜与肺的体表投影

(一)胸膜的体表投影

胸膜前界(图 5-20)是肋胸膜与纵隔胸膜前缘的转折线。两侧均起自胸膜顶,向下内经胸锁关节后方至第 2 胸肋关节水平左、右靠拢,近中线垂直下行。右侧在第 6 胸肋关节处向右转移行于下界。左侧至第 4 胸肋关节处斜向下外,沿胸骨左侧缘外侧 2~2.5 cm 下行,于第 6 肋软骨后方移行为下界。由于两侧胸膜前界中段(在第 2~4 胸肋关节高度)彼此靠拢,而其上、下方分开,故在胸骨后面形成两个无胸膜覆盖的三角区,上方的为**胸腺区**,下方的为**心包区**。心包区位于胸骨体下部和左侧第4~6肋软骨后方。

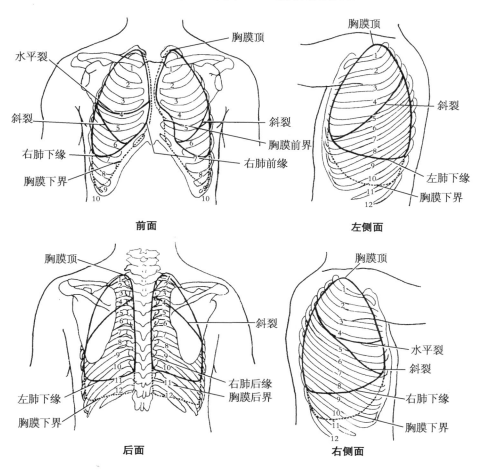

图5-20 肺和胸膜的体表投影

胸膜下界(图5-20)是肋胸膜与膈胸膜的转折线,右侧起自第6胸肋关节后方,左侧起自第6肋软骨后方,两侧行向外下,在锁骨中线处与第8肋相交,在腋中线处与第10肋相交,在肩胛线处与第11肋相交,在接近后正中线处平第12胸椎棘突的高度。膈的右侧部受肝的影响而位置较高,故右侧胸膜下界略高于左侧。

(二)肺的体表投影

肺尖的投影与胸膜顶相同,肺前缘的投影与胸膜前界大致相同,仅在左侧第4胸肋关节处,沿第4肋软骨下缘转向外,至胸骨旁线稍内侧转向下,至第6肋软骨中点处移行于下界。肺下缘比胸膜下界约高两个肋序(图5-20,表5-3)。

表5-3 肺下缘和胸膜下界的体表投影

部位	锁骨中线	腋中线	肩胛线	后正中线旁
肺下缘	第6肋	第8肋	第10肋	第11胸椎棘突外侧
胸膜下界	第8肋	第10肋	第11肋	第12胸椎棘突外侧

第四节　纵　　隔

　　纵隔 mediastinum（图 5-21）是两侧纵隔胸膜间所有器官、结构和结缔组织的总称。纵隔呈矢状位,位于胸腔正中偏左,前界为胸骨,后界为脊柱胸段,两侧为纵隔胸膜,上达胸廓上口,下至膈。正常情况下,纵隔的位置较固定。一侧发生气胸时,纵隔向对侧移位。通常以胸骨角和第 4 胸椎体下缘平面将纵隔分为**上纵隔**和**下纵隔**,下纵隔以心包为界分为**前、中、后纵隔**。

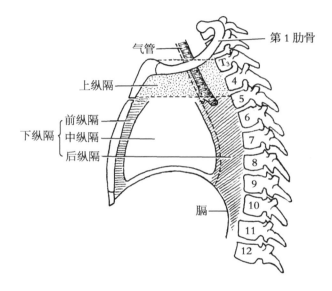

图 5-21　纵隔的分部

　　上纵隔内含有胸腺、头臂静脉、上腔静脉、膈神经、迷走神经、主动脉弓及其分支、气管、食管、胸导管和淋巴结等,前纵隔内有胸腺下部、纵隔前淋巴结及疏松结缔组织,中纵隔内有心包、心、出入心的大血管根部、心包膈血管和膈神经等,后纵隔内有食管、迷走神经、胸主动脉、奇静脉、半奇静脉、副半奇静、胸导管、交感干和纵隔后淋巴结等。

（虞　洪）

第六章 泌 尿 系 统

泌尿系统 urinary system 由肾和泌尿道组成,泌尿道始于肾内的肾盏、肾盂,主要包括输尿管、膀胱和尿道(图6-1)。临床上将肾(肾盏、肾盂)和输尿管称为**上泌尿道**或**上尿路**,将膀胱和尿道称为**下泌尿道**或**下尿路**。肾的主要功能是通过产生尿液,排除机体在新陈代谢中产生的废物(如尿素、尿酸等)和多余的水分,从而调节体液中某些物质的浓度,维持电解质的平衡,保持机体内环境的稳定。肾还具有内分泌功能,可分泌肾素、红细胞生成素和前列腺素等。输尿管为输送尿液至膀胱的管道。膀胱为暂时储存尿液的器官,当尿液储存到一定容积时,便产生尿意,引起膀胱肌层收缩,同时尿道括约肌舒张,尿液经尿道排出体外。男性尿道尚有排出精液的功能。

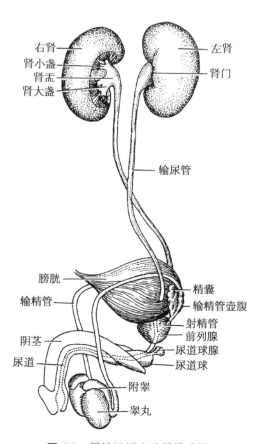

图6-1 男性泌尿生殖器模式图

第一节　肾

一、肾的形态

肾 kidney 是成对的实质性器官,呈红褐色,形似蚕豆(图 6-1、6-2)。成年男性肾长约 10 cm,宽 5 cm,厚 4 cm,重 134 ~ 148 g。女性肾略小于男性。肾可分为上、下端,前、后面和内、外侧缘。肾的上端较宽而扁,下端窄而厚。前面较凸,朝向前外侧。后面较平,紧贴腹后壁。外侧缘隆凸,内侧缘中部凹陷,称**肾门** renal hilum,是肾血管、神经、淋巴管和肾盂出入处。出入肾门的这些结构被结缔组织包裹,形成**肾蒂**。肾蒂主要结构的排列由前向后依次为肾静脉、肾动脉和肾盂,由上至下依次为肾动脉、肾静脉和肾盂。由肾门伸入肾实质的凹陷称为**肾窦**,内含肾小盏、肾大盏、肾盂、肾动脉的分支、肾静脉的属支及脂肪组织等(图 6-5)。

二、肾的位置和毗邻

(一) 肾的位置

肾位于脊柱两侧,腹膜后间隙内,紧贴腹后壁的上部(图 6-2、6-3)。肾的长轴向外下倾斜。因受肝的影响,右肾比左肾略低。左肾上端平第 12 胸椎体上缘,下端平第 3 腰椎体上缘,第 12 肋斜越其后面中部。右肾上端平第 12 胸椎体下缘,下端平第 3 腰椎体下缘,第 12 肋斜越其后面上部。左、右肾门分别平对第 1、2 腰椎体,距正中线约 5 cm(图 6-3)。竖脊肌的外侧缘与第 12 肋所形成的夹角正对肾后面,称**肾区**,在某些肾脏疾病患者,叩击或触压此处可引起疼痛。

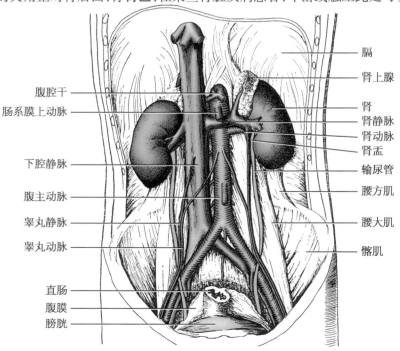

图 6-2　肾和输尿管的位置

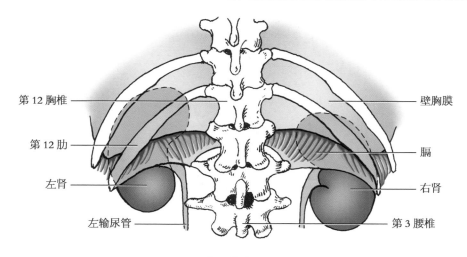

图6-3 肾的体表投影(后面)

（二）肾的毗邻

肾后面上 1/3 与膈上方胸膜腔的肋膈隐窝为邻，肾手术时应注意勿损伤胸膜，以免引起气胸。肾后面下 2/3 由内侧向外侧依次与腰大肌、腰方肌及腹横肌相邻。左肾前面与胃、胰、脾、空肠和结肠左曲相邻，右肾前面与十二指肠、肝右叶和结肠右曲接触。两肾上方有肾上腺（图6-4）。

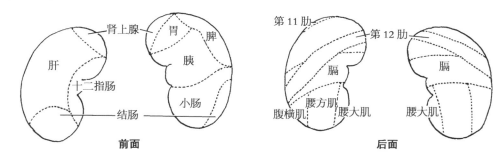

图6-4 肾的毗邻

三、肾的构造

肾的实质可分为肾皮质和肾髓质两部分（图6-5）。**肾皮质** renal cortex 主要位于肾的浅层，富有血管，呈红褐色。肉眼可见密布的细小颗粒，由肾小体和肾小管组成。肾皮质深入肾髓质的部分称**肾柱**。**肾髓质** renal medulla 位于肾皮质的深面，由 15～20 个圆锥形的**肾锥体**构成。肾锥体由集合小管和乳头管组成，血管较少，呈淡红色。肾锥体的底朝向皮质，尖端钝圆，朝向肾窦，称**肾乳头**。有时 2～3 个肾锥体尖端合成 1 个肾乳头，每个肾有 7～12 个肾乳头。肾乳头尖端有许多**乳头孔**，肾产生的尿液经乳头孔流入包绕肾乳头的**肾小盏**。1 个肾小盏可包绕 1 个或 2～3 个肾乳头，每个肾有 7～8 个肾小盏。在肾窦内，2～3 个肾小盏合成 1 个**肾大盏**，每个肾有 2～3 个肾大盏。肾大盏汇合成扁漏斗状的**肾盂** renal pelvis，肾盂出肾门后弯向下方，逐渐变细，平肾下端移行为输尿管。肾盏和肾盂是肾结石的好发部位。

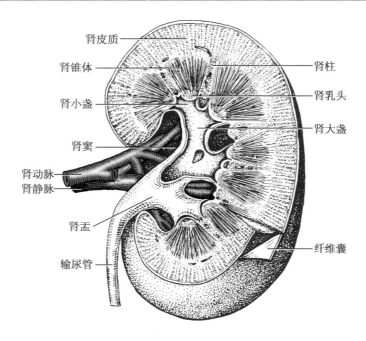

图 6-5　右肾（冠状切面，后面）

四、肾的被膜

肾的表面包有 3 层被膜，自内向外为纤维囊、脂肪囊和肾筋膜（图 6-6）。

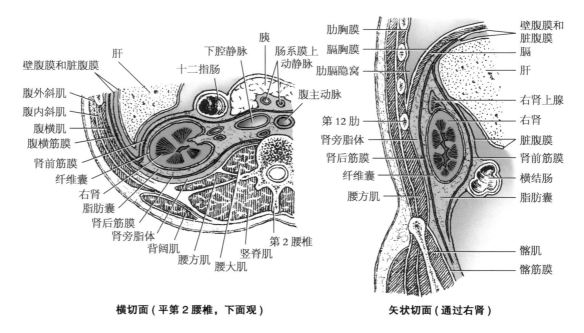

横切面（平第 2 腰椎，下面观）　　　　矢状切面（通过右肾）

图 6-6　肾的被膜

1. **纤维囊** fibrous capsule　贴于肾实质表面,薄而坚韧,由致密结缔组织和弹性纤维构成。纤维囊与肾实质疏松相连,易于剥离,但在某些病理情况下与肾实质粘连,不易剥离。肾破裂或肾部分切除时需缝合此膜。

2. **脂肪囊** fatty capsule　位于纤维囊外面,并经肾门进入肾窦,在肾的边缘、下端、后面等处较厚。脂肪囊对肾起弹性垫样保护作用。临床上作肾囊封闭,是将药液注入肾脂肪囊内。

3. **肾筋膜** renal fascia　在脂肪囊外面,包被肾及肾上腺。肾筋膜分前、后两层,分别称**肾前筋膜**和**肾后筋膜**,两者在肾上腺的上方和肾的外侧缘相互融合,在肾的下方两层分开,其间有输尿管通过。肾周积脓时,脓液可沿肾前、后筋膜间向下蔓延至髂窝。肾前筋膜向内侧经腹主动脉和下腔静脉的前面与对侧的肾前筋膜相移行,肾后筋膜向内侧与腰大肌及其筋膜融合。肾筋膜向深面发出一些结缔组织小梁,穿脂肪囊连于纤维囊,对肾起固定作用。

肾的正常位置主要依靠脂肪囊和肾筋膜维持,肾血管、腹膜、邻近器官及腹压也起固定作用。由于肾前、后筋膜下方开放,当肾的固定装置不健全时,肾可向下移位,造成肾下垂或游走肾。

五、肾的血管和肾段

肾动脉起于腹主动脉,在肾门处通常分为前支和后支,前支较粗,发出上段、上前段、下前段、下段动脉;后支较细,延续为后段动脉。每条肾段动脉分布到一定区域的肾实质,这部分肾实质称为 1 个**肾段** renal segment。每个肾分 5 个肾段,即**上段、上前段、下前段、下段**和**后段**(图 6-7)。肾段间的动脉缺乏吻合,肾段动脉阻塞可导致相应的肾段坏死。肾内静脉无一定节段性,相互间吻合丰富。

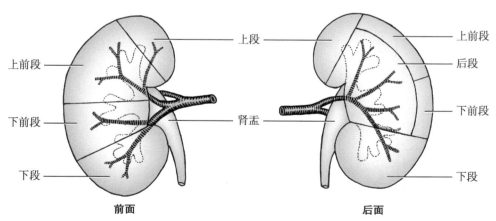

图 6-7　肾段动脉及肾段(右肾)

六、肾的异常和畸形

肾在发育过程中,可出现形态、位置和数目等方面的异常或畸形,如马蹄肾、多囊肾、双肾盂及双输尿管、单肾和低位肾等。

第二节　泌尿道(肾外部)

一、输尿管

输尿管 ureter 是细长的肌性管道,左右各一,长为 25 ~ 30 cm,管径为 0.5 ~ 0.7 cm。输尿管起于肾盂,终于膀胱(图 6-1、6-2、6-8)。

(一)输尿管的分部

输尿管全程分为腹部、盆部和壁内部。

1. **输尿管腹部**　贴于腹后壁,沿腰大肌前面下行,在此肌中点附近与睾丸血管(女性为卵巢血管)交叉。至小骨盆入口处续为盆部,左输尿管越过左髂总动脉末端的前方,右输尿管经过右髂外动脉起始部的前方,向下续为盆部。

2. **输尿管盆部**　自小骨盆入口处沿盆壁下行,继而弯向前内侧。男性输尿管经输精管后下方与之交叉,穿入膀胱底。女性输尿管在子宫颈外侧约 2.5 cm 处,经子宫动脉后下方穿入膀胱底(图 8-24)。

3. **输尿管壁内部**　为斜穿膀胱壁的部分,长约 1.5 cm,以输尿管口开口于膀胱。当膀胱充盈时,膀胱内压增高,压迫壁内部,使管腔闭合,阻止尿液返流。

(二)输尿管的狭窄

输尿管全长有 3 处狭窄,分别位于肾盂与输尿管移行处、跨越髂血管处和壁内部。这些狭窄处是结石易滞留的部位。

二、膀胱

膀胱 urinary bladder(图 4-21)是储存尿液的囊状肌性器官,其形状、容量、位置因年龄、性别及尿液充盈程度不同而异。成人膀胱容量为 350 ~ 500 ml,最大可达 800 ml。新生儿膀胱容量约为成人的 1/10。老年人由于膀胱肌张力减低而容量增大,女性的容量小于男性。

(一)膀胱的形态和膀胱壁的构造

膀胱充盈时呈卵圆形,空虚时呈近似三棱锥体形,分尖、体、底和颈 4 部分(图 6-8)。**膀胱尖**朝向前上方。**膀胱底**呈三角形,朝向后下方。膀胱尖与底之间的部分称**膀胱体**。膀胱的最下部称**膀胱颈**,向下接续尿道。

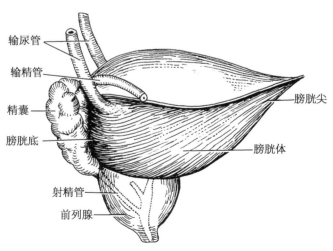

输尿管

输精管

精囊

膀胱底

射精管

前列腺

膀胱尖

膀胱体

图 6-8　膀胱的形态

膀胱壁自外向内由外膜、肌层和黏膜层构成（图6-9、6-11）。膀胱的肌层称**膀胱逼尿肌**，分为内纵、中环和外纵3层。在尿道内口处，中层环行肌增厚，形成**膀胱括约肌**。黏膜层被覆膀胱内面，大部分与肌层疏松连结，膀胱收缩时黏膜形成许多皱襞，膀胱充盈时皱襞消失。但在膀胱底部内面有一三角形区域，位于**左、右输尿管口**与**尿道内口**之间，此处黏膜与肌层紧密连接，无论在膀胱充盈或空虚时，黏膜始终平滑无皱襞，称**膀胱三角** trigone of bladder。膀胱三角是肿瘤和炎症的好发部位，又是膀胱镜检查的重要标志。两输尿管口之间的黏膜形成弧形的**输尿管间襞**，膀胱镜下所见为一苍白带，可作为临床上寻找输尿管口的标志。

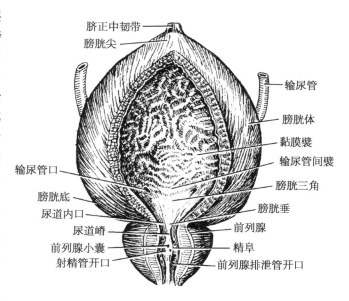

图6-9 膀胱内面和尿道前列腺部

（二）膀胱的位置和毗邻

成人膀胱位于小骨盆腔前部，空虚时不超过耻骨联合上缘，充盈时可升至耻骨联合以上，自腹前壁折向膀胱上面的腹膜也随之上移，使膀胱前壁与腹前壁接触（图6-10），此时可在耻骨联合上缘进行膀胱穿刺、造瘘或膀胱切开取石，可不损伤腹膜，以避免污染腹膜腔。

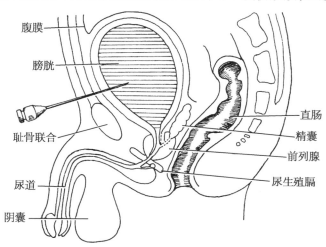

图6-10 膀胱充盈示意图

膀胱的前方邻接耻骨联合，在膀胱后方，男性邻接精囊、输精管壶腹和直肠，女性邻接子宫和阴道。膀胱上面被覆腹膜，邻接小肠，女性还有子宫伏于其上。膀胱颈在男性邻接前列腺，在女性邻接盆膈。

三、尿道

尿道 urethra 为膀胱通向体外的管道。男性尿道兼有排尿和排精功能,见男性生殖系统。**女性尿道**(图 6-11)仅有排尿功能,较男性尿道短、粗而直,长为 3 ~ 5 cm,始于膀胱的**尿道内口**,下行穿尿生殖膈,以**尿道外口**开口于阴道前庭。女性尿道通过尿生殖膈处有骨骼肌形成的**尿道阴道括约肌**环绕,起紧缩尿道的作用。尿道黏膜内有许多小的尿道腺,其中位于尿道下端周围的称**尿道旁腺**,导管开口于尿道外口附近,感染时可形成囊肿,引起尿道阻塞。

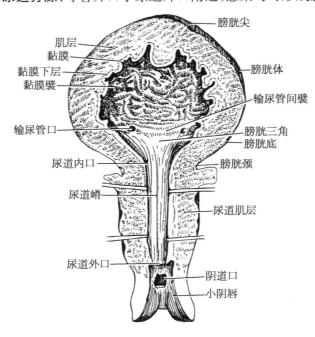

图 6-11　女性膀胱及尿道(冠状切面,示后壁)

(张晓明)

第七章　生　殖　系　统

生殖系统 reproductive system 的功能是繁殖后代和分泌性激素。男、女性生殖系统都可分为内生殖器和外生殖器两部分。女性乳房、盆膈、会阴与生殖活动密切相关,也在本章叙述。

第一节　男性生殖系统

男性内生殖器包括生殖腺(睾丸)、输精管道(附睾、输精管、射精管、尿道)和附属腺体(前列腺、精囊腺、尿道球腺)。睾丸产生的精子贮存于附睾内,当射精时精子经输精管、射精管、尿道排出体外。附属腺体的分泌液与精子合成精液,有营养精子和增进精子活动的功能。男性的外生殖器为阴茎和阴囊。

一、男性内生殖器

(一) 睾丸

睾丸 testis(图6-1、7-1)位于阴囊内,左右各一。睾丸呈扁卵圆形,表面光滑,可分为内、外侧面,前、后缘和上、下端。前缘游离,后缘与附睾和输精管起始段相接触,睾丸的血管、淋巴管和神经由后缘出入。

睾丸的表面包有浆膜,即**睾丸鞘膜脏层**,其深面有一层坚厚的纤维膜,称为**白膜**。由于白膜坚韧且缺乏弹性,睾丸肿胀时可产生剧痛。白膜在睾丸后缘增厚并凸入睾丸内形成**睾丸纵隔**。从纵隔发出许多**睾丸小隔**,呈扇形伸入睾丸实质,将睾丸分为100～200个左右的**睾丸小叶**。每个小叶内含有2～4条**生精小管**,其上皮能产生精子。生精小管之间的结缔组织内有分泌男性激素的间质细胞。生精小管汇合成**直精小管**,进入睾丸纵隔后交织成**睾丸网**。从睾丸网发出12～15条**睾丸输出小管**,出睾丸进入附睾头(图7-2)。

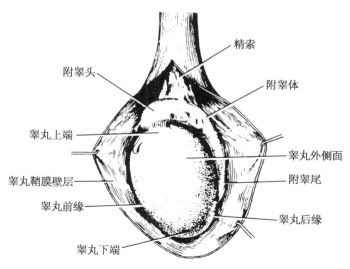

图7-1　左侧睾丸和附睾

（图中标注：精索、附睾头、附睾体、睾丸上端、睾丸外侧面、睾丸鞘膜壁层、附睾尾、睾丸前缘、睾丸后缘、睾丸下端）

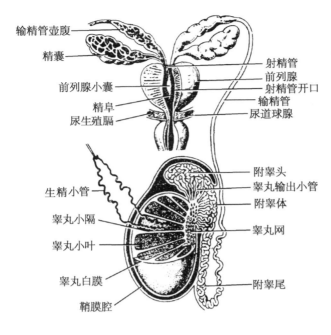

图 7-2　睾丸和附睾的结构及排精径路

（二）附睾

附睾 epididymis（图 6-1、7-1、7-2）呈新月形，附于睾丸上端及后缘。附睾的上端膨大为**附睾头**，中部为**附睾体**，下部变细为**附睾尾**。睾丸输出小管在附睾头内弯曲盘绕，其末端汇合成一条**附睾管**。附睾管蟠曲下行构成附睾体、附睾尾，附睾尾向后上折转移行为输精管。附睾为暂时贮存精子的器官，并分泌附睾液供精子营养，促进精子进一步成熟。附睾为结核的好发部位。

（三）输精管和射精管

1. **输精管** ductus deferens（图 6-1、7-2、7-3）　是附睾管的直接延续，长约50 cm，管壁较厚，肌层发达而管腔细小，活体触摸时呈细圆索状。输精管行程较长，可分为以下 4 部。

（1）**睾丸部**：最短，始于附睾尾，沿睾丸后缘上行至睾丸上端。

（2）**精索部**：位于睾丸上端与腹股沟管皮下环之间、精索内其他结构的后内侧。此段输精管位置浅表，在活体可扪及，输精管结扎手术常在此部进行。

（3）**腹股沟管部**：穿经腹股沟管。此部也可笼统归入精索部内。

（4）**盆部**：最长，经腹股沟管进入盆腔后即转向内下，沿盆腔侧壁下行，经输尿管末端的前上方至膀胱底的后面。在此，两侧输精管逐渐接近，并膨大成输精管壶腹。输精管末端变细，与精囊的排泄管汇合成射精管。

2. **射精管** ejaculatory duct（图 4-21、6-1、7-2 ~ 7-4）　成对，长约 2 cm，斜向前下穿前列腺实质，开口于尿道的前列腺部。

精索 spermatic cord（图 7-5）为一对柔软的圆索状结构，从腹股沟管腹环延至睾丸上端。精索在皮下环以下包裹 3 层被膜，从内向外依次为精索内筋膜、提睾肌、精索外筋膜。精索内主要有输精管、睾丸动脉、蔓状静脉丛、输精管血管、神经、淋巴管和鞘韧带等。

（四）精囊

精囊 seminal vesicle（图 7-2、7-3）又称**精囊腺**，是一对梭形囊状腺体，位于膀胱底后面及输精管壶腹的外侧。精囊的排泄管与输

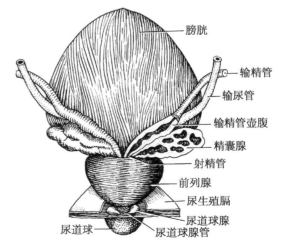

图 7-3　精囊、前列腺和尿道球腺

精管的末端合成射精管。精囊的分泌液参与精液的组成。

（五）前列腺

前列腺 prostate（图 6-1、7-3）是不成对的实质性器官,大小和形状如栗子。上端宽大为**前列腺底**,与膀胱颈相接。下端尖细,称**前列腺尖**,位于尿生殖膈上。自底至尖有尿道穿过。前列腺前、后面分别与耻骨联合和直肠相邻。后面平坦,中间有一纵行浅沟,称**前列腺沟**,活体直肠指诊可触及前列腺及此沟,前列腺肥大时此沟消失。

前列腺可分为 5 叶:前、中、后和两侧叶（图 7-4）。中叶位于尿道前列腺部与射精管之间,上宽下尖,呈楔形。侧叶位于尿道前列腺部和中叶的两侧。老年人前列腺中叶和侧叶的腺体和结缔组织常增生,引起前列腺肥大,特别是围绕尿道周围组织增生时容易压迫尿道,造成排尿困难,甚至尿潴留。后叶位于中叶和侧叶的后方,是前列腺肿瘤的易发部位。前列腺的排泄管开口于尿道前列腺部,前列腺的分泌液是精液的主要组成部分。

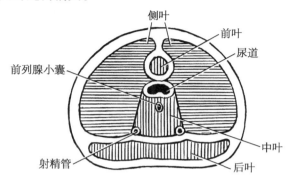

图 7-4　前列腺的分叶

（六）尿道球腺

尿道球腺 bulbourethral gland（图 6-1、7-3）为一对豌豆样的腺体,位于尿生殖膈内,其排泄管开口于尿道球部。尿道球腺的分泌物参与精液的组成。

精液由输精管道及各附属腺体的分泌物和精子组成,呈乳白色,弱碱性,适于精子的生存和活动。正常成年男性一次射精 2~5 ml,含精子 3 亿~5 亿个。

二、男性外生殖器

（一）阴囊

阴囊 scrotum（图 4-21）是容纳睾丸和附睾等的囊袋状结构,位于阴茎后下方。阴囊的皮肤薄而柔软,成年人生有少量阴毛。阴囊的浅筋膜称**肉膜**,含有平滑肌纤维,随外界温度的变化而舒缩,调节阴囊内的温度,利于精子的发育和生存。肉膜在正中线向深部发出**阴囊中隔**,将阴囊分为左、右两部,分别容纳两侧的睾丸、附睾、输精管的睾丸部和精索下部等。

睾丸和精索的被膜（图 7-5）:在胚胎发育过程中,起源于腹后壁的睾丸逐渐下降,沿腹膜向下伸出的鞘突至腹前外侧壁,继经腹股沟管降入阴囊。腹前外侧壁的肌和筋膜被随之带下,形成睾丸和精索的 3 层被膜,腹横筋膜形成**精索内筋膜**,腹内斜肌和腹横肌的肌束形成**提睾肌**,腹外斜肌腱膜形成**精索外筋膜**。出生后,腹膜鞘突上部闭锁形成**鞘韧带**,下部保留为**睾丸鞘膜**。鞘膜的壁层衬于精索内筋膜内面,脏层覆盖于睾丸和附睾的表面,两层在睾丸后缘处反折移行,围成**鞘膜腔**,腔内含少量浆液。在病理情况下,腔内液体增多,称为睾丸鞘膜积液。

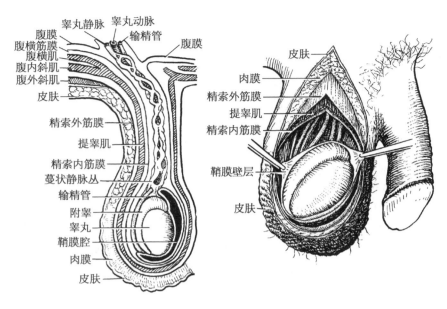

图 7-5　睾丸与精索的被膜

（二）阴茎

　　阴茎 penis（图 4-21、7-6、7-7）为男性的性交器官,可分为头、体、根 3 部分,后端为**阴茎根**,固定于耻骨下支、坐骨支和尿生殖膈下面;中部为**阴茎体**,呈圆柱形,悬于耻骨联合的前下方;前端膨大为**阴茎头**,头的尖端有矢状位的**尿道外口**。头后较细的部分为**阴茎颈**。

　　阴茎由 2 个阴茎海绵体和 1 个尿道海绵体构成,外面包以筋膜和皮肤。**阴茎海绵体**位于阴茎背侧份,左右并列。其前端变细,嵌入阴茎头的凹陷内。后端左右分离,称**阴茎脚**,附着于耻骨下支和坐骨支。尿道海绵体位于阴茎海绵体腹侧,尿道贯穿其全长。其前端膨大

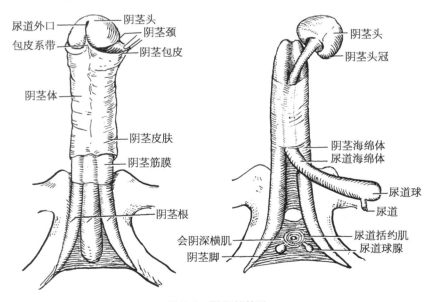

图 7-6　阴茎的构造

为阴茎头,后端膨大为**尿道球**,固
定于尿生殖膈的下面。每个海绵
体的外面都包有一层厚而致密的
纤维膜,称**白膜**。海绵体内部由许
多海绵体小梁和其间的腔隙构成,
腔隙与血管相通。当腔隙充血时,
阴茎即变粗变硬而勃起。

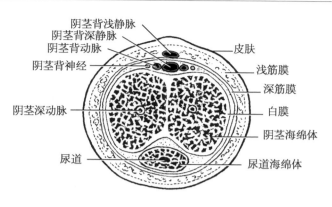

图 7-7　阴茎(横切面)

　　阴茎的皮肤薄而柔软,在阴茎
颈处向前形成筒形的双层皱襞,包
绕阴茎头,称**阴茎包皮**。包皮与阴
茎头之间的腔隙称**包皮腔**。包皮的
游离缘围成**包皮口**。在阴茎腹侧中线处,包皮与阴茎头相连的皮肤皱襞,称**包皮系带**。幼儿的
包皮较长,随着年龄的增长,包皮逐渐向后退缩。若成年以后包皮仍包被阴茎头或不能上翻露
出阴茎头时,分别称为包皮过长或包茎。在这种情况下,包皮腔内易存留污垢引起包皮炎,也
可诱发阴茎癌。因此,应作包皮环切术,术时不可损伤包皮系带,以免影响阴茎勃起功能。

（三）男尿道

　　男尿道 male urethra(图 4-21 、6-1 、7-7)除排尿外,还有排精功能。它起自膀胱的尿道内
口,终于阴茎头的尿道外口,成人尿道长 16 ~ 22 cm,可分为前列腺部、膜部和海绵体部。临
床上将尿道的前列腺部和膜部合称为**后尿道**,海绵体部称为**前尿道**。

　　1. **前列腺部**(图 6-9)　为尿道穿过前列腺的部分,长约 3 cm,此部后壁上有一纵行隆
起,称**尿道嵴**,嵴中部的梭形膨大称**精阜**。精阜中央的小凹陷称**前列腺小囊**,其两侧有射精
管开口。尿道嵴两侧的黏膜上有许多细小的前列腺排泄管开口。

　　2. **膜部**　为尿道穿过尿生殖膈的部分,长约 1.2 cm,其周围有**尿道膜部括约肌**环绕,该
肌为横纹肌,有控制排尿的作用,又称**尿道外括约肌**。

　　3. **海绵体部**　为尿道穿过尿道海绵体的部分,长 12 ~ 17 cm。尿道球内的尿道最宽,称
尿道球部,尿道球腺开口于此。阴茎头内的尿道扩大称**舟状窝**。

　　男性尿道行程中有 3 个狭窄、3 个扩大和 2 个弯曲,3 个狭窄位于尿道内口、尿道膜部和
尿道外口,3 个扩大位于尿道前列腺部、尿道球部和舟状窝,2 个弯曲是凸向下后方的**耻骨下
弯**和凸向上前方的**耻骨前弯**。耻骨下弯包括尿道的前列腺部、膜部和海绵体部的起始段,此
弯曲是恒定的。耻骨前弯在阴茎勃起时或将阴茎向前上提起时,此弯曲即可变直而消失,临
床上向尿道内插入器械即采用此位。

第二节　女性生殖系统

　　女性内生殖器(图 7-8 、7-9)包括生殖腺(卵巢)、输卵管道(输卵管、子宫、阴道)和附属
腺体(前庭大腺)。临床上将卵巢和输卵管统称为**子宫附件**。卵巢内的卵泡成熟后,将卵子
排入腹膜腔,再经输卵管腹腔口进入输卵管,在输卵管内受精后移至子宫,植入子宫内膜发
育成胎儿。胎儿成熟后经阴道娩出。女性外生殖器即女阴。女性乳房为哺乳器官,也属女

性生殖系统。

一、女性内生殖器

(一) 卵巢

卵巢 ovary（图 7-8 ~ 7-10）左右各一,位于小骨盆腔侧壁,髂内、外动脉夹成的卵巢窝内。

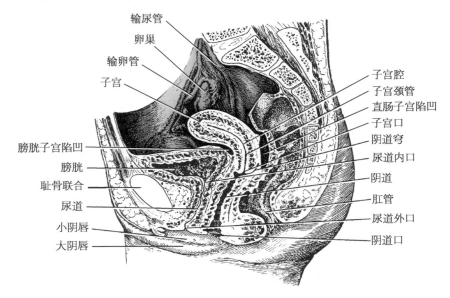

图 7-8　女性盆部（正中矢状切面）

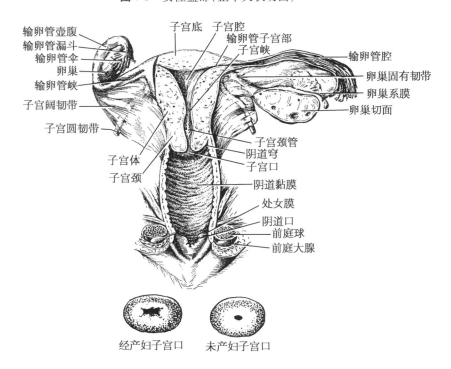

图 7-9　女性内生殖器（冠状切面）

卵巢呈扁卵圆形,可分为内、外侧面,前、后缘和上、下端。内侧面朝向盆腔,与小肠相邻。外侧面贴于卵巢窝。上端与输卵管伞相接触,并与**卵巢悬韧带**相连,此韧带向上附着于骨盆入口侧缘。下端借**卵巢固有韧带**连于子宫。卵巢后缘游离,前缘借卵巢系膜连于子宫阔韧带。卵巢的大小和形状随年龄而有差异。幼女的卵巢较小,表面光滑。性成熟期卵巢最大,成年女子的卵巢大小 2.9 cm×1.4 cm×0.8 cm。以后由于多次排卵,卵巢表面出现瘢痕,凹凸不平。35~40 岁卵巢开始缩小,50 岁左右随月经停止而逐渐萎缩。

（二）输卵管

输卵管 uterine tube（图 7-8 ~ 7-10）是一对输送卵子的肌性管道,长 10~12 cm,位于子宫底的两侧,子宫阔韧带的上缘内。输卵管从外侧向内侧可分为以下 4 部。

1. **输卵管漏斗**　为输卵管外侧端呈漏斗状膨大部分,向后下弯曲覆盖在卵巢上端、后缘和内侧面。漏斗末端有**输卵管腹腔口**,开口于腹膜腔。漏斗游离缘有许多细长的指状突起,称**输卵管伞**。其中一条较大的突起连于卵巢,称**卵巢伞**。

2. **输卵管壶腹**　约占输卵管全长的 2/3,粗而弯曲,卵细胞通常在此部受精。若受精卵未能迁入子宫而在输卵管或腹膜腔内发育,称为异位妊娠（宫外孕）。

3. **输卵管峡**　短直而细,是输卵管结扎术的常选部位。

4. **输卵管子宫部**　为输卵管穿过子宫壁的部分,以**输卵管子宫口**通子宫腔。

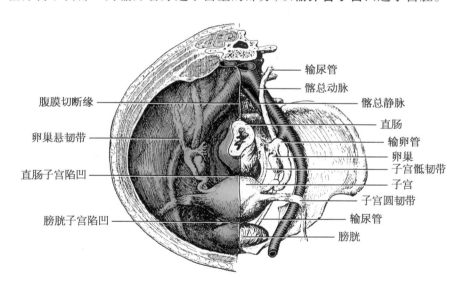

左侧标注：
腹膜切断缘
卵巢悬韧带
直肠子宫陷凹
膀胱子宫陷凹

右侧标注：
输尿管
髂总动脉
髂总静脉
直肠
输卵管
卵巢
子宫骶韧带
子宫
子宫圆韧带
输尿管
膀胱

图 7-10　女性盆腔脏器（左侧半去腹膜）

（三）子宫

子宫 uterus（图 7-8 ~ 7-10）是壁厚腔狭的肌性器官,胎儿在此发育生长。

1. **子宫的形态**　成年未孕子宫略呈倒置的梨形,长 7~9 cm,最宽处 4~5 cm,厚 2~3 cm。子宫可分为底、体、颈 3 部分:①**子宫底**,为输卵管子宫口以上宽而圆凸的部分。②**子宫颈**,是下端较窄而呈圆柱状的部分,成人长 2.5~3.0 cm,包括突入阴道的**子宫颈阴道部**和阴道以上的**子宫颈阴道上部**。子宫颈是肿瘤的好发部位。③**子宫体**,是子宫底和子宫颈之间的部分。子宫体与子宫颈连接处稍细为**子宫峡**。子宫峡在非妊娠时不明显,长约 1 cm。妊娠时子宫峡逐渐伸展变长,在妊娠末期可延长至 7 ~ 11 cm。产科常在此处作剖宫产术。

子宫的内腔较狭窄,可分为两部:上部由子宫底和子宫体围成,称**子宫腔**,呈前后扁狭的倒置三角形,其外上角有输卵管子宫口;下部位于子宫颈内,称**子宫颈管**。子宫颈管呈梭形,向上通子宫腔,下口通阴道,称**子宫口**。未产妇的子宫口呈圆形,经产妇呈横裂状。子宫口的前、后缘分别称为**前唇**和**后唇**。后唇较长,位置也较高。

2. 子宫的位置　子宫位于盆腔中央,直肠与膀胱之间,下端突入阴道,两侧连有输卵管和子宫阔韧带。未妊娠时,子宫底位于小骨盆入口平面以下,子宫颈的下端在坐骨棘平面稍上方。当膀胱空虚时,正常成人子宫呈轻度前倾前屈位。**前倾**是指子宫长轴与阴道长轴形成向前开放的钝角,稍大于90°;**前屈**是指子宫体与子宫颈之间形成的向前开放的钝角,约170°。子宫的位置可随膀胱、直肠充盈程度的变化而改变。子宫位置异常是女性不孕的原因之一。

3. 子宫的固定装置(图 7-9 ~ 7-11)　子宫借韧带牵附以及阴道、尿生殖膈和盆底肌等承托维持其正常位置。如果固定装置薄弱或受损伤,可导致子宫位置异常或子宫脱垂。子宫的韧带包括以下几种。

(1) **子宫阔韧带**:由子宫前、后面的腹膜自子宫侧缘向两侧延伸至盆侧壁和盆底的双层腹膜构成,其上缘游离,包裹输卵管。子宫阔韧带两层内还包有卵巢、卵巢固有韧带、子宫圆韧带、血管、淋巴管和神经等。子宫阔韧带限制子宫向两侧移位。子宫阔韧带依其附着,可分为**卵巢系膜、输卵管系膜、子宫系膜** 3 部分(图 7-11)。

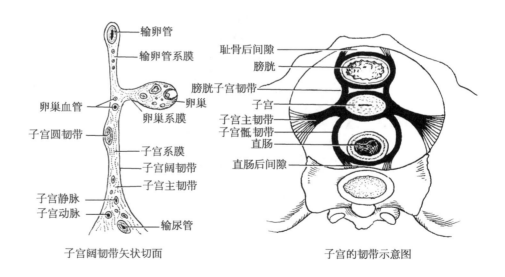

子宫阔韧带矢状切面　　　　　　　　子宫的韧带示意图

图 7-11　子宫的韧带

(2) **子宫圆韧带**:是由结缔组织和平滑肌构成,呈圆索状,起于输卵管与子宫连接处的前下方,在子宫阔韧带前层的深面向前外侧弯行,经腹股沟管止于大阴唇皮下。子宫圆韧带维持子宫的前倾。

(3) **子宫主韧带**:由结缔组织和平滑肌纤维构成,从子宫颈两侧延至盆侧壁,是维持子宫正常位置的主要结构,使子宫不向下脱垂。

（4）**子宫骶韧带**：由结缔组织和平滑肌纤维构成，从子宫颈后面的上外侧向后弯行，绕过直肠的两侧，止于骶骨前面，其表面覆以腹膜形成**直肠子宫襞**。此韧带牵引子宫颈向后上，维持子宫的前屈。

4. 子宫壁的构造　子宫壁从外向内由浆膜、肌层、黏膜构成，浆膜为覆盖在子宫表面的腹膜；肌层最厚，为平滑肌，含丰富的血管；子宫腔的黏膜又称**子宫内膜**，受激素影响，出现周期性脱落和增生，脱落的内膜伴随血液由阴道流出称**月经**。

5. 子宫的年龄变化　新生儿子宫高出小骨盆上口，输卵管和卵巢位于髂窝内，子宫体比子宫颈短小。性成熟前期，子宫迅速发育，壁渐增厚。性成熟期，子宫颈和子宫体长度几乎相等。经产妇子宫各径和腔都增大，重量可增加 1 倍。绝经期后，子宫萎缩变小，壁变薄。

（四）阴道

阴道 vagina（图 7-8、7-9）为连接子宫和外生殖器的肌性管道，是女性的交接器官，也是排出月经和娩出胎儿的管道。阴道的前、后壁互相贴近，富于伸展性。阴道上端宽阔，包绕子宫颈阴道部，两者之间的杯状凹陷称**阴道穹**。阴道穹可分为前穹、后穹和侧穹，后穹最深，其后上方即为直肠子宫陷凹，两者间仅隔以阴道后壁和腹膜，临床上可经阴道后穹穿刺以引流直肠子宫陷凹内的积液或积血。阴道下端以**阴道口**开口于阴道前庭（图 7-12）。处女的阴道口周围有**处女膜**。

阴道位于小骨盆中央，前有膀胱和尿道，后邻直肠，临床上可隔直肠前壁触诊直肠子宫陷凹和子宫颈。阴道下部穿尿生殖膈处，有尿道阴道括约肌环绕。

（五）前庭大腺

前庭大腺 greater vestibular gland 又称 **Bartholin** 腺（图 7-9、7-13），形如豌豆，位于阴道口两侧，前庭球的后端。其导管向内侧开口于阴道口与小阴唇之间的沟内，分泌物有润滑阴道口的作用。

二、女性外生殖器

女性外生殖器又称**女阴** vulva（图 7-12），包括阴阜、大阴唇、小阴唇、阴道前庭、阴蒂和前庭球等。

（一）阴阜

阴阜 mons pubis 为耻骨联合前方的皮肤隆起，皮下富有脂肪。性成熟后生有阴毛。

（二）大阴唇

大阴唇 labia majora pudendi 为一对纵长隆起的皮肤皱襞，富有色素并生有阴毛。大阴唇的前端、后端左右互相连合，分别形成**唇前连合**和**唇后连合**。

（三）小阴唇

小阴唇 labia minora pudendi 是位于大阴唇内侧的一对较薄的皮肤皱襞，表面光滑无阴毛。其前端延伸为**阴蒂包皮**和**阴蒂系带**，后端两侧会合成**阴唇系带**。

（四）阴道前庭

阴道前庭 vaginal vestibule 是位于两侧小阴唇之间呈矢状位的裂隙，前部有尿道外口，后部有阴道口。阴道口两侧有前庭大腺导管的开口。

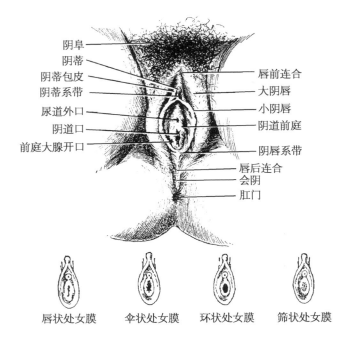

阴阜
阴蒂
阴蒂包皮
阴蒂系带
尿道外口
阴道口
前庭大腺开口

唇前连合
大阴唇
小阴唇
阴道前庭
阴唇系带
唇后连合
会阴
肛门

唇状处女膜　　伞状处女膜　　环状处女膜　　筛状处女膜

图7-12　女性外生殖器

（五）阴蒂

阴蒂 clitoris（图7-12、7-13）由两个阴蒂海绵体构成，相当于男性的阴茎海绵体，阴蒂后端以**阴蒂脚**固定于耻骨下支和坐骨支，向前两脚合成**阴蒂体**，折转向下末端为**阴蒂头**，阴蒂头含有丰富的神经末梢。

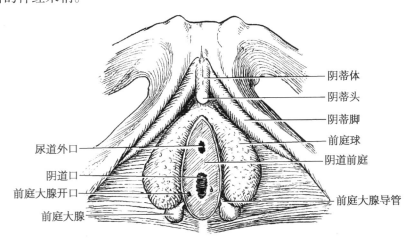

阴蒂体
阴蒂头
阴蒂脚
前庭球
阴道前庭
前庭大腺导管

尿道外口
阴道口
前庭大腺开口
前庭大腺

图7-13　阴蒂、前庭球和前庭大腺

（六）前庭球

前庭球 bulb of vestibule（图7-13）相当于男性的尿道海绵体，呈蹄铁形，分为较细小的中间部和较大的外侧部，中间部位于尿道外口与阴蒂之间的皮下，外侧部位于大阴唇的皮下。

三、女性乳房

乳房 mamma 为哺乳动物特有。男性乳房不发达,女性乳房在青春期后开始发育,妊娠后期和哺乳期有分泌活动。

1. 位置 乳房位于胸前部,胸大肌及其筋膜的表面,成年女性乳房上起自第 2～3 肋,下至第 6～7 肋,内侧至胸骨旁线,外侧可达腋中线。

2. 形态 成年未产妇女的乳房呈半球形(图7-14),紧张而富有弹性。乳房中央有**乳头**,其顶端有输乳管的开口。乳头周围有一颜色较深的环形区,称**乳晕**,表面有许多小隆起,其深面为

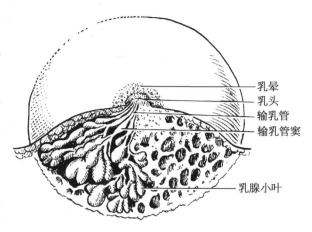

图7-14 女性乳房

乳晕腺。乳头和乳晕的皮肤较薄,易受损伤而感染。

3. 结构 乳房由皮肤、脂肪组织、纤维组织和乳腺构成(图7-15)。乳腺被纤维组织隔成 15～20 个乳腺叶,叶又分为若干乳腺小叶。一个乳腺叶有一个排泄管,称**输乳管**,输乳管在近乳头处扩大为**输乳管窦**,窦末端变细开口于乳头。乳腺叶和输乳管均以乳头为中心呈放射状排列,乳房手术时应作放射状切口,以减少对乳腺叶和输乳管的损伤。纤维组织发出许多小束,向浅面连于乳头和皮肤,向深面连于胸大肌筋膜,称**乳房悬韧带**(**Cooper 韧带**),对乳房起支持和固定作用。乳腺癌时,淋巴回流受阻,局部发生淋巴水肿,癌组织侵

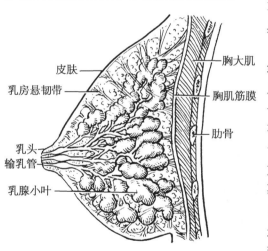

图7-15 女性乳房矢状切面

犯此韧带,致使皮肤出现许多小凹陷,呈橘皮样改变。

第三节 盆膈和会阴

一、盆膈

盆膈 pelvic diaphragm 为盆腔的底,位于会阴的深部,由盆膈肌与盆膈上、下筋膜构成(图7-16、7-17)。盆膈封闭骨盆下口的大部分,两侧肛提肌前内侧留有椭圆形**盆膈裂孔**,下方由尿生殖膈封闭。在盆膈裂孔处,男性有尿道通过,女性有尿道和阴道通过。盆膈后部有肛管通过。盆膈具有承托、支持和固定腹腔、盆腔脏器的作用,并对阴道和肛管有括约作用。盆膈肌、膈和腹肌共同收缩时腹压升高,这对于用力呼气、咳嗽、呕吐、排便和分娩等有着重要意义。

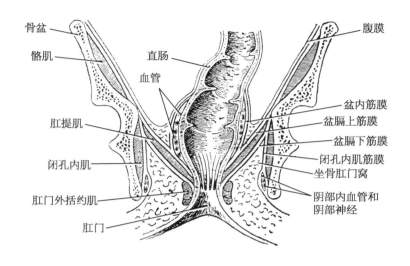

图 7-16　盆腔冠状切面（经肛管）模式图

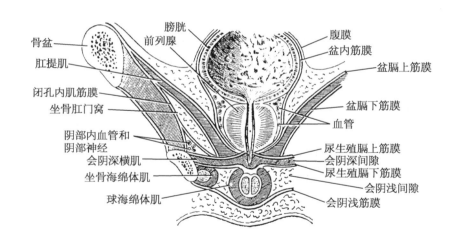

图 7-17　男性盆腔冠状切面（经前列腺）模式图

（一）盆膈肌

盆膈肌为扁肌，包括 1 对肛提肌和 1 对尾骨肌（图 7-18）。

1. **肛提肌**　起自盆侧壁，向后内下方止于阴道、直肠壁及尾骨等，两侧会合成漏斗状，收缩时上升。按纤维起止不同分为 4 部，由前内向后外为**耻骨阴道肌**（男性为**前列腺提肌**）、**耻骨直肠肌**、**耻尾肌**、**髂尾肌**。

2. **尾骨肌**　位于肛提肌的后方，起自坐骨棘，止于尾骨和骶骨下部的侧缘。

（二）盆膈筋膜

盆膈筋膜包括**盆膈上筋膜**、**盆膈下筋膜**两层，分别贴覆于肛提肌和尾骨肌的上面和下面（图7-16、7-17）。

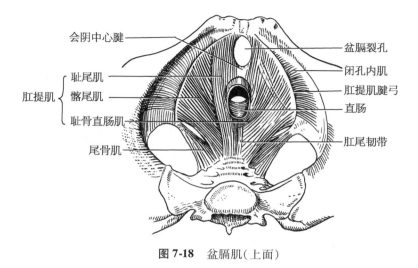

图 7-18 盆膈肌(上面)

二、会阴

会阴 perineum 是指盆膈以下封闭小骨盆下口的全部软组织,呈菱形,前为耻骨联合下缘,后为尾骨尖,两侧为耻骨下支、坐骨支、坐骨结节和骶结节韧带。以两侧坐骨结节的连线,将会阴分为**尿生殖区(尿生殖三角)**和**肛区(肛三角)**。在尿生殖区,男性有尿道通过,女性有尿道和阴道通过。肛区的中央有肛管通过。狭义的会阴是指阴茎根与肛门(男性)或阴道前庭后端与肛门(女性)之间的部分。产妇分娩时要注意保护此区,避免会阴撕裂。除尿道、阴道、肛管和外生殖器外,会阴还有肌和筋膜等。

(一)会阴肌

会阴肌按位置分为尿生殖区肌和肛区肌。**会阴中心腱**位于狭义会阴,有会阴肌附着。

1. 尿生殖区肌 分为浅、深两层(图 7-17、7-19、7-20),浅层有会阴浅横肌、球海绵体肌(女性为阴道括约肌)和坐骨海绵体肌,深层有会阴深横肌和尿道膜部括约肌(女性为尿道阴道括约肌)。

(1)**会阴浅横肌**:起自坐骨结节,止于会阴中心腱,有固定会阴中心腱的作用。

(2)**球海绵体肌**:起自会阴中心腱,男性此肌包绕尿道球,收缩时使尿道球缩小,协助排尿和射精,也参与阴茎勃起。女性此肌覆盖于前庭球,可缩小阴道口,称**阴道括约肌**。

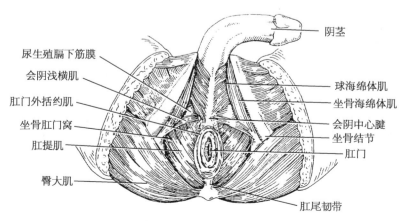

图 7-19 男性会阴肌

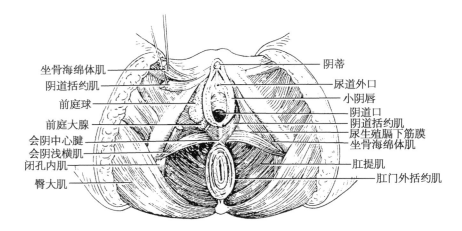

图 7-20　女性会阴肌

（3）**坐骨海绵体肌**：起自坐骨结节，止于阴茎脚（或阴蒂脚）下面，收缩时压迫阴茎（或阴蒂）海绵体根部，阻止血液回流，使阴茎（或阴蒂）海绵体充血勃起。

（4）**会阴深横肌**：起自坐骨支，肌纤维在中线与对侧交织，部分肌纤维止于会阴中心腱，收缩时可稳定会阴中心腱。此肌内埋有尿道球腺。

（5）**尿道膜部括约肌**：位于会阴深横肌前方，环形围绕尿道膜部。在女性，此肌围绕尿道和阴道，称**尿道阴道括约肌**。

2. 肛区肌（图 7-16、7-19、7-20）　即**肛门外括约肌**，为环绕肛管的骨骼肌（见肛管）。

（二）会阴筋膜

1. 浅筋膜（图 7-17）　尿生殖三角的浅筋膜分为两层，浅层富有脂肪，与腹壁、大腿的浅筋膜相续；深层呈膜状，称**会阴浅筋膜**（**Colles 筋膜**），向后附于尿生殖膈后缘，向前上与腹前壁 Scarpa 筋膜相续，向下与阴囊肉膜和阴茎 Colles 筋膜相续。

2. 深筋膜（图 7-17）　覆盖于会阴深横肌和尿道膜部括约肌（女性为尿道阴道括约肌）的上、下面，分别称**尿生殖膈上筋膜和尿生殖膈下筋膜**。

尿生殖膈上、下筋膜与其间的会阴深横肌和尿道膜部括约肌（女性为尿道阴道括约肌）构成**尿生殖膈**（图 7-17）。此膈封闭尿生殖三角，位于盆膈前部的下面，有加强盆膈的作用。

（三）坐骨肛门窝

坐骨肛门窝 ischioanal fossa 又称**坐骨直肠窝**（图 7-16、7-19），位于坐骨结节与肛管之间，为尖向上的楔形腔隙。外侧壁为坐骨结节、闭孔内肌及其筋膜，内侧壁为肛门外括约肌及盆膈下面。前界至尿生殖膈后缘，后界为臀大肌下缘。窝内充满脂肪，并有至会阴的血管、神经通行。此窝好发肛门周围脓肿。

［附］　腹　　膜

腹膜 peritoneum（图 7-21）是衬于腹壁、盆壁内面和覆盖于腹腔、盆腔脏器表面的一层浆膜。衬覆于腹壁、盆壁内面的腹膜称**壁腹膜**，覆盖于腹腔、盆腔脏器表面的腹膜称**脏腹膜**。脏、壁两层腹膜互相移行，共同围成不规则的潜在性腔隙，称为**腹膜腔** peritoneal cavity，腔内有少量浆液。男性的腹膜腔是密闭的，但女性的腹膜腔可经输卵管、子宫和阴道与外界相通。正常情况下，子宫颈管内的黏液栓起着封闭作用，防止感染向腹膜腔扩散。精子穿入、月经和分娩时，黏液栓的屏障作用减弱或丧失，感染可扩散至腹膜腔，导致腹膜炎。

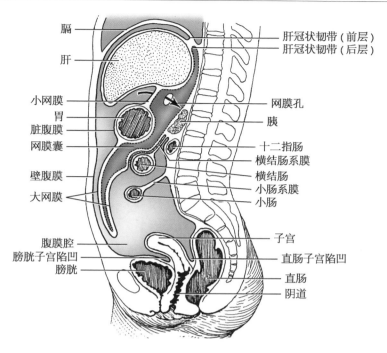

图 7-21　腹膜腔矢状切面模式图（女性）

　　腹膜具有保护、支持、分泌、吸收、防御和修复等功能。在壁腹膜与脏腹膜之间或脏腹膜之间互相移行，形成网膜、系膜和韧带等，对脏器起着支持和固定的作用。腹膜分泌少量浆液，可减少脏器活动时腹膜的摩擦。腹膜能吸收腹膜腔的液体。严重的腹膜炎时，腹膜吸收大量毒性物质，可导致感染性休克。膈下区腹膜的吸收能力比下腹部和盆部的腹膜强，故腹膜炎时或手术后让患者多采取半卧位，以减缓腹膜对渗出液的吸收。炎症或外伤时，腹膜产生大量纤维蛋白，使局部组织或器官粘连，从而防止感染扩散和修复病变组织。但是，严重粘连可影响胃肠运动，甚至引起肠梗阻。

一、腹膜与腹腔、盆腔脏器的关系

　　依据脏器表面被腹膜覆盖范围的大小，将腹腔、盆腔脏器分为 3 类，即腹膜内位、间位和外位器官（图 7-22）。

　　（一）腹膜内位器官

　　为表面几乎全由腹膜包被的器官，有胃、十二指肠始端和终端、空肠、回肠、盲肠、阑尾、横结肠、乙状结肠、脾、卵巢和输卵管等。

　　（二）腹膜间位器官

　　为表面大部分由腹膜覆盖的器官，有肝、胆囊、升结肠、降结肠、直肠上段、子宫和充盈的膀胱等。

　　（三）腹膜外位器官

　　为仅一面被腹膜覆盖的器官，有十二指肠的降部、水平部和升部，直肠下段，胰，肾，肾上腺，输尿管和空虚的膀胱等。

　　脏器与腹膜的关系具有重要的临床意义。如对腹膜外位器官的肾、输尿管或腹膜间位器官的膀胱施行手术，可不经腹膜腔，在腹膜腔外进行，以避免腹膜腔感染和术后脏器粘连。对腹膜内位器官作手术，则必须打开腹膜腔。

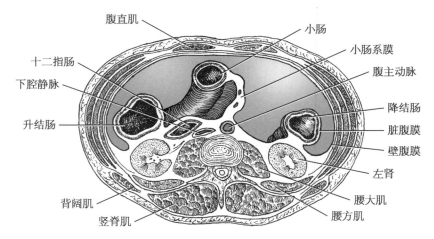

图 7-22　腹膜与脏器的关系示意图（平第 2 腰椎横切面）

二、腹膜形成的结构

在壁腹膜与脏腹膜之间或脏腹膜之间互相反折移行处，腹膜形成网膜、系膜、韧带等结构，对脏器起支持和固定作用。大多也是血管、神经等进出脏器的途径。

（一）网膜

网膜为连于胃的双层腹膜结构，包括小网膜和大网膜。

1. **小网膜** lesser omentum（图 7-21、7-23）　是由肝门至胃小弯和十二指肠上部的双层腹膜结构。从肝门连于胃小弯的部分称**肝胃韧带**，内有胃左、右血管等。从肝门连于十二指肠上部的部分称**肝十二指肠韧带**，其右缘游离，后方为网膜孔。此韧带内有胆总管、肝固有动脉和肝门静脉。

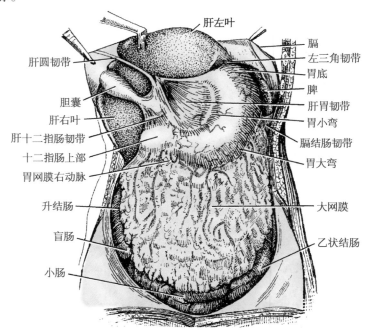

图 7-23　网膜

2. **大网膜** greater omentum（图 7-21、7-23）　形似围裙覆盖于腹腔脏器表面。由 4 层腹膜构成，前两层由胃前、后壁的腹膜自胃大弯下延至下腹部，继而反折向上形成后两层，至横结肠与横结肠的腹膜及横结肠系膜相连。大网膜前两层内近胃大弯处有胃网膜左、右血管。成人大网膜前两层和后两层常粘连，而前两层连于胃大弯和横结肠之间的部分常又称**胃结肠韧带**。大网膜呈网状，富有血管、淋巴管、脂肪和巨噬细胞，活动度大，有重要防御功能，可包围炎性病灶，使炎症局限。小儿的大网膜较短，故阑尾炎穿孔或下腹部炎症时，容易扩散为弥漫性腹膜炎。

3. **网膜囊** omental bursa（图 7-21、7-24）　是位于小网膜和胃后方的扁窄间隙，又称**小腹膜腔**，腹膜腔的其余大部分称**大腹膜腔**。网膜囊的前壁为小网膜、胃后壁和大网膜的前两层；后壁为大网膜后两层、横结肠及其系膜以及覆盖在胰、左肾、左肾上腺处的腹膜；上壁为肝的尾状叶和膈下面的腹膜；下壁为大网膜前两层和后两层的反折部；左壁为脾、胃脾韧带和脾肾韧带；右侧经网膜孔通大腹膜腔。**网膜孔** omental foramen 约在第 12 胸椎至第 2 腰椎前方的范围内，其上界为肝尾状叶，下界为十二指肠上部，前界为肝十二指肠韧带右缘，后界为覆盖在下腔静脉表面的腹膜。网膜孔是网膜囊通向大腹膜腔的唯一通道，当胃后壁穿孔或网膜囊内感染积脓时，可经网膜孔流入腹膜腔的其他部位，引起炎症扩散。但由于网膜孔的位置较高，积液流出困难，早期常局限在囊内，给诊断带来一定的困难。

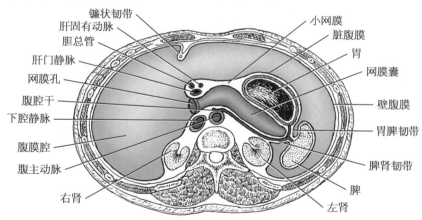

图 7-24　经网膜孔腹膜腔横断面

（二）系膜

系膜（图 7-21、7-22、7-25）是将一些腹膜内位器官悬系于腹壁、盆壁或其他结构上的双层腹膜结构，内含出入该器官的血管、淋巴管和神经以及淋巴结等。

1. **肠系膜** mesentery　呈扇形，将空肠、回肠悬系固定于腹后壁，其附着于腹后壁的部分称为**肠系膜根**，长约 15 cm，自第 2 腰椎左侧斜向右下至右骶髂关节的前方。肠系膜内含有肠系膜上动脉及其分支、肠系膜上静脉及其属支、神经、淋巴管、淋巴结等。肠系膜长而宽阔，故空肠、回肠具有较大的活动度。有时可发生肠系膜扭转。

2. **阑尾系膜** mesoappendix　呈三角形，将阑尾系连于肠系膜下端。阑尾的血管行于该系膜的游离缘内。

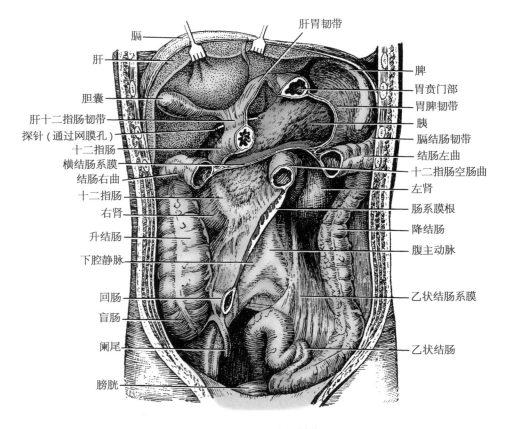

图 7-25　腹膜形成的结构

3. **横结肠系膜** transverse mesocolon　将横结肠悬连于腹后壁,其根部从右向左依次跨过十二指肠降部、胰头、胰体和左肾的前方。系膜内含有中结肠血管等。

4. **乙状结肠系膜** sigmoid mesocolon　将乙状结肠系于左髂窝和盆壁,内含有乙状结肠血管和直肠上血管等。此系膜较长,乙状结肠活动性大,但易发生扭转。

（三）韧带

韧带是连接腹壁、盆壁与脏器之间或连接相邻脏器之间的腹膜结构。多数是双层腹膜,少数为单层腹膜,对脏器有固定作用。

1. 肝的韧带（图 4-23、7-21）　除前述的肝胃韧带、肝十二指肠韧带外,有镰状韧带、冠状韧带和左、右三角韧带。**镰状韧带**是自腹前壁和膈的下面移行至肝上面的双层腹膜结构,呈矢状位,其前端游离缘内含有肝圆韧带。**冠状韧带**是自膈的下面移行至肝上面的呈冠状位的双层腹膜结构。**左、右三角韧带**为冠状韧带的前、后层在左、右两端愈合而成。

2. 脾的韧带（图 7-24、7-25）　**胃脾韧带**为连于胃底和胃大弯上部与脾门之间的双层腹膜结构,内含胃短血管及胃网膜左血管的起始段。**脾肾韧带**为脾门至左肾前面的双层腹膜结构,内有脾血管及胰尾。脾肾韧带的上部称**膈脾韧带**。

3. 胃的韧带　除前述的肝胃韧带、胃脾韧带、胃结肠韧带外,还有胃贲门左侧和食管腹段连于膈下面的**胃膈韧带**。

此外,在膈与结肠左曲之间连有**膈结肠韧带**（图 7-25）。

（四）皱襞、隐窝和陷凹

1. **腹后壁的皱襞和隐窝**　多见于十二指肠空肠曲、盲肠和乙状结肠系膜附近。腹膜皱襞围成隐窝，如位于十二指肠空肠曲和腹主动脉左侧的**十二指肠上、下隐窝**等。**肝肾隐窝** hepatorenal recess 位于肝右叶与右肾之间，仰卧时是腹膜腔的最低点。

2. **腹前壁的皱襞和隐窝**　腹前壁下部内面的腹膜形成 5 条皱襞（图 7-26），即脐与膀胱尖之间有**脐正中襞**，内含脐尿管闭锁后形成的**脐正中韧带（脐尿管索）**；脐正中襞的两侧为一对**脐内侧襞**，内含脐动脉闭锁后形成的**脐内侧韧带（脐动脉索）**；最外侧一对为**脐外侧襞**，内含腹壁下动、静脉。在上述 5 条皱襞下端之间有 3 对窝，由内侧向外侧为脐正中襞两侧的**膀胱上窝**，脐内、外侧襞之间的**腹股沟内侧窝**和脐外侧襞外侧的**腹股沟外侧窝**。腹股沟内、外侧窝分别与腹股沟管浅环和腹股沟管深环相对，腹股沟内侧窝下方的凹陷称**股凹**。

3. **盆腔中的陷凹**　男性在直肠与膀胱之间有**直肠膀胱陷凹** rectovesical pouch（图 4-21）。女性在膀胱与子宫之间有**膀胱子宫陷凹** vesicouterine pouch，直肠与子宫之间有**直肠子宫陷凹** rectouterine pouch（图 7-8、7-10、7-21），后者又称 **Douglas 腔**。站或坐立时，直肠膀胱陷凹和直肠子宫陷凹是腹膜腔的最低部位，腹膜腔的炎性渗出液或血液易积存在其中。

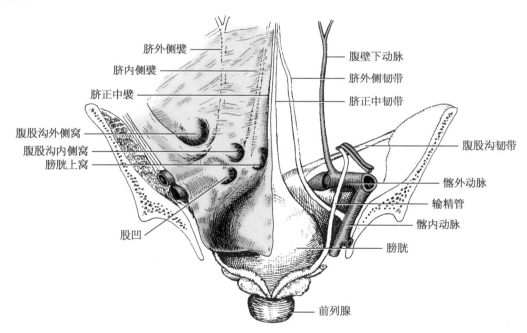

图 7-26　腹前壁内面的腹膜皱襞和隐窝

（张晓明）

第三篇 脉管系统

脉管系统包括心血管系统和淋巴系统,是一套封闭的连续管道系统,血液和淋巴液在管道内循环流动,不断把消化器官吸收的营养物质、肺吸收的氧输送到全身各器官的组织和细胞,同时将组织和细胞的代谢产物如二氧化碳、尿素等运送至肺、肾和皮肤等排出体外,保证人体新陈代谢的正常进行。内分泌腺产生的激素也通过脉管系统输送到相应的器官,发挥调节作用。此外,脉管系统对于维持机体内环境的理化特性和机体防御功能有着重要作用。

第八章 心血管系统

第一节 总 论

一、心血管系统的组成

心血管系统 cardiovascular system 由心、动脉、毛细血管和静脉组成。**心**是肌性器官,由左、右心房和左、右心室组成。心房连接大静脉,接受回心血液。心室连接大动脉,将血液射入动脉。心肌收缩和舒张,即心的搏动,是驱使血液在心血管系统内循环的动力。**动脉**是将心室射出的血液送往全身各处的血管,在行程中反复分支,越分越细,最后移行为毛细血管。主动脉和肺动脉干及其主要大的分支称大动脉,小动脉的直径小于 1 mm,其余的动脉称中动脉。**毛细血管**连接于小动脉与小静脉之间,呈网状,管径为 $6 \sim 8\ \mu m$。除软骨、角膜、晶状体、毛发、上皮和牙实质等处外,毛细血管遍布全身各处。毛细血管内血流缓慢,仅为主动脉血流速度的 1/800。毛细血管壁非常薄,有一定的通透性,有利于血液和组织液之间的物质交换。**静脉**是引导血液回心的血管,起于毛细血管静脉端,在向心行程中逐渐汇成小、中、大静脉,最后注入心房。

二、血液循环途径

血液由心搏出,经动脉进入毛细血管,再经静脉回流入心,如此循环不息。血液循环途径可分为相互衔接的体循环和肺循环(图 8-1)。

1. **体循环** 又称**大循环**。当心室收缩时,富含营养物质和氧的鲜红色动脉血自左心室射入主动脉,经主动脉的各级分支到达全身毛细血管。在此处血液与组织进行物质交换,血液中的营养物质和氧进入组织和细胞,组织和细胞的代谢产物进入血液。血液变为二氧化碳含量较多的暗红色静脉血,经各级静脉属支向心流动,最后经上、下腔静脉和心冠状窦注入右心房。

2. **肺循环** 又称**小循环**。从体循环注入右心房的静脉血流入右心室。当心室收缩时,血液从右心室射入肺动脉,经肺动脉的各级分支到达肺泡壁的毛细血管网,在此处进行气体交换,排出二氧化碳,吸收新鲜氧气,使静脉血变为含氧丰富的动脉血,经肺静脉注入左心房。沿肺循环注入左心房的血液再流入左心室。

心腔由中隔分为两半,右半心接受和输送静脉血,左半心接受和输送动脉血,动、静脉血完全分流。体循环起自左心室,止于右心房。肺循环起自右心室,止于左心房。肺循环的动脉内含有静脉血,静脉内含有动脉血。

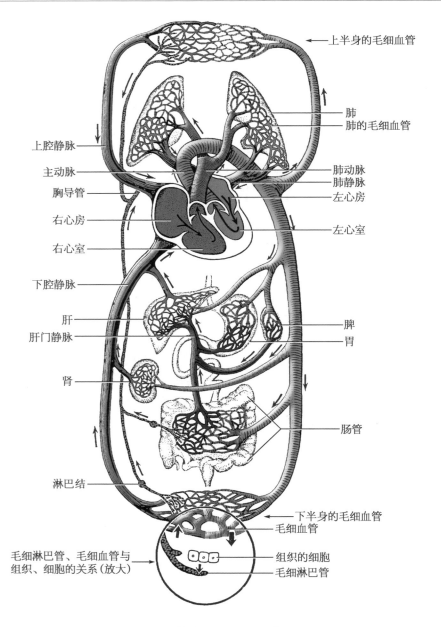

上半身的毛细血管

肺
肺的毛细血管

上腔静脉

主动脉

胸导管

右心房

右心室

下腔静脉

肝

肝门静脉

肾

肺动脉
肺静脉
左心房

左心室

脾
胃

肠管

淋巴结

下半身的毛细血管
毛细血管

毛细淋巴管、毛细血管与
组织、细胞的关系（放大）

组织的细胞
毛细淋巴管

图 8-1　体循环和肺循环示意图

第二节　心

　　心 heart 是一个中空的肌性纤维性器官。作为心血管系统的动力泵,心节律性地收缩和舒张,驱使血液循环流动。

一、心的位置

心位于胸腔的中纵隔内,外裹以心包。心约2/3位于正中矢状面的左侧,1/3位于右侧。前方对向胸骨体和第2~6肋软骨,后方平对第5~8胸椎,并与食管、迷走神经和胸主动脉等相邻。后上部连接出入心的大血管,下方邻膈,两侧与纵隔胸膜和肺相邻(图8-2)。

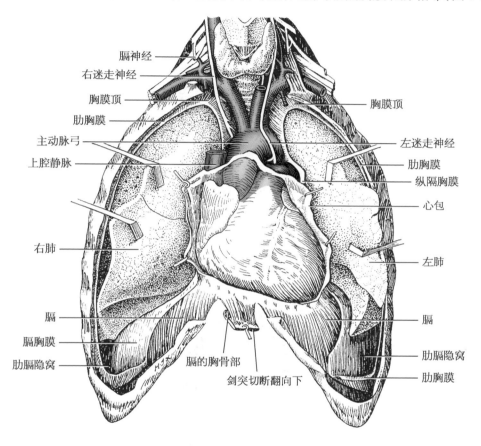

图8-2 心的位置

二、心的外形

心稍大于本人的拳头。成人男性心重约为284 g(240~350 g),女性258 g(220~280 g)。心脏的大小和重量可因年龄、身高、体重、体力活动等因素差异较大。心呈前后略扁的圆锥体,斜向左前下方,长轴与正中矢状面呈45°,并依顺时针方向有一定的旋转,故右半心位于右前方,左半心位于左后方。心表面有1尖、1底、4面和4条沟,并划分左、右心房和左、右心室4部(图8-3)。

心尖 cardiac apex 朝向左前下方,由左心室构成,呈圆钝游离状,其位置平对左侧第5肋间隙锁骨中线内侧1~2 cm(距前正中线7~9 cm)处。活体上在此处可触及心尖搏动。

心底 cardiac base 朝向右后上方,大部分由左心房,小部分由右心房构成。左心房两侧有左、右两对肺静脉注入,右心房有上腔静脉和下腔静脉注入。在心底前方,肺动脉干起于右心室,行向左上方。升主动脉起于左心室,在肺动脉干后方行向右上方。

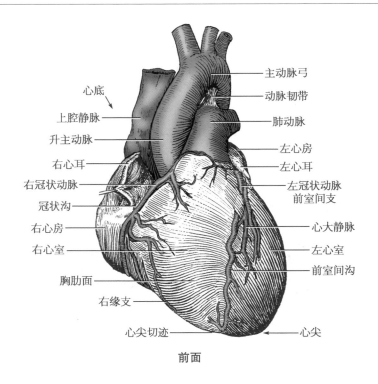

前面

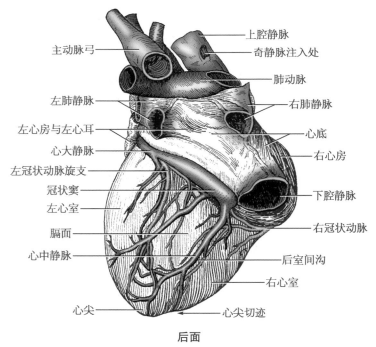

后面

图 8-3　心的外形和血管

　　心的**胸肋面**（**前面**）朝向前上方，大部分由右心房和右心室构成，小部分由左心室和左心房的左心耳构成。此面虽称胸肋面，但大部分隔心包被胸膜和肺的前缘遮盖，只有下方一个小三角形区域与胸骨下部和左侧第 4 ~ 6 肋软骨相邻。临床上进行心内注射多在胸骨左缘第 4 肋间隙进针,可避免损伤胸膜和肺。

心的**肺面**,即左、右侧面,隔心包及纵隔胸膜与肺的纵隔面相邻。

心的**膈面(下面)**朝向后下方,大部分由左心室、小部分由右心室构成。

在近心底处,有一近似环形的**冠状沟** coronary sulcus,在前方被肺动脉干所中断。冠状沟是心房和心室的分界。在心的胸肋面和膈面各有一条纵行的沟,从冠状沟向前下至心尖稍右侧,分别称**前室间沟**和**后室间沟**,它们是左、右心室的分界。前、后室间沟在心尖右侧会合,形成**心尖切迹**。在心底,右肺静脉末端右前方的浅沟称**房间沟**,是左、右心房的分界。冠状沟、后室间沟和房间沟的交界处称**房室交点**,为临床上常用的标志。冠状沟和前、后室间沟有血管和脂肪组织填充。

三、心腔的形态

心分为 4 个腔,与外形的左、右心房和左、右心室一致。同侧心房与心室间借房室口相通,但左、右心房和左、右心室之间分别被房间隔和室间隔隔开,互不相通。

（一）右心房

右心房 right atrium（图 8-4）位于最右侧,壁厚约 2 mm。右心房外面右缘的纵行浅沟称**界沟**,此沟与右心房内面的**界嵴**相对应。右心房借界沟和界嵴分为前、后两部,即固有心房和腔静脉窦。右心房前下方有右房室口与右心室相通。

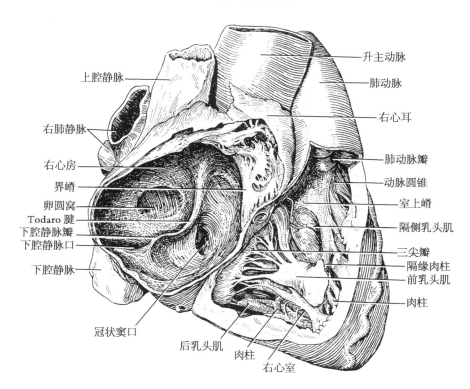

图 8-4　右心房和右心室

　　1. **腔静脉窦**　由胚胎时期的静脉窦发育而来。内面光滑,上、下方分别有**上腔静脉口**和**下腔静脉口**。下腔静脉口前缘有下腔静脉瓣,此瓣在胚胎时期较大,具有引导血液经卵圆孔流向左心房的作用。在下腔静脉口与右房室口之间有**冠状窦口**,此口的下缘有冠状窦瓣。

　　2. **固有心房**　由原始心房发育而来。前上部的锥体形盲囊突出部称**右心耳**,遮盖主动脉根部。内面有许多平行的肌性隆起称**梳状肌**,起自界嵴,行至右心耳,在该处交织成网状。心功能障碍时,血流缓慢,易在右心耳形成血栓。

　　右心房的后内侧壁为房间隔,此隔下部有一浅凹称**卵圆窝** oval fossa,是胚胎时期卵圆孔闭合后的遗迹。生后卵圆孔不闭合引起的房间隔缺损是常见的先天性心脏病之一。在心内膜下有一 **Todaro 腱**,起自下腔静脉瓣内侧角,斜向前上方,于冠状窦口和卵圆窝之间穿入房间隔,续于右纤维三角。Todaro 腱、冠状窦口前内缘和三尖瓣隔侧尖附着缘围成 **Koch 三角**triangle of Koch,此处心内膜深面有房室结。

　　(二)右心室

　　右心室 right ventricle(图 8-4)位于右心房的左前下方,壁厚 3 ~ 4 mm。右心室以室上嵴为界分为流入道和流出道两部分。**室上嵴**是右房室口和肺动脉口之间的室壁弓形隆起。

　　1. **流入道**　从右房室口至心尖。**右房室口**的大小可容纳 3 个指尖,口周缘附有**三尖瓣** tricuspid valve(**右房室瓣**)。三尖瓣由呈三角形的**前尖、后尖**和**隔侧尖**构成,瓣底附着于右房室口处的纤维环,瓣尖游离缘借数条细丝状的**腱索**与乳头肌相连。**乳头肌**是从室壁突向室腔的锥状肌束,根据其位置分为前、后和隔侧 3 组,每个乳头肌尖端的腱索分别连于相邻的两个瓣尖。当心室收缩时,血液推动瓣膜关闭房室口,同时由于乳头肌的收缩、腱索的牵拉,使瓣膜不致翻向心房,从而防止血液反流入右心房。室壁上有许多交错排列的肌隆起,称**肉柱**,其中连于室间隔和前乳头肌根部之间的肉柱称**隔缘肉柱(节制索)**,内有右束支通过。

　　2. **流出道**　又称**动脉圆锥**或**漏斗部**,位于流入道的左上方,腔面光滑无肉柱,经**肺动脉口**通肺动脉干。在肺动脉口周缘附有**肺动脉瓣** pulmonary valve,此瓣由 3 个半月形瓣膜构成(图 8-7)。心室收缩时,肺动脉瓣开放,血液射入肺动脉。心室舒张时,肺动脉瓣关闭,防止血液反流。

　　(三)左心房

　　左心房 left atrium(图 8-5)位于右心房的左后方,壁厚约 3 mm。左心房后部由肺静脉近端发育形成,腔面光滑,两侧各有两个**肺静脉口**。**左心耳**由胚胎时期的左心房发育而来,突向右前方,遮盖肺动脉干根部,内有梳状肌。左心房前下部有左房室口与左心室相通。

　　(四)左心室

　　左心室 left ventricle(图 8-5)位于右心室的左后方,壁厚 9 ~ 12 mm,约为右心室壁厚的2 ~ 3倍。左心室以二尖瓣的前瓣为界分为流入道和流出道。

　　1. **流入道**　自左房室口至心尖。**左房室口**小于右房室口,可容纳两个指尖,口周缘附有**二尖瓣** bicuspid valve(**左房室瓣**)。二尖瓣由呈近似三角形的**前尖**和**后尖**构成,瓣底附于左房室口处的纤维环,瓣尖游离缘借腱索连于乳头肌。左心室的乳头肌分为前、后两组,分别位于左心室的前、后壁上,其功能与右心室相同。室壁上也有肉柱。

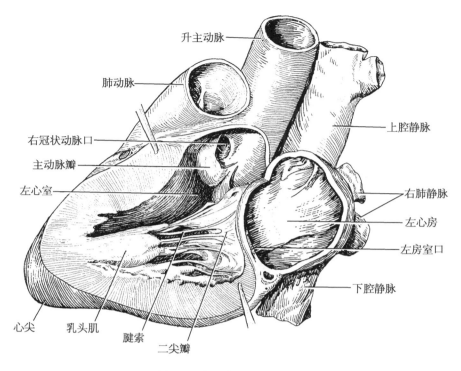

升主动脉

肺动脉

右冠状动脉口

主动脉瓣

左心室

上腔静脉

右肺静脉

左心房

左房室口

下腔静脉

心尖　乳头肌　腱索　二尖瓣

图 8-5　左心房和左心室

2. 流出道　又称**主动脉前庭**,腔面平滑无肉柱,向右上方经**主动脉口**通主动脉。主动脉口周缘附有由 3 个半月形瓣膜构成的**主动脉瓣** aortic valve(图 8-7),其形态和功能与肺动脉瓣相同。各瓣膜相对应的主动脉壁向外膨出,与瓣膜共同围成**主动脉窦**。在**左、右窦**的主动脉壁上,分别有左、右冠状动脉的开口。

四、心的构造

(一) 心壁的构造

心壁由心内膜、心肌层和心外膜构成。**心内膜**衬于心房和心室内面,与大血管的内膜连续。心瓣膜是由心内膜折叠成双层,中间夹有薄层致密结缔组织所构成。**心肌层**(图 8-6)为心壁的主体,由心肌纤维构成。心室肌比心房肌厚,左心室肌层尤为发达。心房肌和心室肌分别附着于房室口周围的纤维环上,两者不相连续,故心房肌和心室肌可以分别收缩和舒张。心室肌分为 3 层,浅层肌纤维斜行,在心尖处捻转形成心涡,转入深层移行为纵行肌。中层肌纤维为环形,为各心室所固有。**心外膜**即浆膜心包的脏层,被覆于心肌层表面。

(二) 房间隔和室间隔

1. 房间隔 interatrial septum　由两层心内膜中间夹结缔组织和少量心肌构成。房间隔较薄,特别是卵圆窝处。

2. 室间隔 interventricular septum　大部分较厚,由心肌及表面的心内膜构成,称**肌部**。室间隔上份的中部薄而缺乏心肌,称**膜部**。三尖瓣的隔侧尖附着于膜部,故膜部又借隔侧尖分为房室部和室间部,**房室部**位于右心房和左心室之间;**室间部**位于左、右心室之间,是室间隔缺损的好发部位(图 8-7、8-9)。

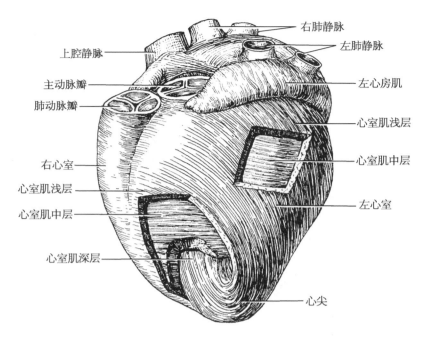

图 8-6　心肌层

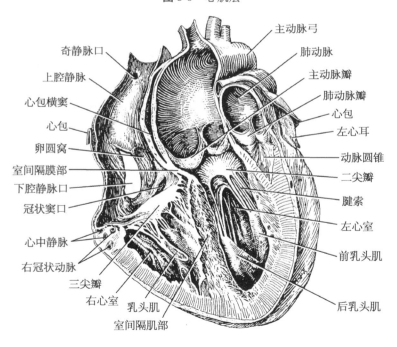

图 8-7　室间隔

（三）纤维支架

　　心的纤维支架由致密结缔组织构成,包括纤维环和纤维三角等(图 8-8)。**纤维环**分别环绕左、右房室口和肺、主动脉口,供瓣膜、心房肌和心室肌附着。**左、右纤维三角**位于主动脉口与左、右房室口之间。右纤维三角内有房室束通过,当结缔组织变性硬化时,可压迫房室束,引起房室传导阻滞。

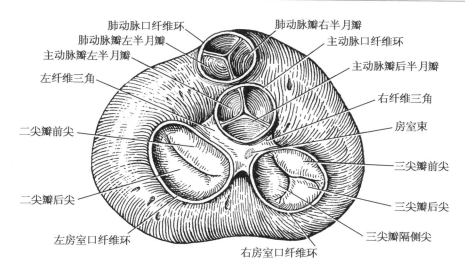

肺动脉口纤维环
肺动脉瓣左半月瓣
主动脉瓣左半月瓣
左纤维三角
二尖瓣前尖
二尖瓣后尖
左房室口纤维环
右房室口纤维环
肺动脉瓣右半月瓣
主动脉口纤维环
主动脉瓣后半月瓣
右纤维三角
房室束
三尖瓣前尖
三尖瓣后尖
三尖瓣隔侧尖

图 8-8 心的纤维支架和瓣膜

五、心的传导系

心的传导系位于心壁内,由特殊分化的心肌细胞构成,其功能是产生并传导冲动,使心房肌和心室肌按正常节律有顺序地收缩、舒张。心传导系包括窦房结、结间束、房室结、房室束及其分支、浦肯野纤维(Purkinje fiber)网(图 8-9)。

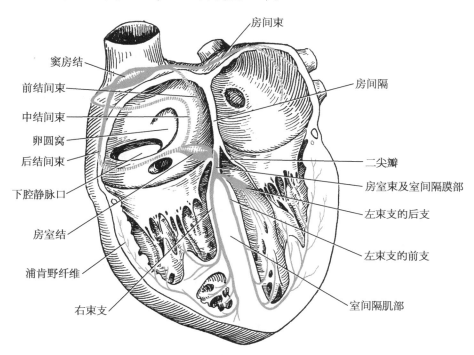

房间束
窦房结
前结间束
中结间束
卵圆窝
后结间束
下腔静脉口
房室结
浦肯野纤维
右束支
房间隔
二尖瓣
房室束及室间隔膜部
左束支的后支
左束支的前支
室间隔肌部

图 8-9 房间隔、室间隔和传导系

（一）窦房结

窦房结 sinuatrial node 是心的正常起搏点,位于上腔静脉与右心房交界处、界沟上端的心外膜深面,呈长椭圆形。窦房结发出的冲动传至心房肌,使心房收缩,同时经结间束传至房室结。

（二）结间束

研究资料表明,心房的一些心肌细胞具有特殊电生理性能,构成前、中、后 3 条**结间束**,将窦房结的冲动传至房室结。

（三）房室结

房室结 atrioventricular node 位于 Koch 三角的心内膜深面,呈扁椭圆形。房室结将来自窦房结的冲动传向心室。正常情况下房室结不产生冲动,但在窦房结的冲动产生或结间束的冲动传导障碍时可产生冲动,导致心律失常。

（四）房室束

房室束又称 **His 束**,起自房室结,穿过右纤维三角,沿室间隔膜部后下缘前行,至室间隔肌部的顶端分为左、右束支。

（五）左、右束支和浦肯野纤维网

左束支呈扁带状,沿室间隔左侧的心内膜深面下行,分为前、后两支,分别至左心室前、后壁,再分支达乳头肌根部,交织形成**浦肯野纤维网**,分布于乳头肌和左心室肌。

右束支呈圆索状,沿室间隔右侧的心内膜深面下行,经隔缘肉柱达前乳头肌根部,再分散成浦肯野纤维网,分布于乳头肌和右心室肌。

六、心的血管

（一）动脉

心的动脉包括左、右冠状动脉(图 8-3)。冠状动脉粥样硬化引起动脉阻塞时,可出现心绞痛,严重时导致心肌梗死。

1. **左冠状动脉** left coronary artery　起于主动脉左窦,经左心耳和肺动脉干之间沿冠状沟左行,随即分为前室间支和旋支。

（1）**前室间支**:在前室间沟内下行,绕过心尖切迹至后室间沟,与右冠状动脉的后室间支吻合。前室间支分布于左心室前壁、部分右心室前壁和室间隔的前 2/3 部。约 50% 病人的心肌梗死是由前室间支阻塞所致。

（2）**旋支**:沿冠状沟左行,绕过心左缘至膈面,分支分布于左心室的左壁、下壁以及左心房。旋支发出较为恒定的**左缘支**,沿心左缘下行至心尖。

2. **右冠状动脉** right coronary artery　起于主动脉右窦,经右心耳与肺动脉干之间入冠状沟,行向右下方,绕过心右缘至膈面,至房室交点处分为后室间支和左室后支。

（1）**后室间支**:沿后室间沟下行,常在后室间沟下 1/3 处与前室间支吻合。后室间支分布于左、右心室下壁和室间隔后 1/3 部。

（2）**左室后支**:沿冠状沟左行,与左冠状动脉的旋支吻合,分布于左心室下壁。

（3）**右缘支**:自右冠状动脉发出,沿心下缘左行。左、右缘支常作为冠状动脉造影时辨认分支的重要标志。

窦房结动脉起自右冠状动脉(60%)或左冠状动脉旋支(40%),分布于窦房结和心房肌。**房室结动脉**在房室交点处起自右冠状动脉(91%)或左冠状动脉旋支(8%),分布于房室结区。

冠状动脉的主干或分支在行程中可有一段穿经心肌,此段动脉称**壁动脉**。覆盖于动脉表面的心肌称**心肌桥**。壁动脉的出现率约为 67% 。冠状动脉手术时,应注意壁动脉的存在。

（二）静脉

心的静脉血绝大部分经冠状窦回流入右心房,少量直接注入心腔(图 8-3)。

1. **冠状窦** coronary sinus　位于心膈面的冠状沟内,以冠状窦口开口于右心房。冠状窦的属支包括心大、中、小静脉。

（1）**心大静脉**:与左冠状动脉的前室间支伴行,向上至冠状沟,再左绕至心膈面,注入冠状窦左端。

（2）**心中静脉**:与右冠状动脉的后室间支伴行,注入冠状窦右端。

（3）**心小静脉**:与右冠状动脉伴行,向左行,注入冠状窦右端。

2. **心前静脉**　多为 2~3 支,起于右心室前壁,向上跨越冠状沟,直接开口于右心房。

3. **心最小静脉**　位于心壁内,直接开口于各心腔。

七、心包

心包 pericardium(图 8-10)为包裹心和大血管根部的圆锥形囊,可分为纤维心包和浆膜心包。

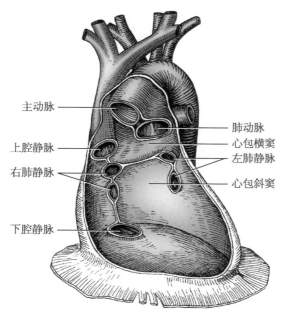

图 8-10　心包

1. **纤维心包**　是坚韧的结缔组织囊,上方与大血管外膜移行,下方附着于膈的中心腱。

2. **浆膜心包**　分壁、脏两层,壁层紧贴于纤维心包内面,脏层贴于心肌层表面,即心外膜。壁层与脏层在大血管的根部相互移行,围成**心包腔** pericardial cavity。内含少量浆液,起润滑作用,可减少心搏动时的摩擦。浆膜心包在一定部位反折形成的间隙称**心包窦**。**心包**

横窦位于升主动脉、肺动脉干的后面与上腔静脉、左心房的前面之间。**心包斜窦**位于左心房后壁与心包后壁之间,左侧界是左肺静脉根部,右侧界是右肺静脉和下腔静脉的根部。**心包前下窦**位于浆膜心包的前壁与下壁的转折处。心和大血管根部手术时,可在心包横窦或斜窦处钳夹血管,以暂时阻断血流。心包前下窦为心包腔穿刺的适宜部位。心包腔穿刺一般在左侧第5肋间隙心浊音界内侧2 cm处或左剑肋角处进针,以免损伤胸膜和胸廓内动脉。

八、心的体表投影

心在胸前壁的体表投影可用下列4点的连线来表示(图8-11):①左上点,在左侧第2肋软骨下缘,距胸骨左缘约1.2 cm处。②右上点,在右侧第3肋软骨上缘,距胸骨右缘约1 cm处。③右下点,在右侧第6胸肋关节点。④左下点,在左侧第5肋间隙锁骨中线内侧1~2 cm处。左、右上点的连线为心上界,左、右下点的连线为心下界,右上、下点间向右微凸的连线为心右界,左上、下点间向左微凸的连线为心左界。了解心左、右界的正常位置,对检查和判断心是否扩大有参考价值。

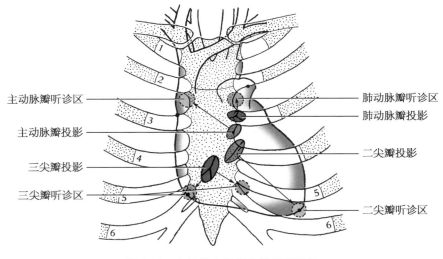

主动脉瓣听诊区　　肺动脉瓣听诊区
主动脉瓣投影　　　肺动脉瓣投影
三尖瓣投影　　　　二尖瓣投影
三尖瓣听诊区　　　二尖瓣听诊区

图8-11　心的体表投影和瓣膜听诊区

第三节　动　脉

将心射出的血液向全身各器官、组织输送的血管称**动脉** artery。从左心室发出的主动脉及其分支输送含氧较多的动脉血,而从右心室发出的肺动脉及其分支输送含二氧化碳较多的静脉血。通过平滑肌的收缩和舒张,动脉推动血液不断流动。与静脉相比,动脉的管壁较厚,弹性较大,并随心跳而搏动。动脉内血压高,血流快。

从动脉干发出至器官的一段动脉称器官外动脉,进入器官的动脉称器官内动脉。动脉在器官内、外的分布具有以下规律。

1. 动脉的总体分布与人体的基本结构相适应　①动脉多呈对称性分布。②动脉分布具有局部性,局部动脉干的分支分布于该局部的器官和组织。个别器官在胚胎时期转移至另一个局部,其血管起源保持不变(如睾丸动脉)。③躯干动脉的分支包括壁支和脏支,壁支多呈节段性分布(如肋间后动脉和腰动脉等)。

2. 器官外动脉的行程与维持血流通畅和稳定相适应 ①动脉干多位于身体的屈侧或深部,并多与骨的长轴平行,故较少受牵张和压迫。②两动脉干之间可借**交通支**吻合,不同动脉分支间可形成**动脉网**(如关节网)、**动脉弓**(如手、足和肠管的动脉弓)或**动脉环**(如大脑动脉环)。动脉主干近侧和远侧的侧支间可形成**侧支吻合**,动脉主干阻塞时,吻合支代偿性增粗,从而建立**侧支循环**,保证远侧组织或器官的血液供应。

3. 器官内动脉的分布与器官的形态结构相适应 ①实质性器官的动脉通常由"门"进入器官内,分布形式有放射型(如肝、肾和肺等)、纵行型(如肌肉)和辐辏型(如骨骺)。②空腔性器官的动脉分布形式有纵行型(如输尿管)、横行型(如肠管)和放射型或辐辏型(如脑和脊髓)。③一般器官内动脉各分支间有广泛的吻合,但视网膜、脾和肾等器官内动脉分支间以及脑动脉中央支间缺少吻合,冠状动脉分支间的吻合也不丰富,这些动脉的分支称**终动脉**,如发生阻塞,可导致供血区缺血坏死。某些部位的器官内小动脉与小静脉直接相连,构成**动静脉吻合**(如指、趾、鼻、唇、耳郭、鼻腔及消化道黏膜、肾皮质和勃起组织等),其功能是调节局部血流、体温或使组织充血勃起等。

4. 各器官动脉的粗细与器官的大小和功能相适应 肾的体积虽然不大,但功能为从血中清除全身代谢废物,故肾动脉较粗大。

一、肺循环的动脉

肺动脉干 pulmonary trunk 粗而短,在左侧第3胸肋关节后方起自右心室,在升主动脉前方斜向左后上,在主动脉弓下方分为左、右肺动脉。肺动脉干全部包在心包内。

左肺动脉较细短,横行向左,沿左主支气管前方达左肺门,分两支分别进入左肺上、下叶。在左肺动脉起始部与主动脉弓下缘之间,有一纤维结缔组织索,称**动脉韧带**,是胚胎时期动脉导管的遗迹。动脉导管一般于出生后3个月内闭锁,如1年内尚未闭锁,称动脉导管未闭,是先天性心脏病的一种。

右肺动脉较粗长,横行向右,经升主动脉和上腔静脉后方达右肺门,分为3支分别进入右肺上、中、下叶。

二、体循环的动脉

体循环的动脉主干称**主动脉** aorta,起自左心室,先斜向右上,再弓形弯向左后,继而沿脊柱左前方下行,穿膈的主动脉裂孔入腹腔,至第4腰椎下缘处分为左、右髂总动脉。主动脉按行程分为升主动脉、主动脉弓和降主动脉。降主动脉又以膈的主动脉裂孔为界,分为胸主动脉和腹主动脉(图8-12)。

(一)升主动脉

升主动脉 ascending aorta 平对胸骨左缘第3肋间起自左心室,沿上腔静脉左侧向右前上方斜行,至右侧第2胸肋关节高度移行为主动脉弓,全长位于心包内。升主动脉发出左、右冠状动脉。

(二)主动脉弓

主动脉弓 aortic arch 续自升主动脉,弓形弯向左后方,跨左肺根,至第4胸椎体下缘的左前方移行为降主动脉。主动脉弓壁外膜下有丰富的游离神经末梢,属于压力感受器。主动脉弓下方近动脉韧带处有2~3个粟粒状小体,称**主动脉小球**,为化学感受器。主动脉弓

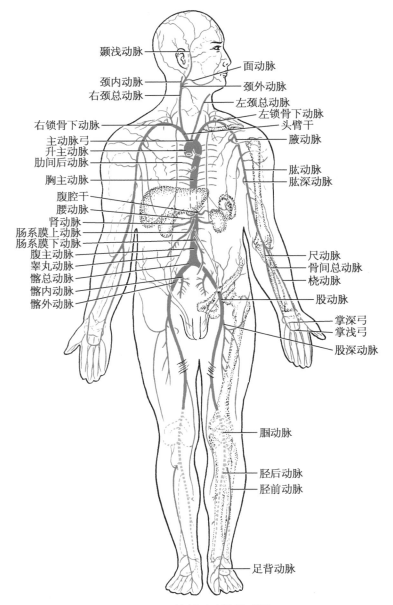

颞浅动脉

面动脉

颈内动脉

颈外动脉

右颈总动脉

左颈总动脉

左锁骨下动脉

头臂干

右锁骨下动脉

腋动脉

主动脉弓

升主动脉

肋间后动脉

肱动脉

胸主动脉

肱深动脉

腹腔干

腰动脉

肾动脉

肠系膜上动脉

肠系膜下动脉

尺动脉

腹主动脉

骨间总动脉

睾丸动脉

桡动脉

髂总动脉

髂内动脉

股动脉

髂外动脉

掌深弓

掌浅弓

股深动脉

腘动脉

胫后动脉

胫前动脉

足背动脉

图 8-12　体循环动脉模式图

凸侧自右向左发出头臂干、左颈总动脉和左锁骨下动脉。**头臂干**粗而短,向右上斜行,至右胸锁关节后方分为右颈总动脉和右锁骨下动脉。

1. **颈总动脉** common carotid artery　是头颈部的动脉主干。左侧的起自主动脉弓,右侧的起自头臂干。两侧颈总动脉均从胸锁关节后方入颈部,沿食管、气管和喉的两侧上行,至甲状软骨上缘高度分为颈内动脉和颈外动脉。颈总动脉、颈内静脉和迷走神经共同包于**颈动脉鞘**内。

颈总动脉末端和颈内动脉起始部膨大,称**颈动脉窦** carotid sinus,壁内有压力感受器。颈动脉窦和主动脉弓壁内的压力感受器可感受血压升高的刺激,反射性地引起心跳减慢和末梢血管扩张,从而引起血压下降。颈内、外动脉分叉处的后方有一扁椭圆形小体,借结缔组织连于动脉,称**颈动脉小球** carotid glomus,为化学感受器。颈动脉小球和主动脉小球可感受血液中二氧化碳浓度升高的刺激,反射性地引起呼吸加深、加快(图8-13)。

（1）**颈外动脉** external carotid artery（图8-14）:先位于颈内动脉的前内侧,后经其前方转至外侧,上行穿腮腺,至下颌颈处分为颞浅动脉和上颌动脉两终支。颈外动脉有以下主要分支。

1）**甲状腺上动脉** superior thyroid artery:于颈外动脉起始处发出,向前下方达甲状腺侧叶上端,分支至甲状腺上部和喉等器官。

2）**舌动脉**:平舌骨大角高度发出,走向前内侧,经舌骨舌肌深面进入舌,分支至舌、舌下腺和腭扁桃体等。

3）**面动脉** facial artery:平下颌角高度发出,向前经下颌下腺深面上行,至咬肌前缘绕下颌骨下缘到面部,再经口角和鼻翼外侧至内眦,改称**内眦动脉**。面动脉沿途分支分布于腭扁桃体、下颌下腺及面部软组织等。活体上,在咬肌前缘与下颌骨下缘交界处可触及面动脉搏动。面部出血时,可在此处压迫止血。

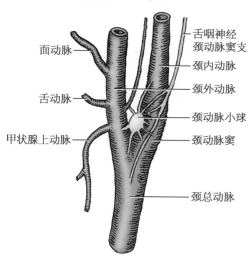

图8-13 颈动脉窦和颈动脉小球(右侧,后面)

4）**颞浅动脉** superficial temporal artery:穿腮腺上行,在外耳门前方越颧弓根至颞部皮下,分支分布于额、颞、顶部软组织,腮腺和眼轮匝肌等。活体上,在外耳门前上方颧弓根部可摸到颞浅动脉搏动。头外侧部出血时,可在此处压迫止血。

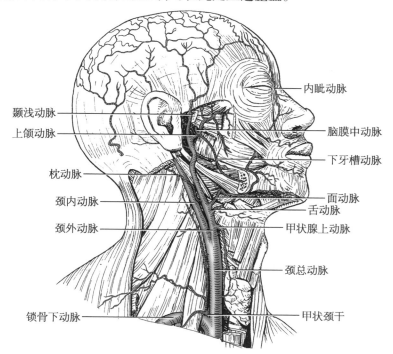

图8-14 颈外动脉及其分支

5）**上颌动脉** maxillary artery：经下颌颈内侧向前内侧行，经颞下窝进入翼腭窝。上颌动脉分支分布于硬脑膜、颅骨、咀嚼肌、鼻腔、颊部、腭扁桃体、上颌骨、下颌骨以及牙齿、牙龈等。其中，**脑膜中动脉**在下颌颈深面发出，向上穿棘孔入颅中窝，分前、后两支分布于硬脑膜和颅骨。前支粗大，经翼点内面上行，颞区骨折时易于伤及，引起硬脑膜外血肿。

另外，颈外动脉还发出**枕动脉和耳后动脉**，分布于颅顶后部、枕、项及耳后部的软组织。

（2）**颈内动脉** internal carotid artery：先在颈外动脉后外侧，继而转至其内侧，上升达颅底，经颈动脉管入颅腔。颅外无分支，在颅内分支分布于脑和视器（见中枢神经系统）。

2. **锁骨下动脉** subclavian artery（图 8-15）　是颈部和上肢的动脉主干。左侧的起自主动脉弓，右侧的起自头臂干。锁骨下动脉从胸锁关节的后方斜向外至颈根部，呈弓形经胸膜顶前方，穿斜角肌间隙至第 1 肋外侧缘，续于腋动脉。

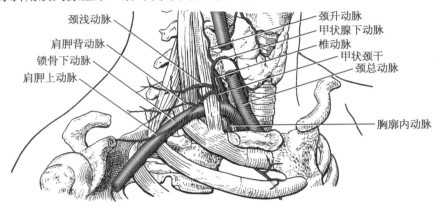

图 8-15　锁骨下动脉及其分支

（1）锁骨下动脉的主要分支：

1）**椎动脉** vertebral artery：是最大的分支，在前斜角肌内侧起自锁骨下动脉，向上穿第 6～1 颈椎横突孔，经枕骨大孔入颅腔，分支分布于脑和脊髓（见中枢神经系统）。

2）**胸廓内动脉** internal thoracic artery：发自椎动脉起点相对处，下行入胸腔，沿胸骨外侧缘约 1 横指处，贴胸前壁内面下降，至第 6 肋软骨下缘处分为**腹壁上动脉和肌膈动脉**两终支。腹壁上动脉穿膈沿腹直肌后面下行。胸廓内动脉分支分布于胸膜、胸前壁、乳房、心包、腹直肌和腹膜等。

3）**甲状颈干** thyrocervical trunk：为一短干，在椎动脉外侧发出后立即分为数支。其中**甲状腺下动脉** inferior thyroid artery 向内上行，横过颈动脉鞘后方，至甲状腺侧叶下端，分布于甲状腺、气管、喉、咽和食管等。**肩胛上动脉**向外下行，分布于冈上肌、冈下肌和肩关节等。

4）**肋颈干**：为一短干，在甲状颈干外侧发出，分布于颈深肌和第 1、2 肋间隙后部。

5）**肩胛背动脉**：起自锁骨下动脉或甲状颈干，向后外经肩胛提肌深面至背、项及上肢带肌。

锁骨下动脉向下进入上肢，依行程改称为腋动脉、肱动脉等。

（2）**腋动脉** axillary artery（图 8-16、8-17）：自第 1 肋外侧缘续自锁骨下动脉，向外下进入腋窝，至大圆肌下缘移行为肱动脉，其主要分支如下。

1）**胸肩峰动脉**：为一短干，在胸小肌上缘处起于腋动脉，立即分为数支，分布于胸大肌、胸小肌、三角肌和肩关节等。

2）**胸外侧动脉**：沿胸小肌下缘下行，分布于前锯肌、胸大肌、胸小肌和乳房等。

　　3）**肩胛下动脉** subscapular artery：沿肩胛骨外侧缘下降，分为**胸背动脉**和**旋肩胛动脉**，前者分布于背阔肌和前锯肌；后者穿三边孔至冈下窝，分布于附近诸肌。

　　4）**旋肱前、后动脉**：旋肱后动脉向后穿四边孔，绕肱骨外科颈与旋肱前动脉吻合，共同分布于三角肌及肩关节等。

　　（3）**肱动脉** brachial artery（图 8-16、8-18）：在大圆肌下缘续自腋动脉，向下沿肱二头肌内侧入肘窝，平桡骨颈高度分为桡动脉和尺动脉。肱动脉位于肘窝内上方肱二头肌腱内侧，位置较表浅，可触及其搏动。前臂和手出血时，可在臂中部将肱动脉压向肱骨以暂时止血。肱动脉除发支至臂前群肌和肱骨外，发出下列主要分支。

　　1）**肱深动脉**：起自肱动脉上部，向下伴桡神经行于桡神经沟内，分布于肱三头肌和肱骨。终支延续为**桡侧副动脉**，加入肘关节动脉网。

　　2）**尺侧上副动脉**：发自肱动脉中部，伴尺神经下行，加入肘关节网。

　　3）**尺侧下副动脉**：在肱骨内上髁上方发自肱动脉，向内下加入肘关节网。

　　（4）**尺动脉和桡动脉**：

　　1）**尺动脉** ulnar artery（图 8-16、8-18、8-19）：自肱动脉发出，在尺侧腕屈肌与指浅屈肌之间下降，经豌豆骨桡侧入手掌，末端与桡动脉掌浅支吻合

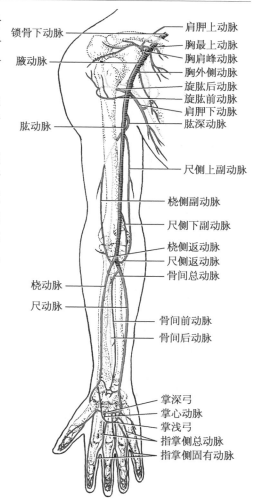

图 8-16　上肢的动脉

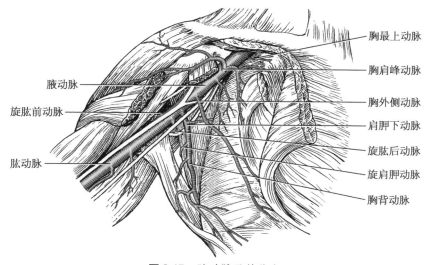

图 8-17　腋动脉及其分支

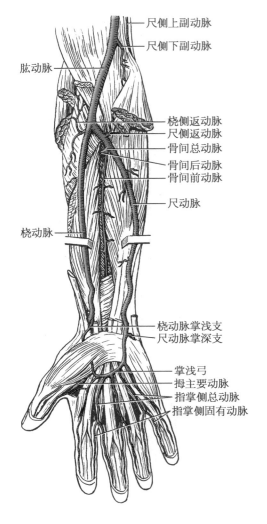

图8-18　前臂和手的动脉（前面）

成掌浅弓。尺动脉除沿途发支至前臂掌侧面尺侧诸肌外，主要分支有：①**骨间总动脉**，自尺动脉上端发出，向下分为**骨间前动脉**和**骨间后动脉**，分别沿骨间膜前、后面下降，分布于前臂前、后群肌和尺、桡骨。②**掌深支**，在豌豆骨远侧发出，穿小鱼际至掌深部，与桡动脉末端吻合成掌深弓。

2）**桡动脉** radial artery（图8-16、8-18、8-19）：自肱动脉发出，先经肱桡肌与旋前圆肌之间，继而在肱桡肌腱与桡侧腕屈肌腱之间下行，绕桡骨茎突转至手背，再穿第1掌骨间隙入手掌深部，末端与尺动脉掌深支吻合成掌深弓。在桡骨下端前面，桡动脉位置表浅，是常用的触摸脉搏部位。桡动脉除分布于前臂桡侧诸肌外，分布于手的主要分支有：①**掌浅支**，在桡腕关节处发出，沿鱼际肌表面或穿拇短展肌至手掌，与尺动脉末端吻合成掌浅弓。②**拇主要动脉**，在桡动脉进入手掌处发出，分为3支指掌侧固有动脉，分布于拇指两侧缘和示指桡侧缘。

（5）掌浅弓和掌深弓

1）**掌浅弓** superficial palmar arch（图8-16、8-18）：位于掌腱膜深面，由尺动脉末端和桡动脉的掌浅支吻合而成。掌浅弓发出3支**指掌侧总动脉**和1支**小指尺掌侧动脉**。指掌侧总动脉下行至掌指关节处各分为2支**指掌侧固有动脉**，分别分布于第2～5指的相对缘。小指尺掌侧动脉分布于小指尺侧缘。

2）**掌深弓** deep palmar arch（图8-16、8-19）：位于指屈肌腱深面，约平腕掌关节高度，由桡动脉末端与尺动脉的掌深支吻合而成。掌深弓发出3支**掌心动脉**，下行至掌指关节附近，分别与相应的指掌侧总动脉吻合。

（三）胸主动脉

胸主动脉 thoracic aorta（图8-20）在第4胸椎体下缘左侧续自主动脉弓，向下逐渐转至脊柱前方，平第12胸椎高度穿膈的主动脉裂孔进入腹腔，移行为腹主动脉。胸主动脉的分支有壁支和脏支，分布于胸壁和除心以外的胸腔器官。

1. 壁支　包括肋间后动脉、肋下动脉和膈上动脉。9对**肋间后动脉**和1对**肋下动脉**起自胸主动脉后壁两侧，分别在第3～11肋间隙和第12肋下缘横行向外。在肋头下缘处发出较小的后支至背部皮肤、肌和脊髓。主干沿肋骨的肋沟前行，与胸廓内动脉的肋间支吻合，沿途分支分布于第3肋间以下的胸壁和腹前外侧壁上部。**膈上动脉**为2～3支，分布于膈上面后部。

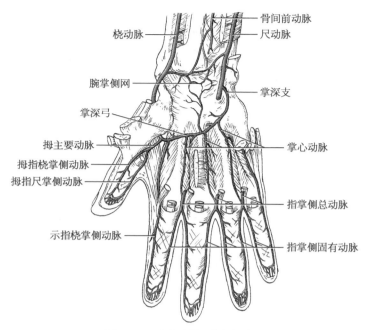

图 8-19 手的动脉(掌侧深部)

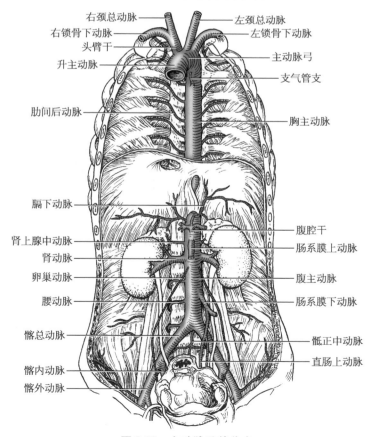

图 8-20 主动脉及其分支

2. 脏支 较细小,主要有**支气管支**、**食管支**和**心包支**,分布于气管、支气管、食管和心包等。

（四）腹主动脉

腹主动脉 abdominal aorta（图 8-20）自主动脉裂孔处沿脊柱左前方下降,至第 4 腰椎下缘处分为左、右髂总动脉。腹主动脉的分支有壁支和脏支。

1. 壁支

（1）**膈下动脉**:起自腹主动脉上端,分布于膈下面,并发出**肾上腺上动脉**至肾上腺。

（2）**腰动脉**:有 4 对,由腹主动脉后壁的两侧发出,横行向外,分布于腹壁、脊髓及其被膜。

2. 成对的脏支

（1）**肾上腺中动脉**:平第 1 腰椎起自腹主动脉,向外侧行至肾上腺。

（2）**肾动脉** renal artery:平对第 1、2 腰椎之间起自腹主动脉,横行向外入肾门。入肾门前发出**肾上腺下动脉**至肾上腺。不经肾门入肾的动脉称**肾副动脉**,发自肾动脉主干、肾动脉分支或腹主动脉等,出现率为 59%。肾手术时应注意保护,以免损伤后导致出血或相应肾组织坏死。

（3）**睾丸动脉** testicular artery:在肾动脉稍下方起自腹主动脉前壁,细而长,斜向外下,穿腹股沟管,参与精索的组成,分布于睾丸和附睾。在女性为**卵巢动脉** ovarian artery,下行经卵巢悬韧带入盆腔,分布于卵巢和输卵管壶腹部。

3. 不成对的脏支

（1）**腹腔干** coeliac trunk（图 8-20、8-21）:为一短干,在主动脉裂孔稍下方约平第 1 腰椎或第 12 胸椎,起自腹主动脉前壁,随即分为胃左动脉、肝总动脉和脾动脉。

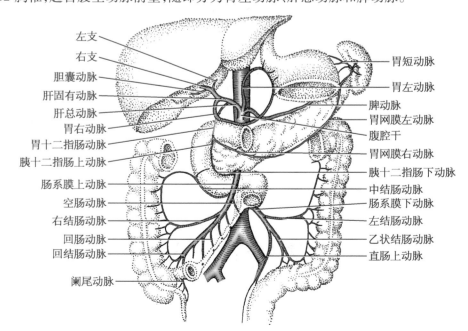

图 8-21 腹主动脉的不成对脏支

1）**胃左动脉** left gastric artery：行向左上，至胃贲门附近转向右，沿胃小弯行于小网膜两层之间，沿途分支至食管腹部、贲门和胃小弯附近的胃壁。

2）**肝总动脉** common hepatic artery：沿胰头上缘行向右前，至十二指肠上部的稍上方分为胃十二指肠动脉和肝固有动脉。

胃十二指肠动脉：经十二指肠上部后方下降，至其下缘处分为**胃网膜右动脉**和**胰十二指肠上动脉**。前者沿胃大弯向左行于大网膜前两层之间，分支至胃大弯附近的胃壁和大网膜，其终末支与胃网膜左动脉吻合；后者有两支，较细小，分别在十二指肠降部与胰头之间的前、后面下行，分布于胰头和十二指肠。

肝固有动脉：在肝十二指肠韧带内上行，沿肝门静脉前方、胆总管左侧至肝门附近，分为左、右两支，分别进入肝左、右叶。右支在入肝门前发出**胆囊动脉**，经胆囊三角上行，分布于胆囊。肝固有动脉起始部尚发出**胃右动脉**，后者至幽门上缘转向左，沿胃小弯向左行于小网膜两层之间，并与胃左动脉吻合，沿途分支至十二指肠上部和胃小弯附近胃壁。

3）**脾动脉** splenic artery：较粗大，沿胰上缘左行，经脾肾韧带至脾门，分数条**脾支**入脾。此外尚发出：①**胰支**，有数支至胰体和胰尾。②**胃短动脉**，3～5支，经胃脾韧带至胃底。③**胃网膜左动脉**，在大网膜前两层之间沿胃大弯右行，与胃网膜右动脉吻合，沿途分支分布于胃大弯侧胃壁和大网膜。④**胃后动脉**，出现率为72%，分布于胃底后壁上部。

（2）**肠系膜上动脉** superior mesenteric artery（图8-20、8-21）：约平第1腰椎高度起自腹主动脉前壁，经胰颈后面下行，越过十二指肠水平部前面进入肠系膜根，弓形向右下至右髂窝，沿途发出下列主要分支。

1）**胰十二指肠下动脉**：细小，在胰头与十二指肠下部之间上行，分布于胰头和十二指肠。

2）**空肠动脉** jejunal arteries 和**回肠动脉** ileal arteries：有13～18支，发自肠系膜上动脉左侧壁，行于肠系膜内，至肠壁前反复分支并吻合成动脉弓。一般空肠有1～2级动脉弓，回肠的动脉弓可多至3～5级。由末级动脉弓发直支入肠壁。

3）**回结肠动脉** ileocolic artery：为肠系膜上动脉右侧壁发出的最下1个分支，斜向右下，分支分布于回肠末段、盲肠、阑尾和升结肠起始部。其中的**阑尾动脉**经回肠末段后方入阑尾系膜，分布于阑尾。

4）**右结肠动脉** right colic artery：在回结肠动脉上方发自肠系膜上动脉右侧壁，在腹膜后向右行至升结肠，并与回结肠动脉和中结肠动脉吻合。

5）**中结肠动脉** middle colic artery：在胰下缘处发自肠系膜上动脉右侧壁，向前进入横结肠系膜，分支分布于横结肠，并与左、右结肠动脉吻合。

（3）**肠系膜下动脉** inferior mesenteric artery（图8-20、8-21）：平第3腰椎高度起自腹主动脉前壁，沿腹膜后行向左下至左髂窝，沿途发出下列主要分支。

1）**左结肠动脉** left colic artery：在腹后壁的腹膜后面向左行，近降结肠处分为升、降两支，分布于结肠脾曲和降结肠，并与中结肠动脉和乙状结肠动脉吻合。

2）**乙状结肠动脉** sigmoid arteries：2～3支，斜向左下，进入乙状结肠系膜内，相互吻合成动脉弓，分布于乙状结肠，并与左结肠动脉和直肠上动脉吻合。

3）**直肠上动脉** superior rectal artery：是肠系膜下动脉的直接延续，经乙状结肠系膜降入盆腔，沿骨盆后壁下行，至第3骶椎处分为两支，沿直肠两侧下行，分布于直肠上、中部，并与直肠下动脉吻合。

（五）髂总动脉

髂总动脉 common iliac artery（图 8-20、8-22）左、右各一，平第 4 腰椎下缘由腹主动脉分出，沿腰大肌内侧向外下，至骶髂关节处分为髂内、外动脉。

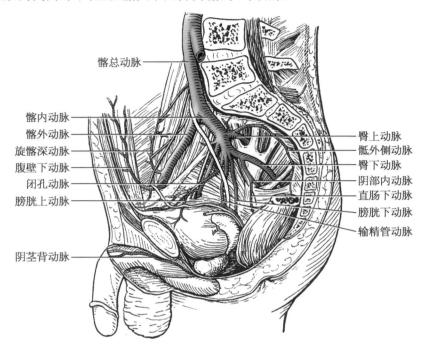

图 8-22　髂总动脉及其分支（男性）

1. **髂内动脉** internal iliac artery（图 8-22）　为盆部与会阴部的动脉干，下行入盆腔，分为壁支和脏支。

（1）壁支：

1）**闭孔动脉** obturator artery：沿骨盆侧壁行向前下，穿闭膜管至股内侧区，分布于大腿内收肌群和髋关节。闭孔动脉穿闭膜管前发耻骨支，经耻骨上支后方与腹壁下动脉的耻骨支吻合。有时吻合支异常粗大，成为异常的闭孔动脉。由于该动脉邻近股环，股疝手术时须注意保护，以免误伤导致大出血。

2）**臀上动脉**和**臀下动脉**：分别穿梨状肌上、下孔至臀部，分布于臀肌和髋关节等。

髂内动脉尚发出**髂腰动脉**和**骶外侧动脉**，前者分布于髂腰肌、腰方肌和椎管内结构，后者分布于梨状肌、肛提肌和骶管内结构。

（2）脏支

1）**脐动脉**：由髂内动脉发出至脐。出生后远侧段闭锁形成**脐内侧韧带（脐动脉索）**，近侧段发出 2～3 支**膀胱上动脉**，分布于膀胱上、中部。

2）**膀胱下动脉**：沿盆侧壁行向内下，分布于膀胱底和输尿管末段。在男性还分支至精囊和前列腺，在女性分支至阴道。

3）**直肠下动脉**：分布于直肠下部和肛提肌。在男性还分支至精囊、前列腺，在女性分支至阴道。该动脉与直肠上动脉和肛动脉吻合。

4）**子宫动脉** uterine artery（图 8-23）：沿盆侧壁下行，进入子宫阔韧带底部，在子宫颈外侧约 2 cm 处从输尿管前上方跨过行向内侧，在近子宫颈处分出阴道支至阴道。主干沿子宫侧缘迂曲上行达子宫底，分支至子宫、输卵管和卵巢，并与卵巢动脉相吻合。

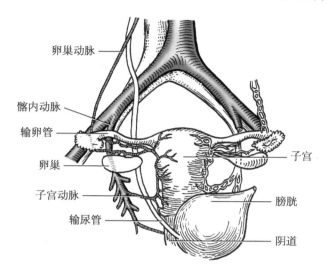

图 8-23　子宫动脉示意图

5）**阴部内动脉** internal pudendal artery（图 8-24）：穿梨状肌下孔出盆腔至臀部，继绕坐骨棘，经坐骨小孔入坐骨肛门窝。其分支有：①**肛动脉**，2 ~ 3 支，向内侧横行至肛门周围肌肉和皮肤，并与直肠下动脉吻合。②**会阴动脉**，前行分布于会阴浅层肌及阴囊或大阴唇。③**阴茎（蒂）动脉**，穿尿生殖膈前行，分布于阴茎或阴蒂。

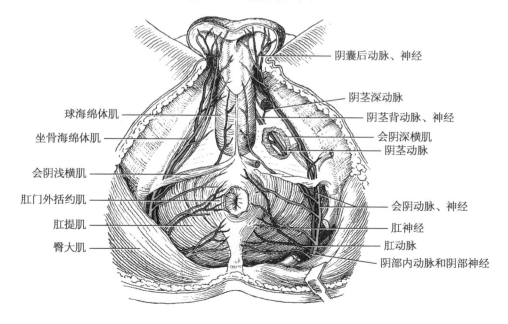

图 8-24　阴部内动脉及其分支（男性）

2. **髂外动脉** external iliac artery（图 8-22）　为下肢的动脉干,在骶髂关节前方发自髂总动脉,沿腰大肌内侧缘下行,经腹股沟韧带中点深面至股部,移行为股动脉。髂外动脉的分支主要有**腹壁下动脉**和**旋髂深动脉**,均起始于腹股沟韧带稍上方。前者经腹股沟管腹环的内侧,斜向内上,进入腹直肌鞘,在腹直肌深面上升,至脐附近与腹壁上动脉吻合;后者沿腹股沟韧带外侧半的后方斜向外上,分布于髂嵴及邻近肌。

髂外动脉向下进入下肢,依行程改称为股动脉和腘动脉等。

（1）**股动脉** femoral artery（图 8-25、8-26）:是髂外动脉的延续,在股三角内下行,经收肌管,穿收肌腱裂孔至腘窝,移行为腘动脉。在活体上,于腹股沟韧带稍下方可触及股动脉搏动。下肢出血时,可在该处压迫止血。股动脉在腹股沟韧带稍下方发出 3 支浅动脉,稍向下发出粗大的股深动脉。

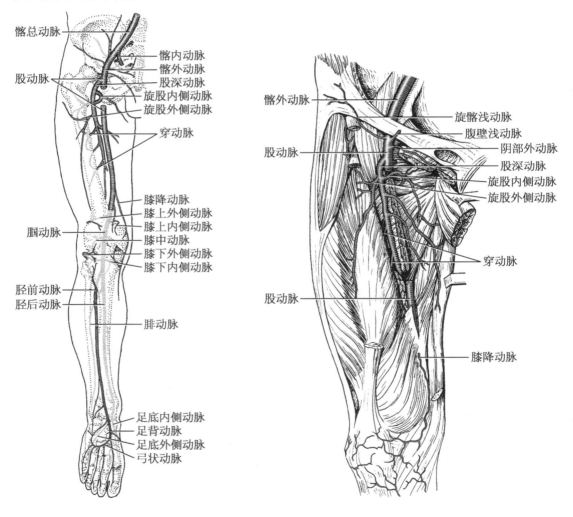

图 8-25　下肢的动脉　　　　　　　　　　　　**图 8-26**　股动脉及其分支

1）**腹壁浅动脉**:上行分布于腹前壁皮肤和浅筋膜。

2）**旋髂浅动脉**:斜向外上方,至髂前上棘附近分布于皮肤和浅筋膜。

3）**阴部外动脉**:向内侧分布于阴囊、阴茎或大阴唇。

4）**股深动脉** deep femoral artery：在腹股沟韧带下方 2～5 cm 处发出，经股动脉后方行向后内下，沿途发出：①**旋股内侧动脉**，向内后至大腿内侧群肌和髋关节。②**旋股外侧动脉**，向外至大腿前群肌和膝关节。③**穿动脉**，3～4 支，至大腿后群肌、内侧群肌和股骨。

（2）**腘动脉** popliteal artery（图 8-25、8-27）：在收肌腱裂孔处续自股动脉，在腘窝深部下行，至腘肌下缘分为胫前动脉和胫后动脉。腘动脉在腘窝内发出数支，分布于膝关节及邻近肌，并参与构成膝关节动脉网。

（3）胫后动脉、胫前动脉和足背动脉：

1）**胫后动脉** posterior tibial artery（图 8-25、8-27）：沿小腿浅、深屈肌之间下降，经内踝后方入足底，分为足底内、外侧动脉。胫后动脉除沿途发支至肌和胫骨外，主要分支有：①**腓动脉**，起自胫后动脉上部，沿腓骨内侧下行，至外踝附近浅出，沿途分支至腓骨及附近肌。②**足底内侧动脉**（图 8-28），沿足底内侧前行，分布于足底内侧肌和皮肤。③**足底外侧动脉**（图 8-28），先向外侧斜行至第 5 跖骨底，再转向内侧至第 1 跖骨间隙，与足背动脉的足底深支吻合成**足底弓**。此动脉弓发出 4 条**足心动脉**，前行延续为**趾足底总动脉**，向前各分为 2 支**趾足底固有动脉**，分布于足趾。

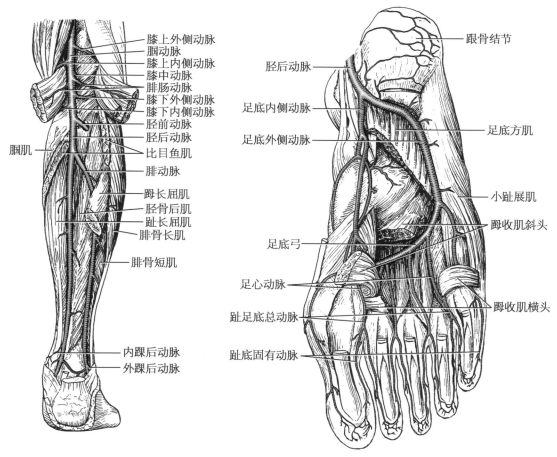

图 8-27 腘窝及小腿后的动脉　　　　　　　　　　**图 8-28** 足底的动脉

2）胫前动脉和足背动脉

胫前动脉 anterior tibial artery（图 8-25、8-29）：由腘动脉发出后，穿小腿骨间膜至小腿前面，在小腿前群肌之间下行，至距小腿关节前方移行为足背动脉。胫前动脉沿途分支至小腿前群肌，并分支参与构成膝关节动脉网。

足背动脉 dorsal artery of foot：在距小腿关节前方续自胫前动脉，经姆长伸肌腱和趾长伸肌腱之间下行，至第 1 跖骨间隙近侧分为第 1 跖背动脉和足底深支两终支。足背动脉位置浅表，在姆长伸肌腱外侧可触及搏动。足部出血时，可在此处压迫止血。足背动脉的主要分支有：①**弓状动脉**，在第 1～2 跖跖关节附近发出，经趾长、短伸肌腱深面走向外侧。向远侧发出 3 条**跖背动脉**，至跖趾关节处各分为两条**趾背动脉**，分布于第 2～5 趾相对缘。②**第1 跖背动脉**，前行分布于姆趾背面两侧缘和第 2 趾背内侧缘。③**足底深支**，穿第 1 骨间肌至足底，与足底外侧动脉末端吻合成足底弓。

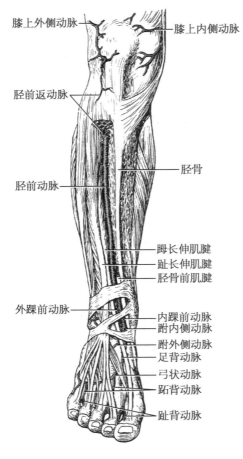

图 8-29 小腿前和足背的动脉

膝上外侧动脉
膝上内侧动脉
胫前返动脉
胫骨
胫前动脉
姆长伸肌腱
趾长伸肌腱
胫骨前肌腱
外踝前动脉
内踝前动脉
跗内侧动脉
跗外侧动脉
足背动脉
弓状动脉
跖背动脉
趾背动脉

第四节 静 脉

静脉 vein 是运送血液回心的血管。静脉起于毛细血管静脉端，逐步汇合成小、中、大静脉，最终注入心房。

静脉的形状一般较相应的动脉管径粗，容积大，管壁薄而弹性小。血压低，血流慢，无搏动。静脉内腔面有成对的半月形**静脉瓣**（图 8-30），可防止血液逆流。受重力影响大而回流较困难的部位（如四肢特别是下肢），静脉瓣较多。

静脉的分布基本与动脉一致。此外，有以下特点：①体循环的静脉有深、浅之分。**深静脉**位于深筋膜深面，与同名动脉伴行，引流范围与伴行动脉的分布范围大体一致。四肢肘、膝以下有两条深静脉与 1 条动脉伴行。**浅静脉**位于浅筋膜内，又称**皮下静脉**，不与动脉伴

行,最终注入深静脉。临床上常经浅静脉注射、输液、输血、取血或
插入导管等。②静脉吻合更为丰富,浅静脉常吻合成静脉网,某些
深静脉如盆腔脏器周围及椎管内、外的静脉则吻合成静脉丛,深、
浅静脉之间也存在丰富的吻合。③静脉变异多见。

　　结构特殊的静脉:①**硬脑膜窦**,位于颅内,无平滑肌,无瓣膜,故外伤时出
血难止。②**板障静脉**,位于板障内,壁薄无瓣膜,借导静脉连接头皮静脉和硬
脑膜窦。

　　静脉血回流的因素:静脉瓣顺血流开放,血逆流时关闭,是保证静脉血回
流的重要装置;心室舒张时抽吸心房和大静脉的血液,是静脉血回流的主要
力量;吸气时,胸膜腔负压加大,胸腔内大静脉内压降低,从而促进静脉血回
流;脏器运动、骨骼肌收缩和动脉搏动有助于静脉血回流。体位改变也对静
脉血回流产生影响。

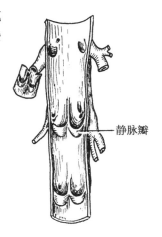

静脉瓣

图 8-30　静脉瓣

一、肺循环的静脉

　　肺静脉 pulmonary veins 左、右各有两条,分别称**左肺上、下静脉**和**右肺上、下静脉**。它们
均起自肺门,向内侧横行,分别穿心包注入左心房后部两侧。肺静脉输送动脉血,有别于体
循环的静脉。

二、体循环的静脉

　　体循环的静脉包括上腔静脉系、下腔静脉系和心静脉系(见本章第二节)。下腔静脉系
中收集腹腔内不成对器官(肝除外)静脉血的血管组成肝门静脉系(图 8-31)。
　　(一)上腔静脉系
　　上腔静脉系由上腔静脉及其属支组成,收集头颈部、上肢和胸部(心和肺除外)等上半
身的静脉血(图 8-31)。

　　上腔静脉 superior vena cava 由左、右头臂静脉在右侧第 1 胸肋结合后方汇合而成,沿升
主动脉右侧下行,穿心包,至右侧第 3 胸肋关节处注入右心房。在穿心包之前,有奇静脉
注入。

　　1. **头臂静脉** brachiocephalic vein　由颈内静脉和锁骨下静脉在胸锁关节后方汇合而
成。两静脉汇合部称**静脉角**,是淋巴导管的注入部位。左头臂静脉比右头臂静脉长,向右
下斜越左锁骨下动脉、左颈总动脉和头臂干的前面,至右侧第 1 胸肋结合处后方与右头
臂静脉汇合成上腔静脉。头臂静脉还接受椎静脉、胸廓内静脉、最上肋间静脉和甲状腺
下静脉等。

　　(1) **颈内静脉** internal jugular vein(图 8-32):于颈静脉孔处续于乙状窦,在颈动脉鞘内
沿颈内动脉和颈总动脉外侧下行,至胸锁关节后方与锁骨下静脉汇合成头臂静脉。颈内静
脉的管腔常处于开放状态,有利于血液回流。外伤时,由于管腔不能闭锁和胸腔负压对血液
的影响,可导致空气栓塞。

　　颈内静脉的颅内属支收集颅骨、脑膜、脑、视器和前庭蜗器等处的静脉血(见中枢神
经)。颅外有以下主要属支。

　　1) **面静脉** facial vein(图 8-32):起于内眦静脉,伴行于面动脉后方,在下颌角下方注入
颈内静脉。面静脉经内眦静脉、眼静脉与颅内的海绵窦连通。面静脉在口角以上缺乏静

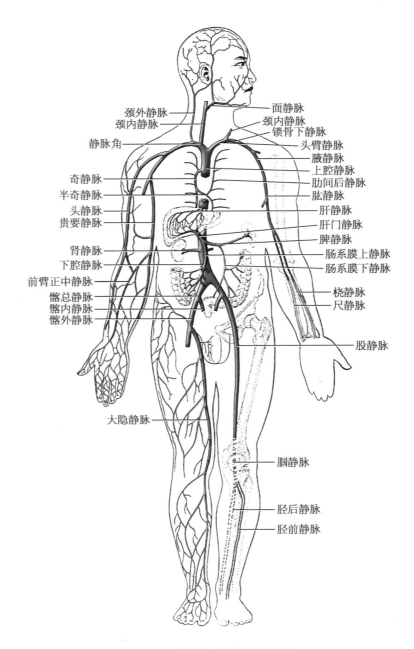

图 8-31　体循环的静脉示意图

瓣,故面部感染处不可挤压,以免细菌随血液逆流入颅内,引起颅内感染。

2)**下颌后静脉** retromandibular vein(图 8-32):由**颞浅静脉**和**上颌静脉**在腮腺内汇合而成,向下分为前、后两支,前支注入面静脉,后支与耳后静脉和枕静脉汇合成颈外静脉。下颌后静脉收集面侧区和颞区的静脉血。上颌静脉起自翼内肌、翼外肌之间的**翼静脉丛**,向前连通面静脉,向上经卵圆孔和破裂孔连通海绵窦。

3)**舌静脉**和**甲状腺上静脉**:与同名动脉伴行,分别注入颈内静脉。

（2）**锁骨下静脉** subclavian vein：在第 1 肋外侧缘续自腋静脉，向内侧行至胸锁关节后方，与颈内静脉汇合成头臂静脉。锁骨下静脉与邻近筋膜结合紧密，易于穿刺或插管。锁骨下静脉除收集上肢的静脉血外，还接受颈外静脉。

　　颈外静脉 external jugular vein（图 8-32）是颈部最大的浅静脉，由下颌后静脉的后支、耳后静脉和枕静脉汇合而成，经胸锁乳突肌表面下行至该肌后缘，穿深筋膜注入锁骨下静脉，其末端接受**颈前静脉**。颈外静脉主要收集头皮和面部的静脉血。正常人站位或坐位时，颈外静脉常不显露。当心脏疾病或上腔静脉阻塞引起颈外静脉回流不畅时，在体表可见静脉充盈轮廓。

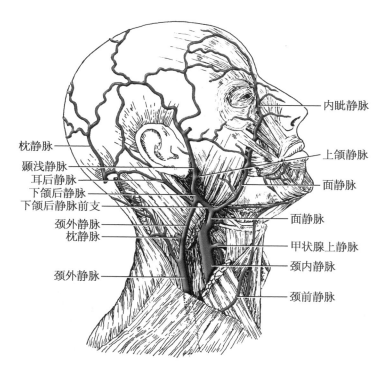

图 8-32 头颈部的静脉

　　（3）上肢的静脉：上肢静脉分为浅、深两组，深静脉与同名动脉伴行。上肢主要有以下浅静脉（图 8-33）。

　　1）**头静脉** cephalic vein：起于手背静脉网的桡侧，沿前臂桡侧上行，在肘前借肘正中静脉与贵要静脉交通。在臂部，沿肱二头肌外侧沟皮下上行，穿深筋膜进入三角胸大肌间沟，上行至锁骨下窝再穿锁胸筋膜注入腋静脉或锁骨下静脉。头静脉主要收集手和前臂桡侧浅层结构的静脉血。

　　2）**贵要静脉** basilic vein：起于手背静脉网的尺侧，向上渐至前臂前面，在肘部接受肘正中静脉，再沿肱二头肌内侧沟皮下上行，至臂中部穿深筋膜注入肱静脉。贵要静脉收集手和前臂尺侧浅层结构的静脉血。

　　3）**肘正中静脉** median cubital vein：位于肘前，连接头静脉和贵要静脉，接受**前臂正中静脉**。肘正中静脉是临床采血、输液的常用血管。

2. 奇静脉及其属支

（1）**奇静脉** azygos vein（图 8-34）：由右腰升静脉穿膈入胸腔而成，沿胸椎体右侧上行，至第 4 胸椎体高度弓形向前跨越右肺根上方，注入上腔静脉。奇静脉沿途收集右肋间后静脉、半奇静脉、食管静脉和支气管静脉的血液。奇静脉是沟通上、下腔静脉系的重要途径之一。

（2）**半奇静脉**（图 8-34）：在膈处起于左腰升静脉，沿胸椎体左侧上行，至第 7 ~ 10 胸椎高度向右横过脊柱前方，注入奇静脉。半奇静脉收集左侧下部肋间后静脉、副半奇静脉和食管静脉的血液。

（3）**副半奇静脉**（图 8-34）：沿上部胸椎体左侧下行，注入半奇静脉或向右直接注入奇静脉。副半奇静脉收集左侧上部肋间后静脉的血液。各肋间后静脉收集胸壁侧、后部的静脉血和椎静脉丛的血液。

（4）**椎静脉丛** vertebral venous plexus（图 8-35）：位于椎管内外，分为**椎内、椎外静脉丛**，收集脊髓、脊髓被膜、椎骨及邻近肌的静脉血，注入附近的椎静脉、肋间后静脉、腰静脉和骶外侧静脉等。椎静脉丛向上经枕骨大孔与硬脑膜窦交通，向下与盆腔静脉丛交通。因此，椎静脉丛是沟通上、下腔静脉系和颅内、外静脉的重要通道。当盆腔、腹腔、胸腔等部位发生感染、患肿瘤或有寄生虫时，可经椎静脉丛侵入颅内或其他远位器官。

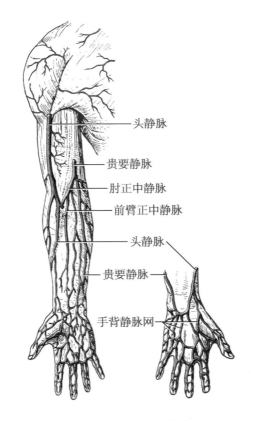

图 8-33　上肢的浅静脉

头静脉
贵要静脉
肘正中静脉
前臂正中静脉
头静脉
贵要静脉
手背静脉网

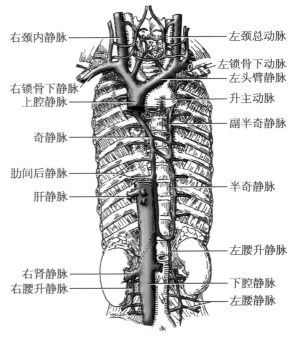

图 8-34　奇静脉

右颈内静脉　　　　　　　左颈总动脉
　　　　　　　　　　　　左锁骨下动脉
右锁骨下静脉　　　　　　左头臂静脉
上腔静脉　　　　　　　　升主动脉
奇静脉　　　　　　　　　副半奇静脉
肋间后静脉　　　　　　　半奇静脉
肝静脉
　　　　　　　　　　　　左腰升静脉
右肾静脉
右腰升静脉　　　　　　　下腔静脉
　　　　　　　　　　　　左腰静脉

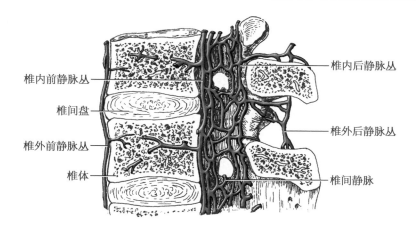

图 8-35　椎静脉丛

（二）下腔静脉系

下腔静脉系由下腔静脉及其属支组成，收集腹部、盆部、会阴和下肢等下半身的静脉血。

下腔静脉 inferior vena cava（图 8-36）由左、右髂总静脉在第 4~5 腰椎右前方汇合而成，沿腹主动脉右侧上行，经肝的腔静脉沟，穿膈的腔静脉孔入胸腔，随即穿心包注入右心房。除髂总静脉外，下腔静脉的属支还有壁支（腰静脉、膈下静脉）和脏支（睾丸或卵巢静脉、肾静脉、肾上腺静脉、肝静脉）。

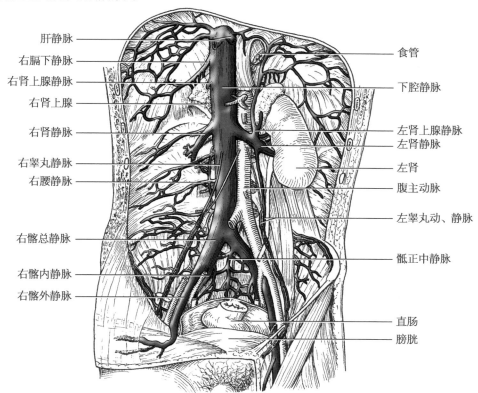

图 8-36　下腔静脉及其属支

1. 髂总静脉　**髂总静脉** common iliac vein(图 8-36)由髂内、髂外静脉在骶髂关节前方汇合而成,与髂总动脉伴行,斜向内上至第 4～5 腰椎右前方,左、右髂总静脉汇合成下腔静脉。

(1) **髂内静脉** internal iliac vein(图 8-36):沿髂内动脉后内侧上行,与髂外静脉汇合成髂总静脉。髂内静脉的属支与同名动脉伴行,收集盆部和会阴的血液。盆内脏器的静脉在器官壁内或表面形成丰富的静脉丛,男性有膀胱静脉丛和直肠静脉丛,女性尚有子宫静脉丛和阴道静脉丛。这些静脉丛在盆腔器官扩张或受压迫时有助于血液回流。

(2) **髂外静脉** external iliac vein(图 8-36):在腹股沟韧带深方续自股静脉,上行至骶髂关节前方与髂内静脉汇合成髂总静脉。其属支包括腹前壁下部和下肢的静脉。

(3) 下肢的静脉:下肢静脉分为浅、深两组,深静脉与同名动脉伴行。下肢主要有以下浅静脉(图 8-37)。

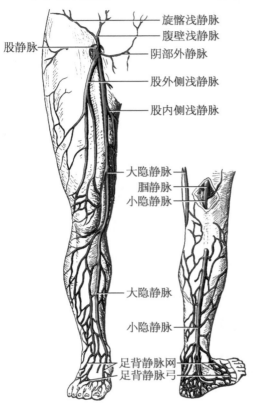

图 8-37　下肢的浅静脉

1) **大隐静脉** great saphenous vein:在足内侧缘起自足背静脉弓,经内踝前方、小腿内侧、股骨内侧髁后方、大腿内侧上行,渐至大腿前面,在耻骨结节外下方 3～4 cm 处穿深筋膜注入股静脉。大隐静脉在注入股静脉前接受**股内侧浅静脉、股外侧浅静脉、阴部外静脉、腹壁浅静脉**和**旋髂浅静脉**等 5 个属支。大隐静脉收集足内侧部、小腿前部和大腿的内侧部及前部以及腹壁下部和外阴等处浅层结构的静脉血。大隐静脉在内踝前方的位置表浅而恒定,是输液和注射的常用部位之一。

2) **小隐静脉** small saphenous vein:在足外侧缘起自足背静脉弓,经外踝后方沿小腿后面上行,至腘窝下方穿深筋膜,经腓肠肌两头之间注入腘静脉,沿途收集足外侧部和小腿后部浅层结构的静脉血。

大隐静脉和小隐静脉借穿静脉与深静脉交通。穿静脉的瓣膜朝向深静脉,可将浅静脉的血液引流入深静脉。当深静脉回流受阻,穿静脉的瓣膜关闭不全时,深静脉血液反流入浅静脉,可导致下肢浅静脉曲张。

2. 下腔静脉的腹部属支　包括壁支和脏支(图 8-36)。

(1) 壁支:有**膈下静脉**和**腰静脉**,与同名动脉伴行。每侧腰静脉之间借纵行的**腰升静脉**相通,腰升静脉向上与奇静脉和半奇静脉连续,向下注入髂总静脉,构成上、下腔静脉之间的交通途径(图 8-34)。

(2) 脏支:

1) **睾丸(卵巢)静脉**:起自睾丸、附睾(或卵巢)的小静脉吻合成**蔓状静脉丛**,此静脉丛缠绕睾丸(卵巢)动脉上行,汇成睾丸(卵巢)静脉,左侧的以直角注入左肾静脉,右侧的以锐角注入下腔静脉。精索静脉曲张多见于左侧。

2)**肾静脉** renal vein:在肾动脉前面向内侧横行,约平第 1 腰椎高度注入下腔静脉。左侧肾静脉较长,接受左肾上腺静脉和左睾丸(卵巢)静脉。

3)**肾上腺静脉**:左侧的注入左肾静脉,右侧的注入下腔静脉。

4)**肝静脉** hepatic veins:由小叶下静脉汇合而成。肝左、中、右静脉在肝的腔静脉沟处注入下腔静脉。肝静脉收集由肝门静脉系和肝固有动脉输入肝内的全部血液。

3. 肝门静脉系 由肝门静脉及其属支组成,收集腹盆部消化道(包括食管腹段,但齿状线以下肛管除外)、脾、胰和胆囊的静脉血。

肝门静脉 hepatic portal vein(图 8-38)多由肠系膜上静脉和脾静脉在胰颈后面汇合而成,斜向右上入肝十二指肠韧带,在肝固有动脉和胆总管的后方上行至肝门,分为两支,分别入肝左、右叶,在肝内反复分支,最终注入肝血窦。肝血窦含有来自肝门静脉和肝固有动脉的血液,汇经肝静脉注入下腔静脉。肝门静脉系两端分别与毛细血管相连,无静脉瓣。

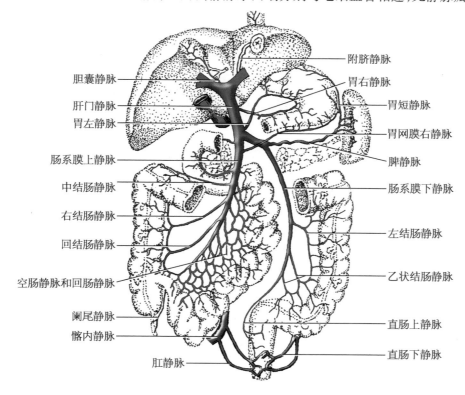

图 8-38 肝门静脉及其属支

(1)肝门静脉的主要属支(图 8-38):多与同名动脉伴行。

1)**脾静脉** splenic vein:起自脾门处,经脾动脉下方和胰后面右行。

2)**肠系膜上静脉** superior mesenteric vein:沿同名动脉右侧上行。

3)**肠系膜下静脉** inferior mesenteric vein:注入脾静脉或肠系膜上静脉。

4)**胃左静脉** left gastric vein:在贲门处与奇静脉和半奇静脉的属支吻合。

5)**胃右静脉** right gastric vein:接受幽门前静脉,后者是手术中辨认幽门的标志。

6）**胆囊静脉**：注入肝门静脉主干或其右支。

7）**附脐静脉**：起自脐周静脉网,沿肝圆韧带上行注入肝门静脉。

（2）肝门静脉系与上、下腔静脉系之间的交通途径（图8-39）：

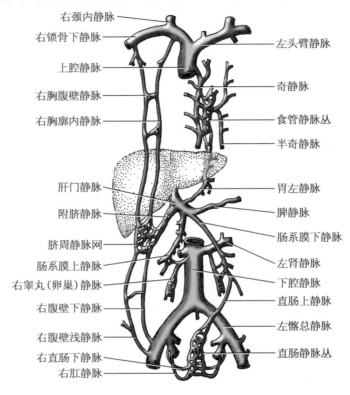

右颈内静脉　　　　　　　　　　　　　　左头臂静脉

右锁骨下静脉

上腔静脉　　　　　　　　　　　　　　　奇静脉

右胸腹壁静脉　　　　　　　　　　　　　食管静脉丛

右胸廓内静脉　　　　　　　　　　　　　半奇静脉

肝门静脉　　　　　　　　　　　　　　　胃左静脉

附脐静脉　　　　　　　　　　　　　　　脾静脉

脐周静脉网　　　　　　　　　　　　　　肠系膜下静脉

肠系膜上静脉　　　　　　　　　　　　　左肾静脉

右睾丸（卵巢）静脉　　　　　　　　　　下腔静脉

右腹壁下静脉　　　　　　　　　　　　　直肠上静脉

右腹壁浅静脉　　　　　　　　　　　　　左髂总静脉

右直肠下静脉　　　　　　　　　　　　　直肠静脉丛

右肛静脉

图 8-39　肝门静脉系与上、下腔静脉系之间的交通模式图

1）通过食管黏膜下的**食管静脉丛**,肝门静脉系的胃左静脉与上腔静脉系的奇静脉和半奇静脉相交通。

2）通过**直肠静脉丛**,肝门静脉系的直肠上静脉与下腔静脉系的直肠下静脉和肛静脉相交通。

3）通过**脐周静脉网**,肝门静脉系的附脐静脉与上腔静脉系的胸腹壁静脉和腹壁上静脉、下腔静脉系的腹壁浅静脉和腹壁下静脉相交通。

4）肝门静脉系在肝裸区、胰、十二指肠、升结肠和降结肠等处的小静脉与上、下腔静脉系的膈下静脉、下位肋间后静脉、腰静脉、睾丸（卵巢）静脉、肾静脉等交通。

在正常情况下,肝门静脉系与上、下腔静脉系之间的交通支细小,血流量少。肝硬化、肝肿瘤或胰头肿瘤等可压迫肝门静脉,导致肝门静脉回流受阻,此时肝门静脉系的血液经上述交通途径形成侧支循环,通过上、下腔静脉系回流。由于血流量增多,交通支变得粗大和弯曲,出现静脉曲张,甚至破裂出血。当肝门静脉系的侧支循环失代偿时,可引起静脉血收集范围的器官淤血,出现脾大和腹水等。

（王海杰）

第九章 淋巴系统

第一节 概　　述

　　淋巴系统 lymphatic system 由淋巴管道、淋巴组织和淋巴器官组成。血液流经毛细血管动脉端时,一些成分经毛细血管壁进入组织间隙,形成组织液。组织液与细胞进行物质交换后,大部分经毛细血管静脉端吸收入静脉,小部分水分和大分子物质进入毛细淋巴管,形成淋巴液,简称"淋巴"。淋巴沿淋巴管道向心流动,最后流入静脉。因此,淋巴系统是心血管系统的辅助系统,协助静脉引流组织液。此外,淋巴组织和淋巴器官具有产生淋巴细胞、过滤淋巴液和进行免疫应答的功能。

　　(一)淋巴管道

　　淋巴管道包括毛细淋巴管、淋巴管、淋巴干和淋巴导管。

　　1. **毛细淋巴管**　在组织间隙内以膨大的盲端起始,互相吻合成网。毛细淋巴管壁由内皮细胞构成,内皮细胞的间隙较大,基膜不完整,故通透性较大,蛋白质、细胞碎片和肿瘤细胞等容易进入。上皮、角膜、晶状体、软骨、脑和脊髓等处无毛细淋巴管。

　　2. **淋巴管**　由毛细淋巴管汇合而成,内腔面有较多的瓣膜,具有防止淋巴逆流的功能。淋巴管分浅、深两类:浅淋巴管位于浅筋膜内,与浅静脉伴行;深淋巴管位于深筋膜深面,多与血管神经伴行。浅、深淋巴管之间存在丰富的交通。

　　3. **淋巴干**　全身各部的淋巴管分别经过一系列淋巴结群中继后,汇合成局部淋巴干。主要淋巴干共9条,包括左、右颈干,左、右锁骨下干,左、右支气管纵隔干,左、右腰干和肠干。

　　4. **淋巴导管**　淋巴干汇合成两条淋巴导管,即胸导管和右淋巴导管,分别注入左、右静脉角。

　　淋巴引流的因素:淋巴流动缓慢,流速是静脉的1/10。通过淋巴管平滑肌的收缩和瓣膜作用,淋巴向心流动。淋巴管周围动脉的搏动、肌肉收缩和胸腔负压对于淋巴引流有促进作用。如果淋巴引流受阻,可导致淋巴水肿。

　　(二)淋巴组织

　　淋巴组织是含有大量淋巴细胞的网状结缔组织,分布于淋巴器官以及消化道和呼吸道的黏膜。

　　(三)淋巴器官

　　淋巴器官包括淋巴结、扁桃体、脾和胸腺。扁桃体和胸腺分别见第四章和第十二章。

　　1. **淋巴结** lymph nodes　为圆形或椭圆形灰红色小体,一侧隆凸,有输入淋巴管注入;另一侧凹陷为淋巴结门,有输出淋巴管、血管和神经出入。淋巴结多成群分布,分浅、深两类,分别位于浅筋膜内和深筋膜深面。淋巴结多沿血管排列,位于关节屈侧、脏器门和体腔大血管附近。淋巴结的主要功能是滤过淋巴、产生淋巴细胞和进行免疫应答。引流某一器官或部位淋巴的第一级淋巴结称**局部淋巴结**。临床上又称**哨位淋巴结**。当某器官或部位发生病变时,细菌、毒素、寄生虫或肿瘤细胞可沿淋巴管进入相应的局部淋巴结,可引起局部淋巴结肿大。

2. **脾** spleen(图9-1)　是人体最大的淋巴器官,具有储血、造血、清除衰老红细胞和进行免疫应答的功能。

脾位于左季肋部,胃底与膈之间,第9~11肋深面,长轴与第10肋一致。正常时在左肋弓下触不到脾。脾由胃脾韧带、脾肾韧带和膈结肠韧带支持固定。脾呈暗红色,质软而脆。

脾可分为膈、脏两面,前、后两端和上、下两缘。膈面光滑隆凸,对向膈。脏面凹陷,中央处

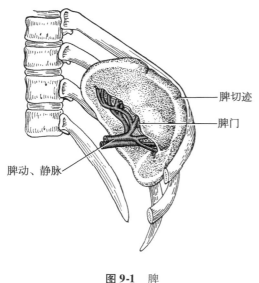

脾切迹

脾门

脾动、静脉

图9-1　脾

有**脾门**,是血管、神经和淋巴管出入之处。在脏面,脾与胃底、左肾、左肾上腺、胰尾和结肠左曲相毗邻。脾上缘较锐,有2~3个**脾切迹**。脾大时,脾切迹是触诊脾的标志。

第二节　人体主要淋巴管道和淋巴结群

一、胸导管

胸导管 thoracic duct(图9-2)长30~40 cm,多在第1腰椎体前方由左、右腰干和肠干汇合而成,其起始部膨大,称**乳糜池**。胸导管穿膈的主动脉裂孔入后纵隔,上行于食管后方、胸主动脉和奇静脉之间,至第5胸椎高度斜向左侧,出胸廓上口达颈根部,向前呈弓状弯曲,注入左静脉角。在注入静脉角前接受左颈干、左锁骨下干和左支气管纵隔干。胸导管通过收纳6条淋巴干及沿途的淋巴管,引流下肢、盆部、腹部、左上肢、左半胸部和左半头颈部的淋巴,即全身3/4部位的淋巴。

（一）肠干及其所属淋巴结和淋巴管

肠干由腹腔淋巴结及肠系膜上、下淋巴结的输出淋巴管汇合而成,通过这些淋巴结引流腹腔不成对脏器的淋巴。

1. **腹腔淋巴结** celiac lymph nodes(图9-3)　位于腹腔干周围,接受沿腹腔干分支排列的各群淋巴结的输出淋巴管,引流胃、肝、胰和脾等器官的淋巴。沿腹腔干分支排列的淋巴结群有:①**胃左、右淋巴结**,沿胃左、右动脉排列,引流胃小弯侧的淋巴。②**胃网膜左、右淋巴结**,沿胃网膜左、右动脉排列,引流胃大弯侧的淋巴。③**幽门上、下淋巴结**,位于幽门上方和下方,引流胃幽门部、十二指肠上部和胰头的淋巴,并收纳胃网膜右淋巴结的输出淋巴管。④**肝淋巴结**,位于小网膜内,沿肝固有动脉、胆总管和肝门静脉排列,主要引流肝和胆囊的淋

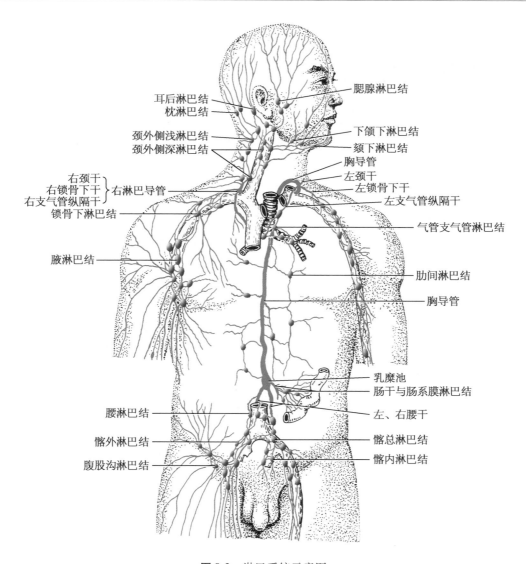

图9-2 淋巴系统示意图

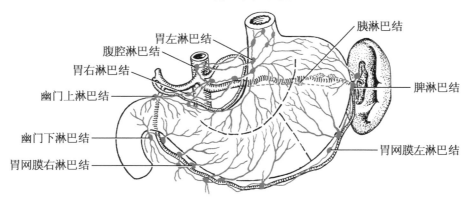

图9-3 沿腹腔干及其分支排列的淋巴结

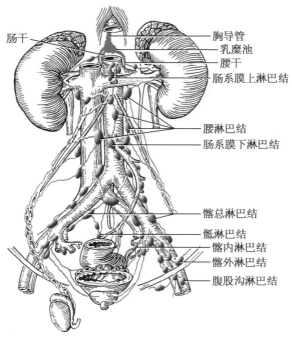

图 9-4　腹盆部的淋巴管和淋巴结(男性)

巴。⑤**胰脾淋巴结**,沿脾动脉排列,引流胰体、胰尾和脾的淋巴,并收纳胃网膜左淋巴结的输出淋巴管。

2. **肠系膜上淋巴结** superior mesenteric lymph nodes(图 9-4、9-5)　位于肠系膜上动脉根部周围,收纳沿肠系膜上动脉分支排列的各群淋巴结的输出淋巴管,引流小肠及部分大肠的淋巴。

沿肠系膜上动脉分支排列的淋巴结群包括**肠系膜淋巴结、回结肠淋巴结、右结肠淋巴结**和**中结肠淋巴结**,肠系膜淋巴结沿空肠、回肠动脉排列,其余淋巴结沿同名动脉排列。上述各群淋巴结收纳相应动脉分布范围的淋巴管,其输出淋巴管注入肠系膜上淋巴结。

3. **肠系膜下淋巴结** inferior mesenteric lymph nodes(图 9-4、9-5)　位于肠系膜下动脉根部周围,收纳沿肠系膜下动脉分支排列的各群淋巴结的输出淋巴管,引流降结肠至直肠上部的淋巴。

沿肠系膜下动脉分支排列的淋巴结群包括**左结肠淋巴结、乙状结肠淋巴结**和**直肠上淋巴结**,各沿同名动脉排列,收纳降结肠、乙状结肠和直肠上部的淋巴管,其输出淋巴管注入肠系膜下淋巴结。

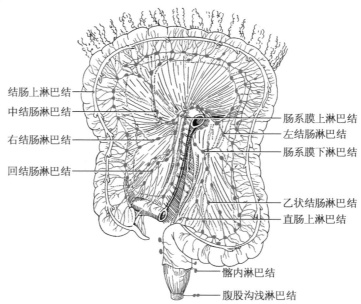

图 9-5　大肠的淋巴管和淋巴结

（二）腰干及其所属淋巴结和淋巴管

左、右腰干由腰淋巴结的输出淋巴管汇合而成。

1. **腰淋巴结** lumbar lymph nodes（图9-4、9-6） 沿腹主动脉和下腔静脉排列,收纳腹后壁深淋巴管和腹腔成对脏器的淋巴管,并通过髂总、髂内、髂外淋巴结和腹股沟淋巴结引流盆部、会阴和下肢的淋巴。

2. **髂总淋巴结** common iliac lymph nodes（图9-4、9-6） 沿髂总血管排列,收纳髂内、外淋巴结和骶淋巴结的输出淋巴管,其输出淋巴管注入腰淋巴结。

3. **髂内淋巴结** internal iliac lymph nodes（图9-4、9-6） 沿髂内血管排列,引流大部分盆壁、盆腔脏器以及会阴、臀部、股后部的淋巴,其输出淋巴管注入髂总淋巴结。

4. **髂外淋巴结** external iliac lymph nodes（图9-4、9-6） 沿髂外血管排列,引流腹前壁下部、膀胱、前列腺或子宫颈和阴道上部的淋巴,并通过腹股沟淋巴结引流下肢的淋巴,其输出淋巴管注入髂总淋巴结。

5. 腹股沟淋巴结和腘淋巴结

（1）**腹股沟深淋巴结** deep inguinal lymph nodes（图9-4）:位于股静脉上部内侧和股管内,收纳大腿和会阴的深淋巴管,并收纳腘淋巴结深群和腹股沟浅淋巴结的输出淋巴管,其输出淋巴管注入髂外淋巴结。

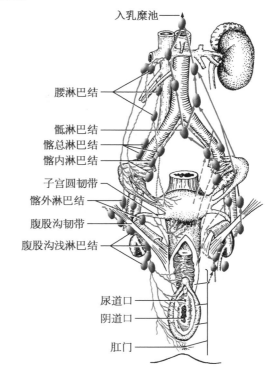

图9-6 女性生殖器的淋巴引流

入乳糜池——

腰淋巴结

骶淋巴结
髂总淋巴结
髂内淋巴结

子宫圆韧带
髂外淋巴结
腹股沟韧带
腹股沟浅淋巴结

尿道口
阴道口

肛门

（2）**腹股沟浅淋巴结** superficial inguinal lymph nodes（图9-2、9-6）:位于腹股沟韧带下方,分上、下两群,上群与腹股沟韧带平行排列,引流腹前外侧壁下部、臀部、会阴和子宫底的淋巴;下群沿大隐静脉末端排列,收纳除足外侧缘和小腿后外侧部外的下肢浅淋巴管。其输出淋巴管注入腹股沟深淋巴结或髂外淋巴结。

（3）**腘淋巴结** popliteal lymph nodes:分浅、深两群,分别沿小隐静脉末端和腘血管排列,收纳足外侧缘和小腿后外侧部的浅淋巴管以及足和小腿的深淋巴管,其输出淋巴管注入腹股沟深淋巴结。

（三）胸导管胸部所属淋巴结和淋巴管

1. **肋间淋巴结**（图9-2） 位于肋头附近,沿肋间后血管排列,引流胸后壁的淋巴,其输出淋巴管注入胸导管。

2. **纵隔后淋巴结**（图9-7） 位于上纵隔后部和后纵隔内,沿胸主动脉和食管排列,引流心包、食管胸段和膈的淋巴,其输出淋巴管注入胸导管。

（四）左颈干及其所属淋巴结和淋巴管

左颈干由左颈外侧深淋巴结的输出淋巴管汇合而成,通过该群淋巴结引流头颈左侧半的淋巴。

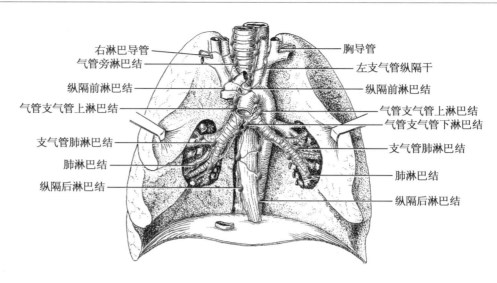

图 9-7　胸腔脏器淋巴结

1. **颈外侧深淋巴结** deep lateral cervical lymph nodes（图 9-2、9-8）　主要沿颈内静脉排列，以肩胛舌骨肌为界分为上、下两群。上群部分淋巴结位于咽后方，称**咽后淋巴结**，部分淋巴结沿副神经排列，称**副神经淋巴结**。下群部分淋巴结沿颈横血管排列，称**锁骨上淋巴结** supraclavicular lymph nodes。患胸、腹、盆部的肿瘤，尤其是食管腹部癌和胃癌时，癌细胞栓子可经胸导管转移至此群淋巴结。颈外侧深淋巴结直接或间接收纳头部淋巴结、颈外侧浅淋巴结和颈前淋巴结的输出淋巴管，以及胸上部和乳房上部的淋巴管。

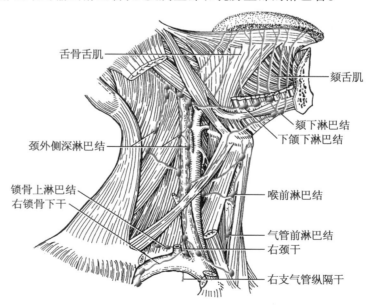

图 9-8　颈部的淋巴管和淋巴结

2. **颈外侧浅淋巴结**（图 9-2）　沿颈外静脉排列，引流颈外侧浅层结构的淋巴，并收纳枕淋巴结、乳突淋巴结和腮腺淋巴结的输出淋巴管，其输出淋巴管注入颈外侧深淋巴结。

3. **颈前淋巴结**（图9-8）　浅淋巴结沿颈前静脉排列,引流颈前部浅层结构的淋巴。深淋巴结位于喉、甲状腺和气管颈部的前面,引流相应器官的淋巴。输出淋巴管注入颈外侧深淋巴结。

4. **头部淋巴结**（图9-2、9-8）　多位于头、颈部交界处,主要引流头面部淋巴,输出淋巴管直接或间接注入颈外侧上深淋巴结。头部淋巴结包括:①**颏下淋巴结**,位于颏下,引流舌尖、下唇和颏部的淋巴。②**下颌下淋巴结**,位于下颌下腺附近和实质内,引流面部和口腔器官的淋巴。③**腮腺淋巴结**,位于腮腺表面和实质内,引流额、颅顶、颞区、外耳、颊部和腮腺等处的淋巴。④**乳突（耳后）淋巴结**,位于胸锁乳突肌止点的表面,引流颅顶和耳郭后面皮肤的淋巴。⑤**枕淋巴结**,位于枕部皮下,斜方肌起点的表面,引流枕、颈部的淋巴。

（五）左锁骨下干及其所属淋巴结和淋巴管

左锁骨下干由左腋淋巴结的输出淋巴管汇合而成,通过该群淋巴结引流左上肢和胸背部的淋巴。

1. **腋淋巴结** axillary lymph nodes（图9-9）　位于腋窝疏松结缔组织内,沿血管排列,按位置分为5群:①**胸肌淋巴结**,位于胸小肌下缘处,沿胸外侧血管排列,引流胸、腹前外侧壁以及乳房外侧部和中央部的淋巴。②**外侧淋巴结**,沿腋静脉排列,收纳上肢淋巴管。③**肩胛下淋巴结**,沿肩胛下血管排列,引流背部的淋巴。④**中央淋巴结**,位于腋窝中央的疏松结缔组织中,收纳上述3群淋巴结的输出淋巴管。⑤**腋尖淋巴结**,沿腋静脉近侧段排列,引流乳腺上部的淋巴,并收纳中央淋巴结的输出淋巴管,其输出淋巴管合成锁骨下干。

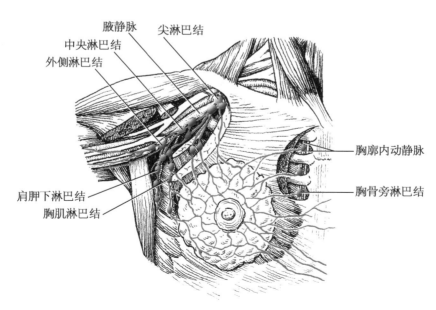

图9-9　腋淋巴结和乳房淋巴管

2. **肘淋巴结**　分浅、深两群,分别位于肱骨内上髁上方和肘窝深血管周围,引流手和前臂尺侧半的淋巴,其输出淋巴管注入腋淋巴结。

（六）左支气管纵隔干及其所属淋巴结和淋巴管

左支气管纵隔干由呼吸道周围淋巴结、纵隔前淋巴结和胸骨旁淋巴结的输出淋巴管汇合而成,通过这些淋巴结引流左半胸腔呼吸器官、纵隔和胸前壁等处的淋巴。

1. 呼吸道周围淋巴结（图 9-2、9-7）　沿气管、支气管及其分支排列,包括:①**气管旁淋巴结**,沿气管排列,收纳气管支气管淋巴结的输出淋巴管;②**气管支气管淋巴结**,分上、下两群,分别位于气管杈的上、下方,收纳支气管肺淋巴结的输出淋巴管;③**支气管肺淋巴结**bronchopulmonary lymph nodes,位于肺门处,又称**肺门淋巴结**,收纳肺的淋巴管;④**肺淋巴结**,位于肺叶支气管和肺段支气管分支夹角处,引流肺的淋巴。

2. **纵隔前淋巴结**　位于上纵隔前部和前纵隔内,在大血管和心包的前面,引流胸腺、心、心包、膈和肝上面的淋巴,其输出淋巴管注入支气管纵隔干。

3. **胸骨旁淋巴结**（图 9-9）　沿胸廓内血管排列,引流乳房内侧部、胸前壁、脐以上腹前壁、部分膈和肝上面的淋巴,其输出淋巴管注入支气管纵隔干。

二、右淋巴导管

右淋巴导管 right lymphatic duct（图 9-2）长 1～1.5 cm,由**右颈干**、**右锁骨下干**和**右支气管纵隔干**汇合而成,注入右静脉角。右淋巴导管引流右半头颈部、右上肢、右半胸部和肝右叶上面及部分膈的淋巴,即全身 1/4 部位的淋巴。

（高　璐）

第四篇 感受系统

感受器 receptors 是机体感受内、外环境刺激的游离或有被囊感觉神经末梢结构。感受器的功能是接受特定的刺激,将其转化为神经冲动,经感觉神经传入中枢神经,在大脑皮质感觉中枢形成相应的感觉意识,或由中枢发出神经冲动,经运动神经传至效应器,引起相应的反射。

感受器可根据其所在部位和接受刺激的来源分为 3 类:①**外感受器**,分布于皮肤、口腔和鼻腔的黏膜、视器和听器等处,接受来自外界环境的刺激,如触、压、切割、温度、光、声等刺激。②**内感受器**,分布于内脏和血管壁等处,感受内脏和血管的压力、化学成分和温度等刺激。③**本体感受器**,分布于肌、肌腱、关节和内耳等处,接受机体运动和体位状态的刺激。本体感受器和外感受器合称**躯体感受器**。

感受器的构造简繁不一,最简单的感受器仅仅是游离的感觉神经末梢,如皮肤内感受痛觉和温度觉的神经末梢;在有些感受器,感觉神经末梢包有结缔组织的被囊,如接受触、压等刺激的触觉小体、环层小体和感受骨骼肌收缩变化的肌梭等;有些感受器更为复杂,除神经末梢外,还有特殊的感觉细胞和一些辅助装置,这种复杂的特殊感受器特称**感觉器**或**感官** sensory organs,如感受视觉的视器、感受位听觉的前庭蜗器,其他还有嗅器、味器等。

本篇只介绍视觉感受系统的视器和位听觉感受系统的前庭蜗器,其他感受器均在组织学内讲述。

第十章　视觉感受系统

视觉感受系统的感官称**视器** visual organ 即**眼**,由眼球和眼副器两部分组成。前者接受光刺激,并将光刺激转换为神经冲动,经视神经将冲动传向视觉中枢;后者对眼球起保护、运动和支持作用(图10-1)。

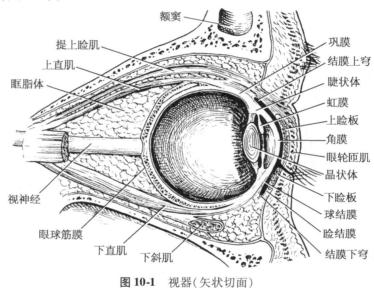

图 10-1　视器(矢状切面)

第一节　眼　　球

眼球 eyeball(图 10-1、10-2)为视器的主要部分,近似球形,位于眶内,后面由视神经连于间脑。眼球前面正中点称**前极**,后面正中点称**后极**。前、后极的连线称**眼轴**。由瞳孔中央至视网膜中央凹的连线称**视轴**。视轴与眼轴成锐角交叉。眼球由眼球壁及其内容物组成。

一、眼球壁

眼球壁自外向内分为外膜、中膜和内膜 3 层。

(一)外膜

外膜又称**纤维膜**,由强韧的纤维结缔组织构成,具有保护眼球内容物的作用。外膜分为角膜和巩膜两部分(图 10-2、10-3)。

1. **角膜** cornea　占外膜的前 1/6,略凸而透明,有屈光作用。角膜内无血管,富有感觉

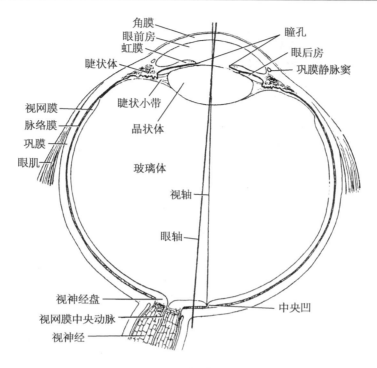

图 10-2　眼球(水平切面)

神经末梢,故感觉敏锐。

2. **巩膜** sclera　占外膜的后5/6,不透明,呈乳白色。前缘接续角膜,后方与视神经鞘相续。巩膜与角膜交界处深部有一呈环形的**巩膜静脉窦**。

(二) 中膜

中膜含有丰富的血管和色素细胞,呈棕黑色,故又称**血管膜**或**色素膜**。中膜由前向后分为虹膜、睫状体和脉络膜 3 部分(图 10-2、10-3)。

1. **虹膜** iris　为冠状位圆盘形的薄膜,中央有一圆孔称**瞳孔** pupil。角膜与晶状体之间的间隙称为**眼房**,被虹膜分隔为**前房**和**后房**,两房借瞳孔交通。在前房内,虹膜与角膜交界处构成**虹膜角膜角**(**前房角**),此角与巩膜静脉窦之间隔以网状小梁组织,小梁间的裂隙称**虹膜角膜角隙**。前房经虹膜角膜角隙与巩膜静脉窦相通。虹膜内有两种不同方向排列的平滑肌,一种环绕瞳孔周围,称**瞳孔括约肌** sphincter pupillae,另一种由瞳孔向周围呈放射状排列,称**瞳孔开大肌** dilator pupillae,分别缩小和开大瞳孔。在强光下或看近物时,瞳孔缩小;在弱光下或看远物时,瞳孔开大,虹膜以此调节进入眼球内的光线。虹膜的颜色依含色素的多少有着种族或个体差异,呈黑色、棕色、蓝色、灰色等。黄种人的虹膜多呈棕色。

2. **睫状体** ciliary body(图 10-3)　是中膜最厚部分,位于巩膜与角膜移行部的内面。前部有许多放射状突起,称**睫状突**,后部较平坦,称**睫状环**。睫状体内的平滑肌称**睫状肌** ciliary muscle,前端附着于巩膜,收缩时使睫状体前移,以调节晶状体的曲度。

3. **脉络膜** choroid　占中膜的后 2/3,外面与巩膜连接疏松,内面与视网膜色素层紧密相贴,其功能为营养眼球壁,并吸收眼内分散的光线以免影响成像。

(三) 内膜

内膜又称**视网膜** retina,由前向后分为**视网膜虹膜部**、**视网膜睫状体部**和**视网膜视部**。

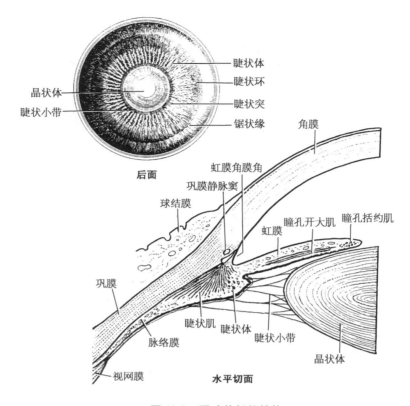

晶状体
睫状小带

后面

睫状体
睫状环
睫状突
锯状缘

角膜

球结膜

虹膜角膜角
巩膜静脉窦

虹膜
瞳孔开大肌　瞳孔括约肌

巩膜

脉络膜

视网膜

睫状肌　睫状体

晶状体

睫状小带

水平切面

图 10-3　眼球前部的结构

前两部分无感光作用,故合称为**视网膜盲部**。视网膜视部紧贴在脉络膜内面,有感光作用。
视神经起始处的圆盘形隆起称**视神经盘** optic disc(**视神经乳头**),此处无感光细胞,故称**生
理性盲点**。在视神经盘的颞侧约 3.5 mm 处有一黄色小区称**黄斑** macula lutea,其中央凹陷
称**中央凹** fovea centralis,是视力最敏锐的部位(图 10-4)。

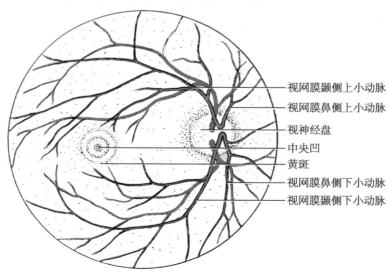

视网膜颞侧上小动脉
视网膜鼻侧上小动脉
视神经盘
中央凹
黄斑
视网膜鼻侧下小动脉
视网膜颞侧下小动脉

图 10-4　右眼底

视网膜视部由内、外两层构成，外层由色素上皮细胞构成，内层由神经细胞构成。内层的细胞由外向内依次为:①感光细胞,是视觉感受器,包括视杆细胞和视锥细胞。前者感受弱光,后者感受强光和色觉。②双极细胞,将视杆细胞和视锥细胞的神经冲动传至节细胞。③节细胞,轴突在视神经盘处汇集,穿出巩膜,构成视神经(图10-5)。在某些病理情况下,视网膜的内外两层分离,临床上称之为视网膜脱离。

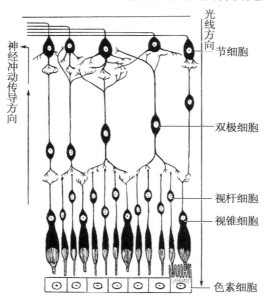

图 10-5　视网膜结构示意图

二、眼球的内容物

眼球内容物包括房水、晶状体和玻璃体。这些结构和角膜一样都是透明而无血管,具有屈光作用,与角膜合称为眼的屈光系统(图10-2)。

（一）房水

房水 aqueous humor 为无色透明的液体,充满于眼前房和后房内。房水由睫状体产生,经后房、瞳孔进入前房,再经虹膜角膜角处的虹膜角膜角隙进入巩膜静脉窦,最后注入眼静脉。房水除有屈光作用外,还有营养角膜和晶状体以及维持眼压的功能。房水回流受阻(如虹膜与晶状体粘连或虹膜角膜角狭窄)时,眼内压增高,可导致视力减退甚至失明,临床上称为青光眼。

（二）晶状体

晶状体 lens 位于虹膜与玻璃体之间,为富有弹性的双凸镜状的透明体,后面较前面隆凸。晶状体表面包有透明而具有高度弹性的晶状体囊,实质可分为晶状体皮质和晶状体核。晶状体周缘与睫状突之间有**睫状小带**相连,故晶状体的曲度可随睫状肌舒缩而改变。看近物时,睫状肌收缩,使睫状体向前内方移动,睫状小带放松,晶状体借助本身的弹性而变凸,屈光力增强。看远物时,与此相反。晶状体的调节作用能使所看物体在视网膜上形成清晰的物像。随着年龄的增长,晶状体变硬,其弹性降低和调节能力减退,看近物时模糊,看远物时较清晰,出现老视。晶状体可因疾病或创伤而变混浊,称为白内障。

（三）玻璃体

玻璃体 vitreous body 为无色透明的胶状物质,充满于晶状体和视网膜之间,对视网膜具有支撑作用。若该作用减弱,可导致视网膜脱离。若玻璃体混浊,可影响视力。

外界物体的投射光线经角膜、房水、晶状体和玻璃体到达视网膜视部,形成清晰物像,这种视力称正视。若眼轴较长或屈光系统的屈光率过强,则物像落在视网膜前,称近视。反之,若眼轴较短或屈光系统的屈光率过小,物像落在视网膜后,则称远视。

第二节　眼　副　器

眼副器包括眼睑、结膜、泪器、眼球外肌、眶脂体和眼球筋膜鞘等,对眼球起支持、保护和运动作用。

一、眼睑

眼睑 eyelids(图 10-6)位于眼球的前方,有保护眼球的作用。眼睑分为**上睑**和**下睑**,上、下睑之间的裂隙称**睑裂**,睑裂的内、外侧端分别称**内眦**和**外眦**。眼睑的游离缘称**睑缘**,长有向前弯曲的**睫毛**。在上、下睑缘内侧端各有一小隆起称**泪乳头**,其顶部有一小孔称**泪点**,为泪小管的开口。

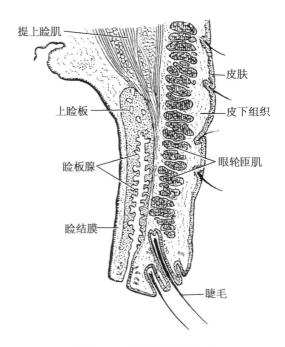

图 10-6　上眼睑(矢状切面)

眼睑的构造从外向内由皮肤、皮下组织、肌层、睑板和睑结膜构成(图 10-6)。眼睑的皮肤薄,在睫毛根部有睑缘腺,发炎时形成麦粒肿。眼睑皮下组织疏松,易引起水肿。肌层主要为眼轮匝肌,该肌收缩使睑裂闭合。上睑的肌肉还有提上睑肌,该肌收缩可使眼裂开大。**睑板**由致密结缔组织构成,呈半月形,是睑的支架。睑板内有许多睑板腺,与睑缘垂直排列,其导管开口于睑缘,分泌脂样液体,有润滑睑缘和阻止泪液外溢的作用。睑板腺被阻塞时形成睑板腺囊肿,又称霰粒肿。

二、结膜

结膜 conjunctiva(图 10-1)是一层薄而透明的黏膜,富有血管。按其所在部位分为 3 部分:①**睑结膜**,覆盖于眼睑内面,与睑板紧密结合。②**球结膜**,覆盖于巩膜前面,在角膜缘处移行为角膜上皮。除在角膜缘处与巩膜紧密结合外,其余部分与巩膜连接疏松。③**结膜穹窿**,位于睑结膜与球结膜相互移行处,分别构成**结膜上穹**和**结膜下穹**。上、下睑闭合时,整个结膜围成囊状间隙,称**结膜囊**。此囊经睑裂与外界相通。

三、泪器

泪器 lacrimal apparatus（图 10-7）由泪腺和泪道构成。

（一）泪腺

泪腺 lacrimal gland 位于眶上壁前外侧份的泪腺窝内,有 10～20 条排泄小管开口于结膜上穹外侧部。泪腺分泌泪液。泪液借眨眼活动涂布于眼球表面,湿润和清洁角膜,并冲洗结膜囊内异物。泪液含有溶菌酶,具有杀菌作用。多余的泪液流向内眦处的泪湖,经泪道流入鼻腔。

（二）泪道

泪道包括泪点、泪小管、泪囊和鼻泪管。

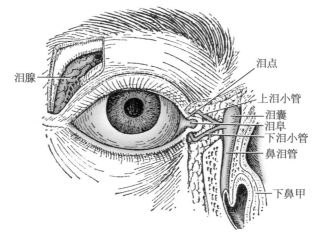

图 10-7　泪器

1. **泪小管** lacrimal ductules 上、下各一,起自于泪点,先分别升、降,继而以近似直角而转向内侧,两者汇合后开口于泪囊。

2. **泪囊** lacrimal sac　位于泪囊窝内,上端为盲端,下部移行为鼻泪管。

3. **鼻泪管** nasolacrimal duct　上部包埋在骨性鼻泪管中,下部位于鼻腔外侧壁黏膜深面,开口于下鼻道。

四、眼球外肌

眼球外肌（图 10-8）包括 6 条运动眼球的肌和 1 条运动上睑的肌,都是骨骼肌。

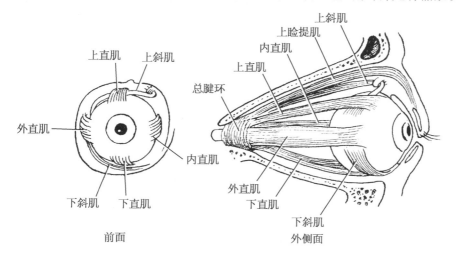

图 10-8　眼球外肌（右眼）

　　运动眼球的肌包括 4 条直肌和 2 条斜肌。直肌为**上直肌、下直肌、内直肌和外直肌**,都起自视神经管后端的总腱环,向前分别止于巩膜的上、下、内侧和外侧面,收缩时使瞳孔分别转向上内、下内、内侧和外侧。2 条斜肌即上斜肌和下斜肌。**上斜肌**起自总腱环,在上直肌与内直肌之间前行,以细腱通过附着于眶内侧壁前上方的纤维滑车,转向后外,经眼球上方止于眼球后外侧面,收缩时使瞳孔转向外下方。**下斜肌**起自眶下壁的前内侧部,经眼球下方斜向后外,止于眼球下面,收缩时使瞳孔转向外上方。

　　眼球向某一方向的转动,并非单一肌的收缩,而是两眼数块肌协同作用的结果。例如,眼向下俯视时需要两眼的下直肌和上斜肌共同收缩。如果某一肌力量减弱或麻痹时,可引起斜视或复视。

　　上睑提肌起自视神经管上壁,在上直肌上方前行,止于上睑,作用为上提上睑。

五、眶脂体和眼球筋膜鞘

　　眶脂体为充填于眼球、眼肌与眶骨膜之间的脂肪组织,对眼球、视神经、血管和泪器起支持保护作用。**眼球筋膜鞘**又称**眼球鞘**,为纤维组织薄膜,位于眼球与眶脂体之间,包被眼球大部,前方在球结膜深面起自角膜缘,向后续于视神经鞘。眼球鞘与眼球之间有一间隙称**巩膜外隙**,内有少量疏松结缔组织(图 10-1)。眼球外肌收缩时,眼球在此间隙内灵活转动。

第三节　眼 的 血 管

一、眼的动脉

　　眼球和眶内结构的血液供应主要来自**眼动脉** ophthalmic artery(图 10-9、10-10),此动脉在颅内起自颈内动脉,经视神经管入眶,分支分布于眼球、眼球外肌、泪腺和眼睑等。其最重要的分支为**视网膜中央动脉** central artery of retina,它在眼球后方穿入视神经,至视神经盘处分为 4 支(图 10-4),即**视网膜鼻侧上、下小动脉**和**视网膜颞侧上、下小动脉**,营养视网膜的内层,但黄斑的中央凹无血管分布。

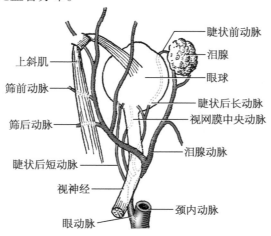

图 10-9　眼的动脉

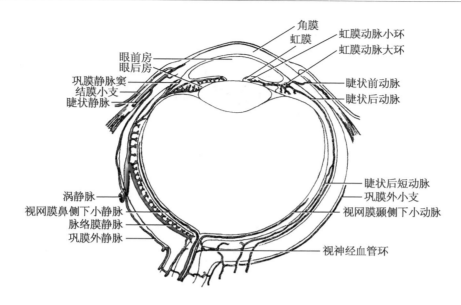

图 10-10 眼球的血管示意图(水平切面)

二、眼的静脉

眼的静脉主要有视网膜中央静脉和涡静脉(图 10-10)。**视网膜中央静脉**及其属支与同名动脉伴行,收集视网膜的静脉血,注入眼上静脉。**涡静脉**位于眼球壁中膜的外层,有 4 ~ 6 条,收集虹膜、睫状体和脉络膜的静脉血,穿出巩膜后注入**眼上、下静脉**。

(王景涛)

第十一章 位听觉感受系统

位听觉感受系统的感官称**前庭蜗器** vestibulocochlear organ，又称**位听器**或**耳**，包括感受头部位置变动的**位觉器**和感受声波刺激的**听器**。两者在功能上虽然不同，但结构上关系密切。前庭蜗器包括外耳、中耳和内耳 3 部分（图 11-1）。外耳和中耳是传导声波的部分，内耳是位觉和声觉的感受器所在处。

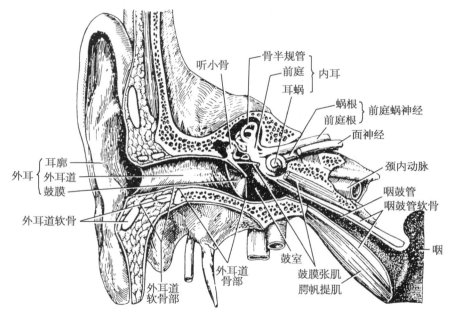

图 11-1 前庭蜗器模式图

第一节 外 耳

外耳 external ear 包括耳廓、外耳道和鼓膜 3 部分。

一、耳廓

耳廓 auricle（图 11-2）位于头部的两侧，与外耳道共同组成收集声波的漏斗状结构。耳廓的大部分以弹性软骨为支架，外覆皮肤，皮下组织很少，但血管神经丰富。耳廓下部的**耳垂**无软骨，含结缔组织和脂肪，毛细血管丰富，为临床常用的采血部位。耳廓的前外侧面高低不平，卷曲的游离缘称**耳轮**。耳轮前方有一与其平行的弓状隆起称**对耳轮**。对耳轮前方有一深窝称**耳甲**，耳甲包括上方的**耳甲艇**和下方的**耳甲**

腔,腔底处有**外耳门**。耳甲腔前方有一突起称**耳屏**。与耳屏相对,在对耳轮下端的突起称**对耳屏**。耳屏与对耳屏之间有**耳屏间切迹**。

二、外耳道

外耳道 external acoustic meatus(图 11-1)是从外耳门到鼓膜的弯曲管道,长为 2.0~3.5 cm,外侧 1/3 为**软骨部**,与耳廓的软骨相续,内侧 2/3 为**骨部**,位于颞骨内。外耳道从外向内先向内前上,再向内后上,最后向内前下。外耳道的软骨部可以牵动,检查鼓膜时应将耳廓向后上牵拉,方可拉直外耳道,从而观察到鼓膜。小儿的外耳道短而狭窄,鼓膜的位置近于水平位,故检查鼓膜时应将耳廓向后下牵拉。

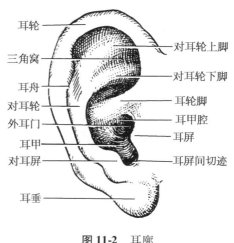

图 11-2 耳廓

外耳道的皮下组织较少,皮肤与软骨膜和骨膜紧密结合,故发生疖肿时疼痛剧烈。外耳道软骨部的皮肤内有耵聍腺,分泌黏稠的液体,称耵聍。耵聍干燥后形成痂块,可因颞下颌关节运动向外脱落。如果耵聍团块阻塞外耳道,称耵聍栓塞,可出现听力减退。

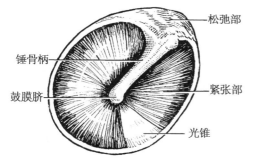

图 11-3 鼓膜外侧面(右耳)

三、鼓膜

鼓膜 tympanic membrane(图 11-1、11-3)是椭圆形半透明薄膜,位于外耳道与鼓室之间。鼓膜倾斜,外面朝向前外下,边缘附着于外耳道骨壁,中心向内凹陷称**鼓膜脐**,其内面为锤骨柄下端附着处。鼓膜沿锤骨柄向上形成前后两个皱襞,两皱襞之间的部分称**松弛部**,约占 1/4,其余 3/4 称**紧张部**。在活体,鼓膜脐前下方有一三角形的反光区称**光锥** cone of light。鼓膜内陷时,光锥可变形或消失。由于婴儿的鼓膜更倾斜,无光锥。

第二节 中 耳

中耳 middle ear 包括鼓室、咽鼓管、乳突窦和乳突小房。

一、鼓室

鼓室 tympanic cavity(图 11-4)是颞骨岩部内含气的不规则小腔,位于鼓膜与内耳之间,向前经咽鼓管通咽,向后经乳突窦通乳突小房。鼓室内有听小骨和运动听小骨的肌等。鼓室壁及室内结构均覆有黏膜。

(一)鼓室壁

鼓室有 6 个壁。

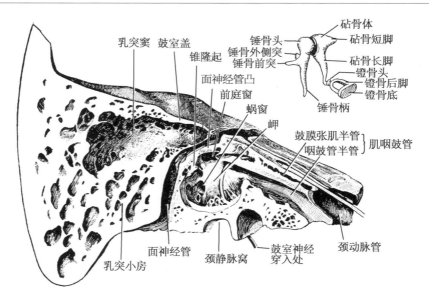

图 11-4　鼓室及听小骨(右侧)

1. 上壁　为**盖壁**,即颞骨岩部的鼓室盖,较薄,分隔鼓室与颅中窝。

2. 下壁　为**颈静脉壁**,为一薄层骨板,分隔鼓室与颈内静脉起始部。

3. 前壁　为**颈动脉壁**,即颈动脉管的后壁,此壁的上部有咽鼓管开口。

4. 后壁　为**乳突壁**,上部有乳突窦开口,此口的稍下方有一锥形突起,称**锥隆起**,内藏镫骨肌。

5. 侧壁　为**鼓膜壁**,大部分由鼓膜构成。

6. 内侧壁　为**迷路壁**,即内耳的外侧壁。此壁中部的隆起称**岬**,其后上方有一卵圆形孔称**前庭窗**,由镫骨底封闭,其后下方有一圆形孔称**蜗窗**,由第二鼓膜封闭。在前庭窗的后上方有弓形隆起,称**面神经管凸**,管内有面神经通过。由于此处面神经管壁甚薄,故中耳炎或鼓室内施行手术可损及面神经。

（二）听小骨

听小骨 auditory ossicles(图 11-4)有 3 块,由外向内依次为锤骨、砧骨和镫骨。听小骨连同其间的关节构成听小骨链,介于鼓膜和前庭窗之间。当声波振动鼓膜时,通过听小骨链的运动,镫骨底在前庭窗上来回摆动,将声波的振动传入内耳。

1. **锤骨**　呈锤状,有一头和一柄,柄末端附着于鼓膜脐,头与砧骨体形成关节。

2. **砧骨**　有一体和长、短两脚,体与锤骨头形成关节,长脚与镫骨头形成关节。

3. **镫骨**　形如马镫,分头、两脚和底。头与砧骨长脚相关节,底借环状韧带连于前庭窗,封闭该窗。

（三）运动听小骨的肌

1. **鼓膜张肌**（图 11-1）　位于咽鼓管上方的小管内,止于锤骨柄,收缩时牵拉锤骨柄,使鼓膜紧张。

2. **镫骨肌**　位于锥隆起内,以细腱止于镫骨头,收缩时牵拉镫骨,减轻对前庭窗的压力,调节声波的传导。

二、咽鼓管

咽鼓管 pharyngotympanic tube(auditory tube)是连通鼓室与鼻咽部的管道,近鼓室侧的 1/3 为骨部,近咽腔侧的 2/3 为软骨部(图 11-1)。咽鼓管内侧端开口于鼻咽部侧壁,即咽鼓管咽口。平时咽鼓管咽口处于闭合状态,吞咽或呵欠时则开放,空气经咽鼓管进入鼓室,以保持鼓膜内外压力的平衡,有利于鼓膜的振动。咽鼓管的黏膜与鼓室和鼻咽部的黏膜相连续。幼儿的咽鼓管短而平直,管腔较大,故咽部感染易沿此管侵入鼓室,引起中耳炎。

三、乳突窦和乳突小房

乳突窦 mastoid antrum 位于鼓室后方,向前开口于鼓室后壁上部,向后下通乳突小房。**乳突小房** mastoid cells 为颞骨乳突内的许多含气小腔,相互通连(图11-4)。乳突窦和乳突小房内覆有黏膜,与鼓室黏膜相连续,故中耳炎可蔓延至乳突窦和乳突小房。

第三节 内 耳

内耳 internal ear(图11-1)又称**迷路**,为构造复杂的管道组成,位于颞骨岩部骨质内,介于鼓室和内耳道底之间,可分为骨迷路和膜迷路,骨迷路是颞骨岩部内的骨性管道;膜迷路是位于骨迷路内封闭的膜性小管和囊,与骨迷路形态基本一致。膜迷路内含有**内淋巴**,膜迷路与骨迷路的间隙内含有**外淋巴**,内、外淋巴互不流通。内、外淋巴的成分分别与细胞内液和脑脊液相似。

一、骨迷路

骨迷路 bony labyrinth(图11-5)分为骨半规管、前庭和耳蜗3部分,依次由后向前沿颞骨岩部长轴排列。

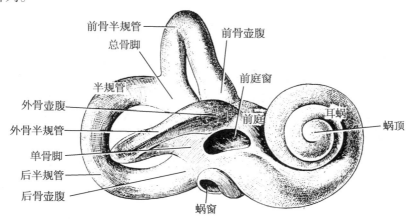

图11-5 骨迷路外侧面(右侧)

(一)骨半规管

骨半规管 bony semicircular canals 为3个"C"形的互成直角排列的弯曲小管,按位置分为前、后、外骨半规管:**前骨半规管**凸向上方,与颞骨岩部的长轴垂直;**后骨半规管**凸向后外,与颞骨岩部的长轴平行;**外骨半规管**凸向外,呈水平位。每个骨半规管有两个骨脚,一个骨脚膨大称**壶腹骨脚**,另一个骨脚不膨大称**单骨脚**。前骨半规管和后骨半规管的单骨脚合成1个**总骨脚**,故3个骨半规管以5个孔开口于前庭。

（二）前庭

前庭 vestibule 位于骨迷路中部,略呈椭圆形,其外侧壁有前庭窗,内侧壁为内耳道底。前庭向前通耳蜗,向后通骨半规管。

（三）耳蜗

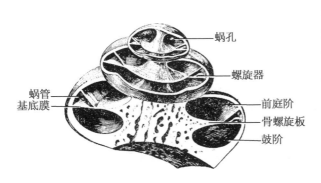

耳蜗 cochlea 形如蜗牛壳,有一底和一顶,**蜗底**向后内对内耳道底,**蜗顶**朝向前外。耳蜗由**蜗螺旋管**环绕蜗轴约两圈半构成。**蜗轴**呈圆锥形,骨质疏松,内有血管、神经穿行。自蜗轴发出的**骨螺旋板**伸入蜗螺旋管内,此板未达到蜗螺旋管的外侧壁,空余处由膜迷路的蜗管填补,从而将蜗螺旋管分为上、下两半,上半称**前庭阶**,下半称**鼓阶**,两阶在蜗顶处借**蜗孔**相通(图11-6)。在耳蜗始部的下壁有蜗窗,由第二鼓膜封闭。

图 11-6　耳蜗(已切开)

二、膜迷路

膜迷路 membranous labyrinth(图11-7)借微细纤维束固定于骨迷路内,由膜半规管、椭圆囊、球囊和蜗管组成。在膜迷路的特定部位有位觉和听觉的感受器。

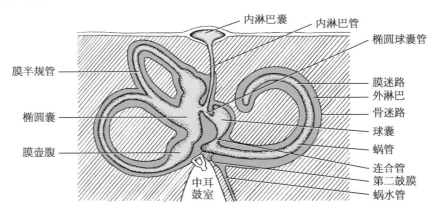

图 11-7　膜迷路模式图

（一）膜半规管

膜半规管 semicircular ducts 位于骨半规管内,骨壶腹内相应的膜半规管膨大称**膜壶腹**,壁上有隆起的**壶腹嵴**。壶腹嵴与膜壶腹的长轴垂直,为位觉感受器,能接受旋转变速运动的刺激。

（二）椭圆囊和球囊

椭圆囊 utricle 和**球囊** saccule 位于前庭内,两囊之间借**椭圆球囊管**相连,由此管发出内淋巴管,穿经前庭内侧壁至颞骨岩部后面,扩大为**内淋巴囊**。内淋巴从内淋巴囊渗入周围血管丛。椭圆囊位于后上方,后壁有 5 个开口,通向膜半规管,囊底有**椭圆囊斑**。球囊较小,位于前下方,下端以**连合管**连于蜗管。球囊前壁有**球囊斑**。椭圆囊斑和球囊斑为位觉感受器,能感受静止位置和直线变速运动的刺激。

（三）蜗管

蜗管 cochlear duct 位于耳蜗的蜗螺旋管内,蜗顶端为盲端,前庭端借连合管连于球囊。蜗管横切面呈三角形(图 11-6),位于前庭阶和鼓阶之间,其上壁为**蜗管前庭壁**(**前庭膜**),邻接前庭阶;下壁由骨螺旋板和**蜗管鼓壁**(**螺旋膜**或**基膜**)构成,邻接鼓阶,其上有**螺旋器**,又称 **Corti 器**,为听觉感受器;外侧壁贴附于蜗螺旋管外侧壁。

第四节　声波的传导

声波传入内耳的途径有两条,即空气传导和骨传导。在正常情况下,以空气传导为主。

1. 空气传导　声波由耳郭收集,经外耳道引起鼓膜振动,再经听小骨链传至前庭窗,使外淋巴波动。外淋巴的波动沿前庭阶、蜗孔和鼓阶的方向传导,最后传至蜗窗处的第二鼓膜,引起第二鼓膜反向振动以缓冲波动。外淋巴波动同时引起蜗管中内淋巴的波动,从而刺激蜗管鼓壁的螺旋器,在此将波动刺激转变为神经冲动,经蜗神经传入脑,产生听觉。

2. 骨传导　声波经过颅骨的传导,引起内耳淋巴的波动,经螺旋器转变为神经冲动,传入中枢而产生听觉。

因鼓膜、听小骨链损伤或功能障碍引起的耳聋,称传导性耳聋。传导性耳聋时,骨传导尚可部分代偿,故不会产生完全性耳聋。由内耳螺旋器、蜗神经或中枢神经病变引起的耳聋,称神经性耳聋,此时空气传导和骨传导虽无障碍,却不能引起听觉。

（张东东）

第五篇 调节系统

在新陈代谢过程中，体内各器官系统分别进行着不同的功能活动，这些活动都是在调节系统的作用下相互协调和维持平衡的。调节系统包括内分泌系统和神经系统。各种感受器接受内、外环境的刺激，转化为神经冲动，经感觉神经和中枢神经内的传导通路到达大脑皮质，产生感觉。由神经中枢发出冲动，经传出神经到达效应器管理其功能活动。另外，神经系统还管理内分泌系统的激素分泌，激素经血流作用于靶器官和靶组织。这样，神经系统和内分泌系统共同调节全身各器官的功能活动，使机体与内、外环境之间达到动态平衡。

第十二章 内分泌系统

内分泌系统是由内分泌腺和弥散的内分泌组织所组成。它们分泌激素,调节机体新陈代谢、生长发育和对外界环境的适应。**内分泌腺** endocrine glands 包括甲状腺、甲状旁腺、胸腺、肾上腺、松果体和垂体等。**内分泌组织**则以细胞群的形式存在于某些器官内,如胰腺内的胰岛,卵巢内的卵泡、黄体,睾丸内的间质细胞,胃肠道和神经系统内的一些具有内分泌功能的细胞、组织等(图 12-1)。

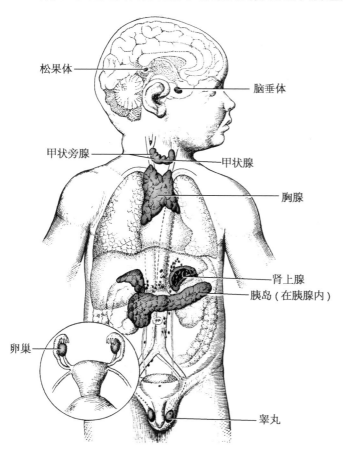

松果体
脑垂体
甲状旁腺
甲状腺
胸腺
肾上腺
胰岛(在胰腺内)
卵巢
睾丸

图 12-1 内分泌腺

内分泌腺和内分泌组织与外分泌腺的结构不同:①内分泌腺的腺细胞大多排列成团索状,只有甲状腺的细胞构成囊泡。②内分泌腺没有导管,分泌的激素直接进入血液或淋巴液,通过血液循环作用于靶器官或靶细胞。③内分泌腺的血液供应特别丰富,腺细胞与毛细血管(血窦)紧密邻接,反映了内分泌腺功能旺盛和激素经血流释放的特点。

内分泌系统是神经系统以外的重要调节系统,其作用方式与神经系统不同。神经系统通过神经纤维支配、调节器官的活动,这种调节称神经调节。内分泌系统则通过血液循环将激素输送到身体一定的部位而发挥作用,这种调节称体液调节。但内分泌系统和神经系统在功能上又是密切联系的,内分泌系统的活动受神经系统的管理,而内分泌系统分泌的激素又影响神经系统的功能。

一、甲状腺

甲状腺 thyroid gland（图 12-2）位于颈前部，形如"H"，棕红色，分**左、右叶**和中间的**甲状腺峡**。左、右叶贴于喉和气管上部侧面，峡部多位于第 2～4 气管软骨环前方。有时自峡部向上伸出一个**锥状叶**，长者可达舌骨。

甲状腺外面覆有纤维囊，囊外有颈深筋膜包被。甲状腺借筋膜连于喉软骨，故吞咽时可随喉上下移动。

甲状腺分泌的激素主要功能是促进机体的新陈代谢，特别是骨骼和神经系统等的正常发育。分泌过剩时，可引起突眼性甲状腺肿，病人常有心跳加快、神经过敏、体重减轻及眼球突出等表现。分泌不足时，在成人引起黏液性水肿，在小儿引起呆小病。

二、甲状旁腺

甲状旁腺 parathyroid glands（图 12-3）一般有上、下两对，大小如豌豆，棕黄色，贴附于甲状腺侧叶的后缘。上一对甲状旁腺一般在甲状腺后缘中部或稍上方，下一对在甲状腺下动脉入甲状腺处附近，有时埋于甲状腺实质内。

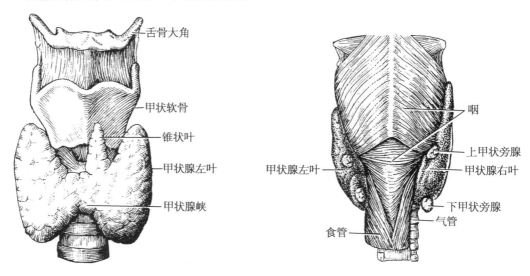

图 12-2　甲状腺　　　　　　　图 12-3　甲状腺和甲状旁腺（后面）

甲状旁腺分泌的激素主要是调节体内钙、磷代谢。若甲状腺大部切除术时误将甲状旁腺切除，则血钙浓度降低，出现手足搐搦，甚至死亡。

三、胸腺

胸腺 thymus（图 12-4）位于胸腔上纵隔前部，胸骨柄后方，分左、右两叶，呈长条状。胸腺在幼儿时期相对较大，青春期最大，至成年后渐被脂肪组织所代替。

胸腺是淋巴器官，兼有内分泌功能。其分泌的胸激素能刺激机体产生淋巴细胞，并使原始淋巴细胞转化为具有细胞免疫活性的 T 细胞。胸腺还能产生一种多肽激素，抑制运动神经末梢合成乙酰胆碱，分泌亢进时，引起重症肌无力。

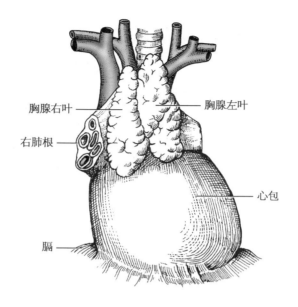

图 12-4　胸腺

图中标注：胸腺右叶、胸腺左叶、右肺根、心包、膈

四、肾上腺

肾上腺 suprarenal glands（图 12-1）左、右各一，呈黄色，位于肾的上端，与肾共同包被于肾筋膜内。左肾上腺近似半月形，右肾上腺呈三角形。

肾上腺可分为皮质和髓质两部分。**皮质**分泌多种激素，包括维持体内水、盐代谢平衡的盐皮质激素，调节糖、蛋白质代谢的糖皮质激素和少量的性激素。**髓质**分泌肾上腺素和去甲肾上腺素，平时分泌甚少，只有在应急状态下和情绪激动时分泌增多。

五、垂体

垂体 hypophysis（图 12-5、12-6）是一椭圆形小体，大小约 1.2 cm×0.8 cm×0.6 cm，位于蝶骨体垂体窝内，借漏斗与下丘脑相连，是人体最复杂的内分泌腺。根据垂体的发生和结构的特点，可将其分为腺垂体和神经垂体两部分，**腺垂体**包括远侧部、结节部和中间部，**神经垂体**包括神经部和漏斗。通常将远侧部和结节部合称**前叶**，中间部和神经部合称**后叶**。腺垂体借血管与下丘脑相联系。神经垂体内含有下丘脑视上核和室旁核等神经细胞发出的神经纤维终末。

垂体的血液供应十分丰富（图 12-6）。漏斗的毛细血管网汇集成若干条小静脉，称**垂体门静脉**。这些静脉下行至腺垂体远侧部再一次分成毛细血管网。垂体门静脉是下丘脑某些神经核团分泌的多种调节激素（释放或抑制因子）输送至垂体远侧部的直接通道。

垂体的功能十分复杂。腺垂体可分泌多种激素，如生长激素、促甲状腺激素、促肾上腺皮质激素、促性腺激素等。生长激素分泌不足可引起侏儒症，分泌亢进时引起巨人症或肢端肥大症。神经垂体无分泌功能，但下丘脑视上核和室旁核分泌的抗利尿激素（血管升压素）和催产素直接输送至此贮存，必要时释放进入血液循环。

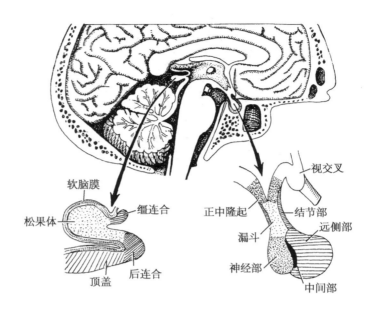

图 12-5 垂体和松果体（正中矢状切面）

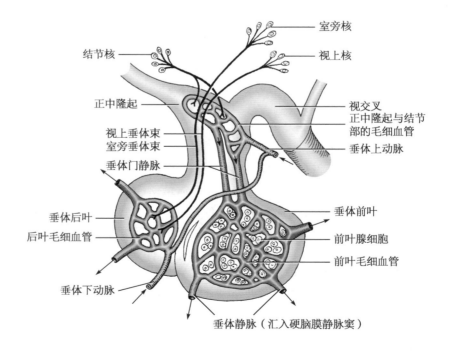

图 12-6 垂体的血管示意图

六、松果体

松果体 pineal body（图 12-5）位于背侧丘脑的后上方，为一椭圆形灰红色小体。松果体在儿童时期发达，7 岁后逐渐萎缩，成年后出现钙化，可在 X 线平片上见到钙斑。松果体分泌的激素有抑制性成熟的作用。

（赵小贞）

第十三章 神 经 系 统

总 论

神经系统 nervous system（图 13-1）包括位于颅腔内的脑和椎管内的脊髓，以及与脑、脊髓相连结的周围神经。

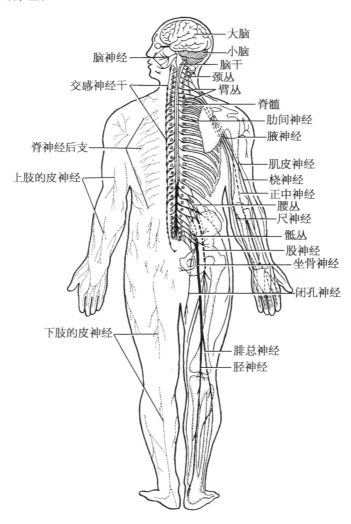

图 13-1 神经系统模式图（背面）

神经系统对身体各器官系统的功能起主导作用。机体的感觉、运动、消化、呼吸、泌尿、生殖、循环和代谢等功能都是在神经系统的控制和调节下进行的。它借感受器接受内、外环境的各种信息,通过感觉神经传入中枢进行整合,再经运动神经传出,控制和调节全身各器官系统的功能活动,使它们协调一致,维持机体内环境的相对稳定,并适应外环境的变化,保障新陈代谢等生命活动的正常进行。

人类神经系统是经过漫长进化过程并不断完善而发展起来。它既保持着脊椎动物神经系统的基本模式,又在劳动、语言和社会生活发展的影响下发生了飞跃变化。高度分化的大脑皮质成为人类思维意识活动的物质基础,除了与高等动物相似的感觉和运动等功能之外,语言的表达、思维及有目的的精神活动等功能的发展,使人类神经系统的高级中枢远远超越一般动物。人类不仅能认识世界和适应环境,而且能主动、有目的地改造环境,使之适合自身或社会的需要。

一、神经系统的分区

神经系统在形态、结构和功能上是一整体,为了学习和研究的方便,将其分为中枢神经系统和周围神经系统(图 13-1)。

1. **中枢神经系统** central nervous system   包括脑和脊髓,内有调节、管理生命活动的各级中枢。

2. **周围神经系统** peripheral nervous system   是指从中枢神经系统发出分布于全身周围器官神经的总称。根据连接中枢神经的部位分为**脑神经**(连于脑)和**脊神经**(连于脊髓)。按其分布的器官可分为**躯体神经**(至骨骼肌和躯体感受器等)和**内脏神经**(至内脏、脉管和腺体等)。

二、神经系统的组成

神经系统主要由神经组织即神经元和神经胶质组成。

（一）神经元

神经元即神经细胞,是神经系统结构和功能的基本单位,具有接受刺激、产生兴奋和传导冲动的功能。

1. 神经元的基本形态结构(图 13-2)   神经元形态多样,大小不一,但每一个神经元都有一个胞体和自胞体伸出的突起。胞体直径为 5～135 μm 不等,胞核大而圆。胞质内除一般的细胞器之外,含有特殊的尼氏体和神经原纤维。胞体是神经元的营养中心,其所合成的蛋白质等物质随轴浆流运输到末梢。

突起分树突和轴突两种。**树突**短而多分支,它们能接受刺激或其他神经元传来的冲动,并将冲动传向胞体。**轴突**,每一个神经元仅有一条,细长而少侧支,近终末处反复分支形成轴突终末。轴突内的胞质称轴浆,轴浆在轴突内运称为轴浆流。轴突将神经冲动由胞体传向末梢。

2. 神经元的分类   神经元可按照突起的多少分为 3 类(图 13-3):①**假单极神经元**,从胞体仅发出一个突起,但随即呈"T"形分为 2 支,一支至感受器,称周围突;另一支入中枢,为中枢

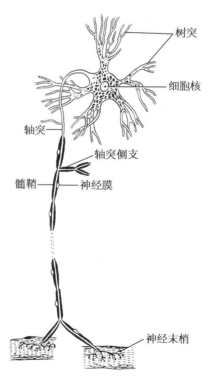

图 13-2 神经元模式图

树突
细胞核
轴突
轴突侧支
髓鞘
神经膜
神经末梢

突。脑、脊神经节内的一级感觉神经元多属于此类。②**双极神经元**，自胞体的两端各发一个突起。此种神经元数量较少，见于嗅黏膜、视网膜和内耳等处。③**多极神经元**，有多个树突和一条轴突，广泛分布于脑、脊髓和内脏运动神经节中。

神经元可根据功能分为：①**感觉神经元**，属于假单极或双极神经元，将来自感受器的冲动传入中枢，是感觉通路的第一级神经元，也称**传入神经元**。②**运动神经元**，是多极神经元，其轴突将冲动传至周围，又称**传出神经元**。③**联络神经元**，又叫**中间神经元**，大多是多极神经元，胞体与突起均在中枢内，起联络作用。

此外，神经元还可以根据轴突的长短分为长轴突的 Golgi Ⅰ型神经元和短轴突的 Golgi Ⅱ型神经元，根据末梢释放的神经递质分为肾上腺素能神经元、胆碱能神经元和 5-羟色胺能神经元等。

3. **神经纤维**　神经元的轴突和一些感觉神经元的周围突由髓鞘和神经膜或仅由神经膜包裹构成**神经纤维**。被髓鞘和神经膜共同包裹的称**有髓纤维**，仅被神经膜包裹的称**无髓纤维**。

4. **突触**　神经元之间互相连结的接触处称为**突触**。神经冲动可通过突触由一个神经元传至

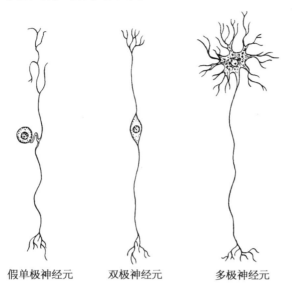

图 13-3　神经元的分类

另一个神经元。

（1）突触的分类：按接触部位分为轴-树突触、轴-体突触、轴-轴突触等，按冲动传递方式分为化学性突触和电突触，按作用效应分为兴奋性突触和抑制性突触。最常见的是化学性的轴-树和轴-体突触。

（2）突触的结构：化学性突触是由突触前膜、突触间隙和突触后膜构成（图 13-4）。当神经冲动传到突触时，突触前神经元末梢中的神经递质即从突触小泡释放到突触间隙，作用于突触后膜，使突触后神经元兴奋或抑制。兴奋性的化学性突触具有从突触前神经元向突触后神经元单向传导冲动的功能。电突触的突触前、后膜贴合紧密，两神经元的电位变化可互相影响而不以化学递质作为媒介，神经冲动可双向传导。

在各种神经通路中，神经元在突触部的接续，通常称为更换神经元。一个神经元轴突的侧支和终末分支可与许多其他神经元构成突触，使神经冲动扩散。另一方面，一个神经元的树突或细胞体可接受许多其他神经元的轴突末梢，使神经冲动集中。再加上突触兴奋、抑制作用的不同，使神经活动具有多样性和复杂性。

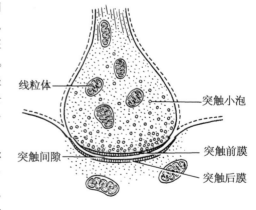

图 13-4　突触模式图

（二）神经胶质

神经胶质由各种神经胶质细胞构成。在中枢神经系统，有星形胶质细胞、少突胶质细胞、小胶质细胞和室管膜细胞等。它们具有支持神经元、传递代谢物质、形成髓鞘、参与构成血-脑屏障等作用。在病理情况下，星形胶质细胞可增殖形成瘢痕。在周围神经系统，神经胶质细胞包括神经节的卫星细胞和神经膜细胞（Schwann cell）。

三、神经系统的活动方式

神经系统调节机体的活动,对内、外环境的刺激作出一定的应答,称**反射**。反射是神经系统调节机体活动的一种基本形式。反射活动的结构基础称**反射弧**,包括感受器、传入神经元、中间神经元、传出神经元和效应器5个环节(图13-5)。在最简单的反射弧,感觉神经元和运动神经元在中枢内形成单突触联系。在较复杂的反射弧,感觉神经元与运动神经元之间有1个或多个中间神经元,形成多突触联系。效应器是应答刺激的反应器官,包括肌和腺体,其反应是肌收缩或腺体分泌。反射弧中任何一部分发生障碍,反射即不能完成。临床上常用检查反射的方法,发现和诊断神经系统的疾患。

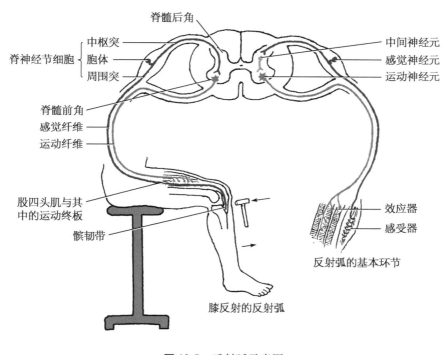

图13-5　反射弧示意图

（赵小贞）

周围神经系统

周围神经系统 peripheral nervous system 包括与脑、脊髓相连的神经。

1. 起始和分布　周围神经起始于中枢,分布于全身各部。按照连结中枢的部位不同,可分为脑神经和脊神经。按照分布的器官可分为躯体神经和内脏神经,前者分布于躯体感受器和躯体效应器(骨骼肌),后者分布于内脏和心血管等处的内感受器以及心肌、平滑肌和腺体等效应器。

2. 形态和结构　周围神经呈条索状或细丝状,通称**神经** nerve,如正中神经、迷走神经等。有些部位的神经相互连接,形成**神经丛** nerve plexus,如腹腔丛等。每条神经均由许多神经纤维组成。每根神经纤维由疏松结缔组织构成的神经内膜包裹,许多根神经纤维由神经束膜包裹形成神经纤维束,若干粗细不等的神经纤维束由神经外膜包裹形成神经。每条神经内的神经纤维束在行程中常反复编织组合,神经断裂后修补缝合时,应力求使神经纤维束对位,以利再生。

在周围神经系内的某些部位,神经元的胞体聚集,形成结状膨大,称**神经节** ganglion。其中,脑、脊神经节是由假单极或双极感觉神经元的胞体聚成,而内脏运动神经节则由多极神经元的胞体聚成。

3. 功能和性质　周围神经的基本功能是在感受器与中枢神经之间以及中枢神经与效应器之间传导神经冲动。

周围神经内的纤维成分通常依其分布的器官结构和传导冲动的方向分为 4 种:①**躯体传入(感觉)纤维**,分布于皮肤、视器、前庭蜗器、肌和关节等处,将外感受器和本体感受器转化的神经冲动传入中枢。②**躯体传出(运动)纤维**:从中枢到效应器即支配骨骼肌的运动。③**内脏传入(感觉)纤维**:分布于内脏、心血管等处,将内感受器转化的神经冲动传入中枢。④**内脏传出(运动)纤维**:到达心和内脏等处,支配心肌、平滑肌及腺体。

周围神经依其含有的神经纤维成分可以区分为不同功能性质的神经。一般而言,只含有(内脏或躯体)传入纤维的神经称**感觉神经**,只含有(内脏或躯体)传出纤维的神经称**运动神经**,既含有(内脏或躯体)传入纤维又含有传出纤维的神经称**混合神经**。但实际上大多数周围神经的纤维成分并不是单一的,均属混合神经(图 13-6)。

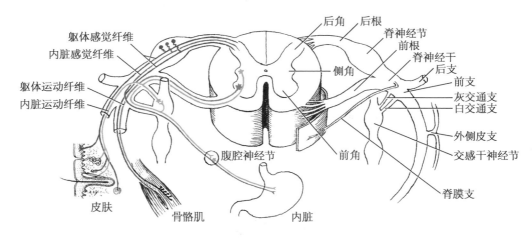

图 13-6　脊神经的组成和周围神经的功能成分

第一节　脊　神　经

脊神经 spinal nerves 共 31 对,包括**颈神经** cervical nerves 8 对、**胸神经** thoracic nerves 12 对、**腰神经** lumbar nerves 5 对、**骶神经** sacral nerves 5 对和**尾神经** coccygeal nerve 1 对。每对脊神经都以**前根**和**后根**与一个脊髓节段相连,前根含有躯体和内脏传出纤维,属运动性;后

根含有躯体和内脏传入纤维,属感觉性。在椎间孔附近,后根上有一膨大的**脊神经节** spinal ganglion,其内含有假单极神经元的胞体,其中枢突组成后根进入脊髓,周围突随脊神经分布。前根与后根在椎间孔处合成**脊神经干**(图 13-6)。

　　在 31 对脊神经中,第 1 对颈神经干在寰椎与枕骨间穿出,第 2～7 对颈神经干分别经同序颈椎上方的椎间孔穿出;第 8 对颈神经干经第 7 颈椎的下方椎间孔穿出,以下各对脊神经干分别经同序椎骨的下方椎间孔穿出。脊神经干出椎间孔后,立即分为以下分支(图 13-6)。

　　1. **前支**　粗大,混合性,分布于躯干前外侧部与四肢的肌肉和皮肤。其中,胸神经前支的分布仍保持明显的节段性。其余脊神经前支先分别交织成颈丛、臂丛、腰丛和骶丛,再由这些丛发出分支分布于相应的区域(图 13-1)。

　　2. **后支**　为混合性神经,较细小,经椎骨横突间(或骶后孔)后行,分布于背部深肌和皮肤,具有明显的节段性(图 13-7)。其中,第 2 颈神经的后支粗大,为皮支,称**枕大神经**,穿出斜方肌腱向上分布于枕部皮肤;第 1～3 腰神经后支的皮支越髂嵴至臀上部的皮肤,称**臀上皮神经**。

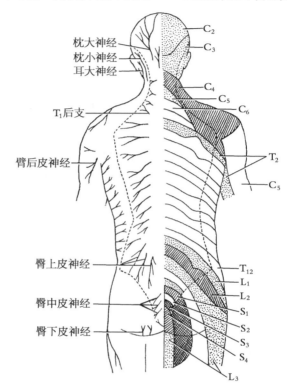

图 13-7　脊神经后支的节段分布

　　3. **脊膜支**　细小,经椎间孔返回椎管,主要分布于脊髓的被膜。

　　4. **交通支**　细小,连于脊神经与交感干神经节之间(图 13-6)。

一、颈丛

　　颈丛 cervical plexus 由第 1～4 颈神经的前支组成,位于胸锁乳突肌上部的深面,中斜角肌和肩胛提肌起端的前面,发出皮支和肌支。

　　(一)皮支

　　颈丛皮支(图 13-8)由胸锁乳突肌后缘中点附近穿出深筋膜,在浅筋膜内呈放射状分布。颈部手术时,可在胸锁乳突肌后缘中点注射麻醉药进行阻滞麻醉。颈丛有下列主要皮支。

　　1. **枕小神经** lesser occipital nerve　沿胸锁乳突肌后缘行向后上,分布于枕部和耳后的皮肤。

　　2. **耳大神经** great auricular nerve　沿胸锁乳突肌表面上行,至耳郭及其附近的皮肤。

　　3. **颈横神经** transverse nerve of neck　向前横过胸锁乳突肌表面,分布于颈前皮肤。

　　4. **锁骨上神经** supraclavicular nerves　有 2～4 支,行向外下,分布于颈侧部、胸前壁上

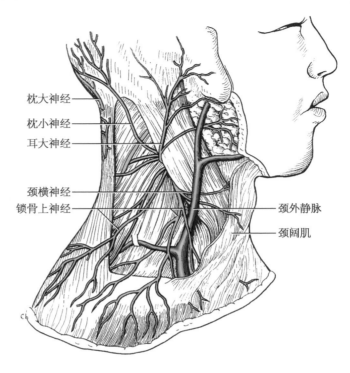

枕大神经

枕小神经

耳大神经

颈横神经

锁骨上神经

颈外静脉

颈阔肌

图 13-8 颈丛皮支

部和肩部的皮肤。

（二）肌支

颈丛肌支支配颈肌、肩胛提肌和膈等，其中最重要的是膈神经。

膈神经 phrenic nerve（图 13-9）是混合性神经，从前斜角肌上端外侧下行，沿前斜角肌表面降至其内侧，穿锁骨下动、静脉之间，经胸廓上口入胸腔，继经肺根前方沿心包外侧面至膈。膈神经的运动纤维支配膈肌，感觉纤维分布于心包、纵隔胸膜、膈胸膜和膈下面的腹膜。右膈神经的感觉纤维还分布于肝和胆囊的腹膜。膈神经受刺激时可发生呃逆，损伤后可引起膈肌瘫痪，导致腹式呼吸减弱或消失。

二、臂丛

臂丛 brachial plexus 由第 5～8 颈神经前支和第 1 胸神经前支的大部分组成（图 13-10）。臂丛的 5 条根合成上、中、下 3 干，从斜角肌间隙穿出。每干又分为前、后两股，经锁骨后方进入腋窝。上、中干的前股合成**外侧束**，下干的前股延为**内侧束**，3 干的后股合成**后束**。3 束从三面包围腋动脉。臂丛在锁骨上缘中点处比较表浅而集中，常在此作为臂丛阻滞麻醉的进针部位。臂丛的分支按其发出部位可分为锁骨上、下两部。

（一）锁骨上部的分支

锁骨上部的分支（图 13-10、13-11）发自臂丛的根和干，都是较短的肌支，主要有以下3 支。

1. **胸长神经** long thoracic nerve（$C_{5\sim7}$）　经臂丛后方入腋窝，在前锯肌表面下降并支配该肌。此神经损伤可致前锯肌瘫痪，出现"翼状肩"。

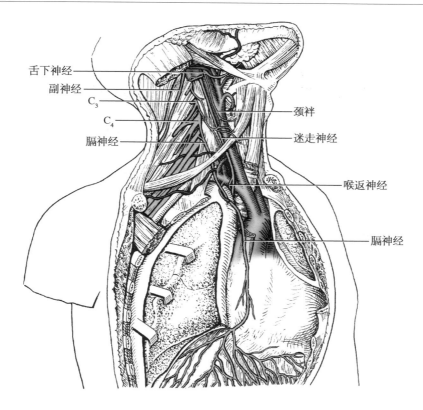

舌下神经

副神经

C₃

C₄

膈神经

颈袢

迷走神经

喉返神经

膈神经

图 13-9　膈神经

2. **肩胛背神经** dorsal scapular nerve(C₅)　穿中斜角肌向后,支配肩胛提肌和菱形肌。

3. **肩胛上神经** suprascapular nerve(C₅,₆)　向后经肩胛切迹入冈上窝,继至冈下窝,支配冈上、下肌。

（二）锁骨下部的分支

锁骨下部的分支(图 13-10、13-11)发自臂丛的 3 个束,多为长支。

1. **胸内侧神经** medial pectoral nerve(C₈～T₁)　发自内侧束,支配胸大肌和胸小肌。

2. **胸外侧神经** lateral pectoral nerve(C₅～₇)　发自外侧束,支配胸大肌和胸小肌。

3. **肌皮神经** musculocutaneous nerve(C₅～₇)　发自外侧束,向外下斜穿喙肱肌,经肱二头肌与肱肌之间下行,发出肌支支配这 3 块肌。终支为皮支,在肘关节稍上方穿出深筋膜,分布于前臂外侧的皮肤,称**前臂外侧皮神经**。

4. **正中神经** median nerve(C₅～T₁)　以内、外侧根起自内侧束和外侧束。在臂部伴肱动脉沿肱二头肌内侧沟下行,先位于肱动脉的外侧,继而跨越动脉前面,转至其内侧,下降至肘窝,再穿旋前圆肌行于前臂指浅屈肌、指深屈肌之间,至腕部位于桡侧腕屈肌腱与掌长肌腱之间,向下经腕管到手掌掌腱膜的深面(图 13-12)。

正中神经在臂部无分支。在前臂发出许多肌支,支配除肱桡肌、尺侧腕屈肌和指深屈肌尺侧半以外的所有前臂前群肌。在手掌先发出**返支**进入鱼际,支配除拇收肌以外的鱼际肌,再发出 3 支**指掌侧总神经**。每支指掌侧总神经又分为 2 支**指掌侧固有神经**,沿手指的相对缘至指尖,分布于桡侧 3 个半手指掌面及其中节和远节指背的皮肤,并支配第 1、2 蚓状肌(图 13-12、13-13)。

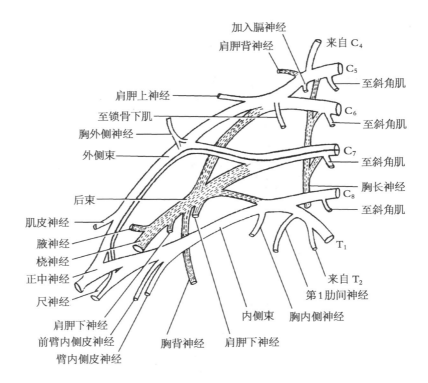

图 13-10　臂丛的组成

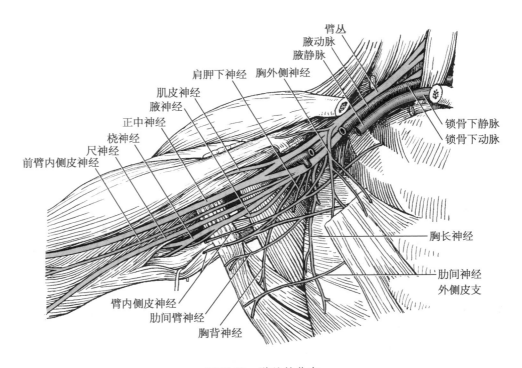

图 13-11　臂丛的分支

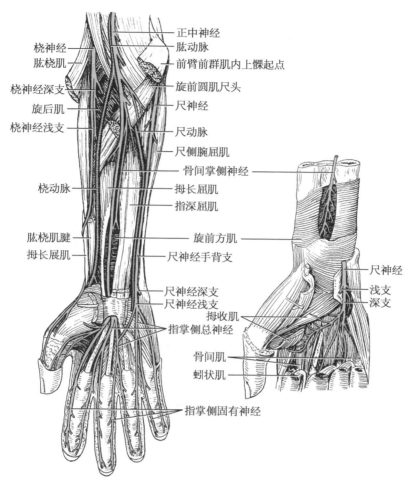

桡神经
肱桡肌
桡神经深支
旋后肌
桡神经浅支
桡动脉
肱桡肌腱
拇长展肌

正中神经
肱动脉
前臂前群肌内上髁起点
旋前圆肌尺头
尺神经
尺动脉
尺侧腕屈肌
骨间掌侧神经
拇长屈肌
指深屈肌
旋前方肌
尺神经手背支
尺神经深支
尺神经浅支
拇收肌
指掌侧总神经

尺神经
浅支
深支

骨间肌
蚓状肌

指掌侧固有神经

图 13-12 前臂前面和手掌侧的神经

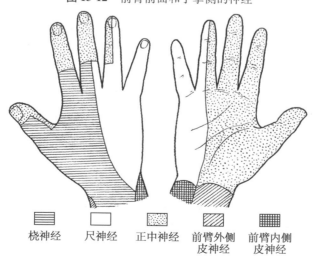

桡神经 　　尺神经 　　正中神经 　　前臂外侧
皮神经 　　前臂内侧
皮神经

图 13-13 手部皮神经分布区

正中神经损伤后,除其皮肤分布区出现感觉障碍(以拇指、示指和中指的远节最明显)以外,还表现为前臂不能旋前,屈腕力减弱,拇指、示指和中指不能屈曲,拇指不能对掌。由于鱼际肌萎缩,手掌平坦,称为"猿手"(图 13-14)。鱼际区手术时应避免伤及正中神经返支。

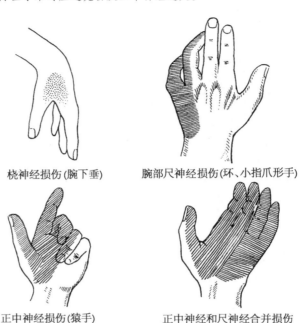

桡神经损伤(腕下垂)　　　　腕部尺神经损伤(环、小指爪形手)

正中神经损伤(猿手)　　　　正中神经和尺神经合并损伤

图 13-14　臂丛神经损伤后手的畸形和感觉丧失的范围(点、线区)

5. **尺神经** ulnar nerve(C_8、T_1)　发自内侧束,伴肱动脉下行,于臂中份穿至内侧肌间隔后面下行,经尺神经沟再向下穿尺侧腕屈肌起端至前臂前面。在尺侧腕屈肌深面沿尺动脉内侧下降,至桡腕关节上方约 5 cm 处发一手背支,本干继续下行,经屈肌支持带浅面在豌豆骨桡侧分为浅、深两支入手掌(图 13-12)。尺神经在尺神经沟处表浅且贴骨面,易受损伤。

尺神经在臂部无分支,在前臂发肌支支配尺侧腕屈肌和指深屈肌尺侧半。**手背支**转至背侧,分布于手背尺侧半和尺侧两个半手指背面的皮肤。**浅支**为皮支,分布于小鱼际和尺侧一个半手指掌面的皮肤。**深支**为肌支,支配小鱼际肌,第 3、4 蚓状肌,骨间肌和拇收肌(图 13-12、13-13)。

尺神经损伤后,其皮肤分布区感觉障碍(以手内侧缘为主),屈腕力减弱,环指和小指末节不能屈曲,拇指不能内收,第 2、4、5 指不能收、展。由于第 4、5 指的掌指关节过伸,指骨间关节屈曲,小鱼际肌、骨间肌萎缩,各掌骨间凹陷,而呈现"爪形手"(图 13-14)。

6. **桡神经** radial nerve($C_5 \sim T_1$)　发自后束,先在肱动脉后方下行,继伴肱深动脉向后,沿桡神经沟行向外下,穿外侧肌间隔至肱骨外上髁前方,在肱桡肌与肱肌间分为浅、深两支(图 13-15、13-16)。

桡神经在臂部发出肌支支配肱三头肌、肱桡肌和桡侧腕长伸肌,皮支分布于臂和前臂背侧面的皮肤。桡神经**浅支**在肱桡肌深面伴桡动脉下降,至前臂中、下 1/3 交界处附近转向背侧,分布于手背桡侧半和桡侧两个半手指近节背面的皮肤。**深支**经桡骨颈外侧穿旋后肌至前臂背侧,在浅、深层肌间下降,支配前臂后群肌(图 13-13、13-15、13-16)。

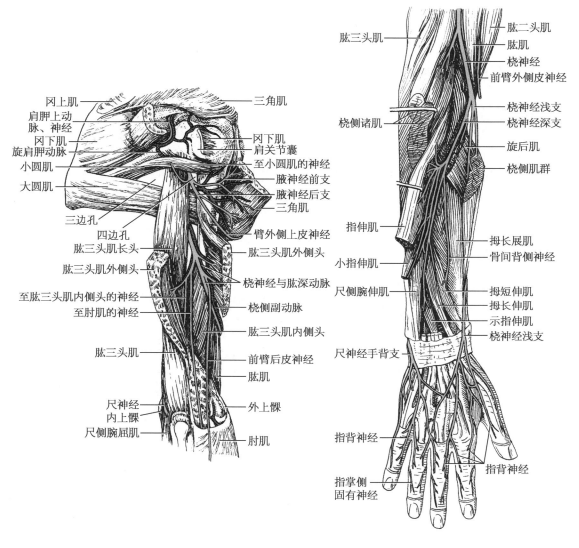

图 13-15　肩、臂部背面的神经和血管　　　　**图 13-16**　桡神经的深、浅支

肱骨中段骨折易损伤桡神经,引起相应皮肤分布区感觉障碍(第1、2掌骨间隙背侧为主),前臂后群肌瘫痪,不能伸腕、伸指和前臂不能旋后,抬前臂时出现"垂腕"征(图13-14)。桡骨颈骨折易损伤桡神经深支,主要表现为伸腕力减弱和不能伸指。

7. **肩胛下神经** subscapular nerves($C_{5~7}$)　发自后束,有上、下两支,沿肩胛下肌前面下行,支配肩胛下肌和大圆肌(图13-11)。

8. **胸背神经** thoracodorsal nerve($C_{6~8}$)　发自后束,沿肩胛骨外侧缘下行,支配背阔肌(图13-11)。

9. **腋神经** axillary nerve($C_{5~7}$)　发自后束,伴旋肱后动脉穿四边孔,绕肱骨外科颈至三角肌深面,支配三角肌和小圆肌,皮支分布于肩和臂外侧上部皮肤(图13-11、13-15)。

腋神经损伤后,三角肌瘫痪,臂不能外展。三角肌萎缩后,肩部失去圆隆外观,呈"方形肩"。

三、胸神经前支

胸神经前支共 12 对,除第 1 对大部分参加臂丛,第 12 对小部分参加腰丛外,其余均不成丛。第 1 ~ 11 对胸神经前支行于相应的肋间隙中,称**肋间神经** intercostal nerves。第 12 对胸神经前支行于第 12 肋下方,称**肋下神经** subcostal nerve。

肋间神经(图 13-17)在肋间内肌和最内肌之间、肋间血管的下方,沿肋沟行至腋前线附近渐离肋下缘行于肋间隙中。肋间神经在胸、腹侧壁发出**外侧皮支**。上 6 对肋间神经到达胸骨侧缘处浅出成为**前皮支**,下 5 对肋间神经和肋下神经斜向前下,进入腹内斜肌与腹横肌之间,再穿入腹直肌鞘,至腹白线附近浅出成为前皮支。肋间神经的肌支支配肋间肌和腹肌前外侧群,皮支分布于胸、腹壁的皮肤,第 2 ~ 6 肋间神经的皮支还分布于乳房。肋间神经还发出细支分布于壁胸膜和壁腹膜。

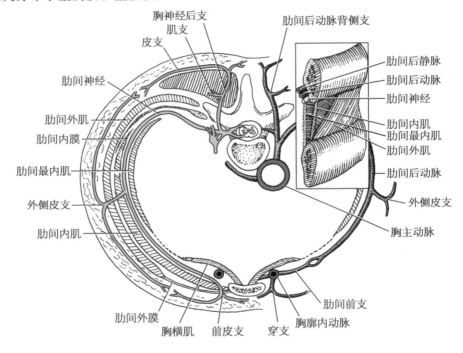

图 13-17　胸神经前支和肋间血管

胸神经前支在胸壁、腹壁皮肤的分布有明显的节段性,各神经分布区呈带状由上而下依次排列(图 13-18)。其中第 2 胸神经平胸骨角,第 4 胸神经平男性乳头,第 6 胸神经平剑突,第 10 胸神经平脐,肋下神经分布于耻骨联合与脐连线中点平面。相邻神经分布区之间有一定的重叠。

四、腰丛

腰丛 lumbar plexus 由第 12 胸神经前支的小部分、第 1 ~ 3 腰神经前支和第 4 腰神经前支的大部分组成,位于腰大肌深侧,腰丛除发肌支支配髂腰肌和腰方肌外,还有下列分支(图13-19)。

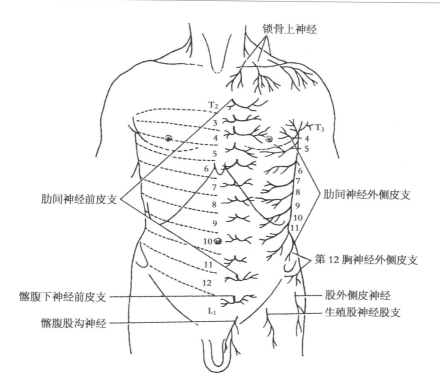

图 13-18 胸神经前支的节段分布

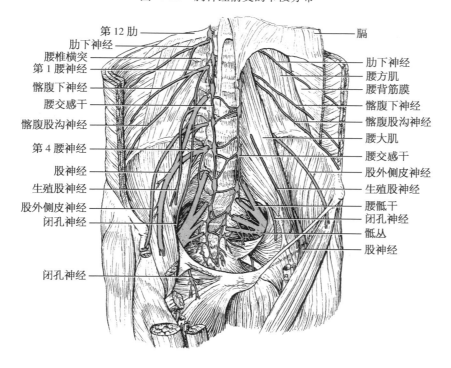

图 13-19 腰丛(右侧腰大肌已切除)

1. **髂腹下神经** iliohypogastric nerve（$T_{12} \sim L_1$）　出腰大肌外侧缘,经腰方肌前面行向外下,在髂嵴上方穿入腹横肌与腹内斜肌之间,继在髂前上棘内侧穿腹内斜肌至腹外斜肌腱膜深面行向内下,终支在腹股沟管浅环上方浅出。皮支分布于臀外侧部、腹股沟区和腹下区的皮肤,肌支支配腹壁肌。

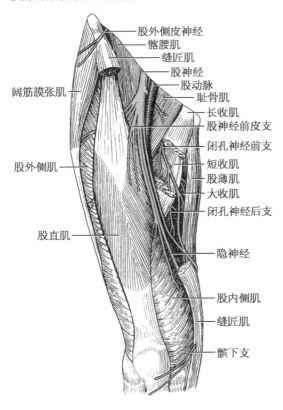

图 13-20　股前内侧的神经

2. **髂腹股沟神经** ilioinguinal nerve（L_1）在髂腹下神经下方并与其平行,至腹前壁下部穿经腹股沟管,终支出浅环至皮下。肌支支配腹壁肌,皮支分布于腹股沟区、阴囊或大阴唇的皮肤。

3. **生殖股神经** genitofemoral nerve（$L_{1 \sim 2}$）　向前穿腰大肌,在该肌前面下降,分为**生殖支**和**股支**,前者支配提睾肌,后者分布于股三角上部皮肤。

4. **股外侧皮神经** lateral femoral nerve（$L_{2 \sim 3}$）　自腰大肌外侧缘走出,在髂肌前面行向外下,至髂前上棘内侧经肌腔隙达大腿,分布于股外侧面的皮肤。

5. **股神经** femoral nerve（$L_{2 \sim 4}$）　在腰大肌和髂肌间下行,经肌腔隙至股三角,随即分为数支。肌支支配耻骨肌、缝匠肌和股四头肌,皮支分布于股前面的皮肤。最长的皮支称**隐神经**,随股动脉入收肌管下行,在膝关节内侧穿至皮下,伴大隐静脉继续下行,分布于髌下、小腿内侧面和足内侧缘的皮肤（图 13-19、13-20、13-24）。

股神经损伤后,股前和小腿内侧缘的皮肤感觉障碍,屈髋无力,不能伸膝,膝反射消失。

6. **闭孔神经** obturator nerve（$L_{2 \sim 4}$）　自腰大肌内侧缘处穿出,沿小骨盆侧壁前行,穿闭膜管至大腿内侧部（图 13-19、13-20）,支配大腿肌内侧群,并分布于大腿内侧的皮肤。

五、骶丛

骶丛 sacral plexus 由第 4 腰神经前支小部分与第 5 腰神经前支合成的**腰骶干**、全部骶神经和尾神经的前支组成,位于梨状肌的前面（图 13-19）。骶丛除发出短小肌支支配梨状肌、闭孔内肌和肛提肌等以外,还发出下列主要分支。

1. **臀上神经** superior gluteal nerve（$L_4 \sim S_1$）　伴臀上血管经梨状肌上孔出盆腔,行于臀中、小肌之间,支配臀中、小肌和阔筋膜张肌（图 13-21）。

2. **臀下神经** inferior gluteal nerve（$L_5 \sim S_2$）　伴臀下血管经梨状肌下孔出盆腔,支配臀大肌（图 13-21）。

3. **阴部神经** pudendal nerve（$S_{2 \sim 4}$）　伴阴部内动、静脉经梨状肌下孔出盆腔,绕坐骨棘后面经坐骨小孔向前入坐骨肛门窝,分支分布于会阴（图 13-21,22；图 8-24）。

阴部神经的分支有:①**肛神经**,分布于肛门外括约肌和肛门皮肤。②**会阴神经**,分支分布于会阴诸肌以及阴囊或大阴唇的皮肤。③**阴茎(阴蒂)背神经**,走在阴茎或阴蒂的背侧,主要分布于阴茎或阴蒂的皮肤。

4. **股后皮神经** posterior femoral cutaneous nerve（$S_{1\sim3}$）　出梨状肌下孔,在臀大肌与阔筋膜深面下行至腘窝上尖处浅出,分支分布于臀下部、会阴、股后和腘窝的皮肤(图13-21)。

5. **坐骨神经** sciatic nerve（$L_4\sim S_3$）　是全身最粗大的神经,穿梨状肌下孔出盆腔,在臀大肌深面经股骨大转子与坐骨结节之间至股后,于股二头肌长头深面下行,通常在腘窝上方分为胫神经和腓总神经。坐骨神经在股后发肌支支配股后群肌(图13-21)。

（1）**胫神经** tibial nerve（图13-23）:在腘窝内与腘血管伴行,经小腿肌后群浅、深两层间伴胫后血管下行,绕内踝后方,在踝管内分为**足底内侧神经**、**足底外侧神经**入足底,分布于足底的肌肉和皮肤。胫神经在腘窝和小腿后部发出肌支支配小腿肌后群,在腘窝还发出**腓肠内侧皮神经**伴小隐静脉下行,至小腿下部与腓总神经发出的腓肠外侧皮神经吻合成**腓肠神经**,经外踝后方至足背外侧缘,沿途分支分布于小腿后外侧面和足外侧缘的皮肤。

胫神经损伤后,小腿后面与足底皮肤感觉障碍,足不能跖屈,内翻力减弱,呈背屈和外翻位,称"钩状足"(图13-25)。

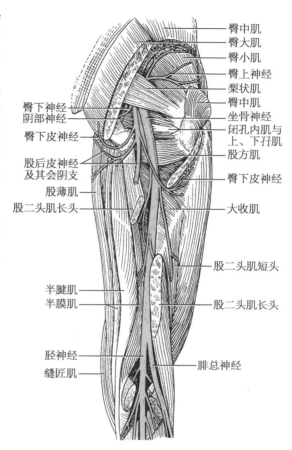

图 13-21　骶丛的分支

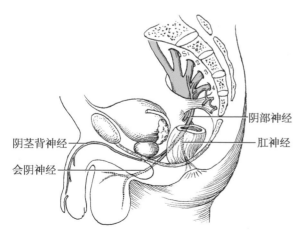

图 13-22　阴部神经

（2）**腓总神经** common peroneal nerve（图13-21、13-24）:在腘窝上方自坐骨神经分出后沿股二头肌内侧缘行向外下,绕腓骨颈外侧向前,穿腓骨长肌分为腓浅神经和腓深神经。

1）**腓浅神经**:在腓骨长肌、腓骨短肌与趾长伸肌之间下行,分支支配腓骨长肌、短肌,至小腿中、下 1/3 交界处浅出,分布于小腿外侧面、足背和趾背的皮肤。

2）**腓深神经**:先在胫骨前肌与趾长伸肌之间,后在胫骨前肌与姆长伸肌之间伴胫前血管下行,经踝前至足背,沿途发肌支支配小腿肌前群和足背肌,终支分布于第 1 趾缝两侧趾背的皮肤。

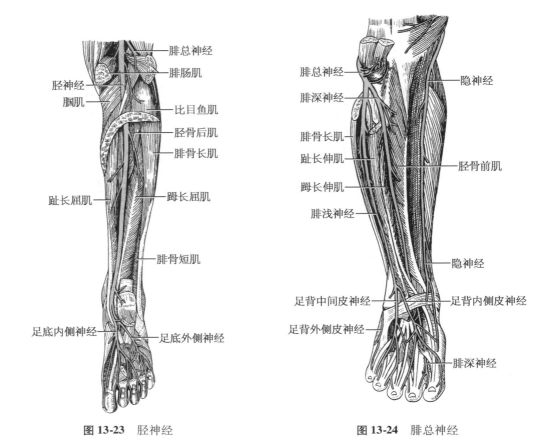

| 图 13-23　胫神经 | 图 13-24　腓总神经 |

腓总神经在腘窝还发出**腓肠外侧皮神经**,后者分布于小腿外侧面皮肤,并与腓肠内侧皮神经吻合成腓肠神经。

腓总神经损伤后小腿外侧与足背皮肤感觉障碍,足不能背屈和外翻,呈下垂、内翻位,称"马蹄内翻足"(图 13-25)。

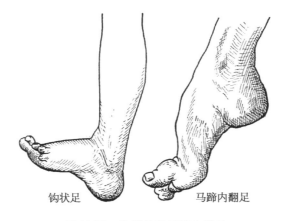

图 13-25　钩状足和马蹄内翻足

(赵小贞)

第二节 脑 神 经

脑神经 cranial nerves 共 12 对,其序号用罗马数字表示,顺序为: I 嗅神经、II 视神经、III 动眼神经、IV 滑车神经、V 三叉神经、VI 展神经、VII 面神经、VIII 前庭蜗神经、IX 舌咽神经、X 迷走神经、XI 副神经、XII 舌下神经(图 13-26)。

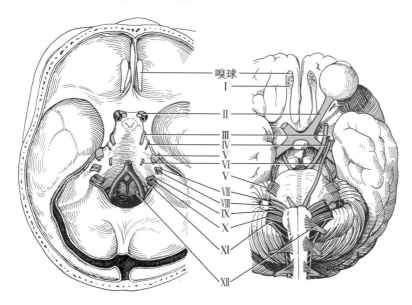

图 13-26 脑神经及其出颅的部位

由于每对脑神经内所含的纤维成分不一,故其性质有所不同。其中,第 I、II、VIII 对为感觉性脑神经,第 III、IV、VI、XI、XII 对为运动性脑神经,第 V、VII、IX、X 对为混合性脑神经。脑神经中的内脏运动纤维为副交感性质,存在于第 III、V、IX、X 对脑神经内。

一、嗅神经

嗅神经 olfactory nerves(图 13-27)由内脏感觉纤维组成,传导嗅觉冲动。它由嗅黏膜内嗅细胞的中枢突集结而成,有 15～20 条,穿筛孔入颅前窝,终于嗅球。

颅前窝骨折累及筛板损伤嗅神经后,引起嗅觉障碍,脑脊液可沿嗅神经周围间隙流入鼻腔。

二、视神经

视神经 optic nerve(图 13-26、13-28)由躯体感觉纤维组成,传导视觉冲动。视网膜节细胞的轴突在视神经盘处汇聚,穿出巩膜形成视神经。视神经在眶内行向后内,经视神经管入颅中窝,在交叉前沟处形成**视交叉**,再延为**视束**,止于外侧膝状体。视神经包有 3 层被膜,分别是 3 层脑膜的延续,蛛网膜下隙也延伸到视神经周围。因此,颅内压增高时,常出现视神经盘水肿。

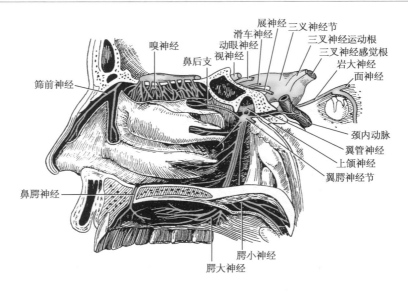

图 13-27 鼻腔和腭的神经

三、动眼神经

动眼神经 oculomotor nerve（图 13-26）为运动性神经,含躯体运动和内脏运动两种纤维,自脚间窝出脑,穿经海绵窦的外侧壁,向前经眶上裂入眶,分为上、下两支（图 13-28）。上支较细,支配上睑提肌和上直肌。下支较粗,支配下直肌、内直肌和下斜肌。下斜肌支分出一个小支,由内脏运动纤维组成,入睫状神经节中继后支配瞳孔括约肌和睫状肌,参与瞳孔对光反射和晶状体调节反射。

睫状神经节（图 13-28）为副交感神经节,在视神经与外直肌之间。

动眼神经损伤后,上睑下垂,眼外斜视,眼球不能向上、内、下方转动,瞳孔散大,对光反射消失。

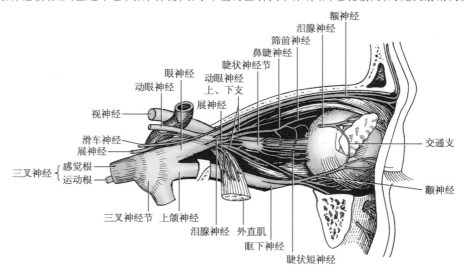

图 13-28 眶内神经(外侧面)

四、滑车神经

滑车神经 trochlear nerve（图 13-26、13-28、13-29）由躯体运动纤维组成，自中脑背侧下丘下方出脑，绕大脑脚向前，穿海绵窦外侧壁，经眶上裂入眶，跨上睑提肌行向前内侧，支配上斜肌。

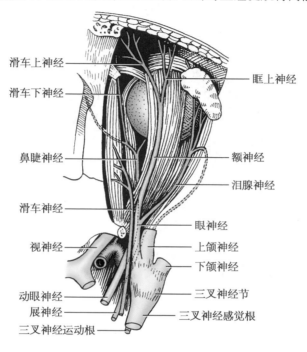

滑车上神经

滑车下神经

鼻睫神经

滑车神经

视神经

动眼神经

展神经

三叉神经运动根

眶上神经

额神经

泪腺神经

眼神经

上颌神经

下颌神经

三叉神经节

三叉神经感觉根

图 13-29　眶内神经（上面）

五、三叉神经

三叉神经 trigeminal nerve 为混合性神经，含两种纤维成分：①躯体运动纤维，支配咀嚼肌和口底肌等，出脑后组成三叉神经运动根。②躯体感觉纤维，其胞体在颞骨岩部的三叉神经压迹处形成膨大的**三叉神经节**。该节假单极神经元的周围突分布于头面部皮肤、黏膜、牙和脑膜等处，中枢突聚集成粗大的三叉神经感觉根。运动根和感觉根互相贴合，在脑桥与小脑中脚移行处出入脑（图 13-26 ~ 13-29）。三叉神经自三叉神经节向前分为眼神经、上颌神经和下颌神经。

（一）眼神经

眼神经 ophthalmic nerve（图 13-28、13-29）是感觉神经，自三叉神经节向前穿海绵窦外侧壁，经眶上裂入眶，分为下列 3 支。

1. **泪腺神经**　在 3 支中最细，沿外直肌上缘前行，分布于泪腺和上睑的结膜和皮肤。

2. **额神经**　较粗，在上睑提肌上方前行，分为**眶上神经**和**滑车上神经**，分别经眶上切迹（孔）和滑车上方出眶，分布于上睑和额顶部的皮肤及上睑结膜等处。

3. **鼻睫神经**　较细，经上直肌和视神经之间行向前内方，至眶内侧壁，分支分布于眼球、泪囊、鼻黏膜和鼻背皮肤等处。

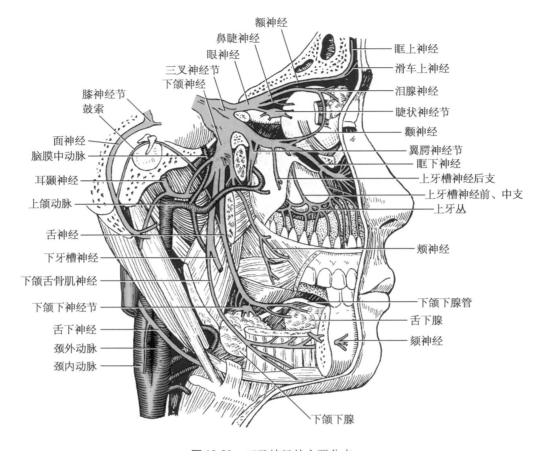

图 13-30 三叉神经的主要分支

（二）上颌神经

上颌神经 maxillary nerve（图 13-30）为感觉神经，自三叉神经节向前穿海绵窦外侧壁，经圆孔出颅入翼腭窝，再向前经眶下裂入眶更名为眶下神经。上颌神经有以下分支。

1. **眶下神经** 为上颌神经的延续，经眶下裂、眶下沟、眶下管前行，终末出眶下孔，分支分布于下睑、眶下、鼻翼、上唇的皮肤和黏膜。

2. **颧神经** 在翼腭窝分出，经眶下裂入眶，穿眶外侧壁至颧、颞部皮肤。

3. **神经节支** 在翼腭窝内分出两小支，向下连接翼腭神经节，纤维随翼腭神经节的分支分布于鼻、腭和咽顶部的黏膜（图 13-27、13-30、13-31）。

4. **上牙槽神经** 有 3 支，前、中支由眶下神经发出，后支在翼腭窝内发自上颌神经本干，分别穿入上颌骨体骨质，互相吻合成上牙丛，分支分布于上颌牙与牙龈。

（三）下颌神经

下颌神经 mandibular nerve（图 13-30、13-31）为混合性神经，经卵圆孔出颅至颞下窝，发出下列分支。

1. **咀嚼肌神经** 有数支，支配各咀嚼肌。

2. **耳颞神经** 以两根起始，其间夹持脑膜中动脉，向后合成一干，至下颌关节后方，穿腮腺上行，伴颞浅动脉分布于耳郭前部和颞部的皮肤及腮腺。

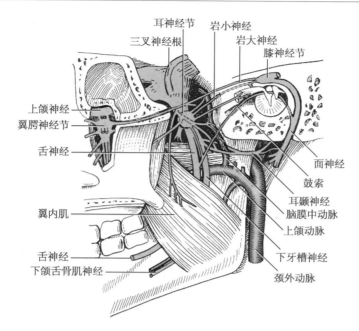

图 13-31 面神经、翼腭神经节和耳神经节

3. 颊神经 沿颊肌表面向前下,分布于颊部的皮肤和黏膜。

4. 舌神经 在颊神经后方,先向前下,至下颌下腺上方弓形转向前方,沿舌骨舌肌表面至舌尖,分布于口腔底及舌前 2/3 的黏膜,传导一般感觉。

5. 下牙槽神经 在舌神经后方沿翼内肌外侧面下行,经下颌孔入下颌管,分支穿入骨质组成下牙丛,再由丛分支分布于下颌牙及牙龈。下牙槽神经终支出颏孔,称**颏神经**,分布于颏部及下唇的皮肤和黏膜。下牙槽神经入下颌孔前,还分出**下颌舌骨肌神经**,支配同名肌和二腹肌前腹。

头面部皮神经的分布区见图 13-32。

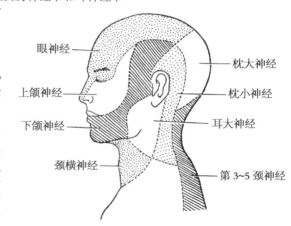

图 13-32 头面部皮神经的分布区

三叉神经损伤后,头面部皮肤、角膜和巩膜、鼻腔和口腔黏膜的一般感觉障碍,角膜反射消失。咀嚼肌瘫痪,张口时下颌偏向患侧。

六、展神经

展神经 abducent nerve(图 13-26、13-28)由躯体运动纤维组成,自延髓脑桥沟中部出脑,向前穿经海绵窦,再经眶上裂入眶,支配外直肌。

七、面神经

面神经 facial nerve 为混合性神经,含 3 种纤维成分:①躯体运动纤维,支配表情肌等。

②内脏运动纤维,经副交感神经节中继,支配泪腺、下颌下腺、舌下腺及鼻、腭黏膜腺。③内脏感觉纤维,其胞体在面神经管内聚集成膝神经节,周围突分布于舌前 2/3 味蕾。面神经自延髓脑桥沟外侧部出脑(图 13-26),经内耳门入内耳道,穿内耳道底入面神经管,从茎乳孔出颅(图 13-30、13-31),向前穿入腮腺(图 13-33)。面神经的分支按其发出部位分为两部分。

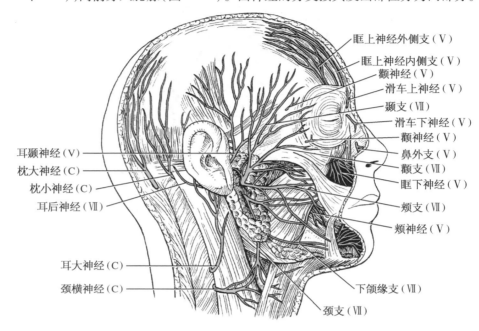

图 13-33　头面部的神经

（一）面神经管内的分支

1. **岩大神经**(图 13-31)　含内脏运动纤维,自膝神经节处分出,沿颞骨岩部前面前行,至翼腭神经节中继,节后纤维支配泪腺和鼻、腭黏膜腺。

2. **鼓索**(图 13-30、13-31)　含内脏运动和内脏感觉纤维。它在面神经出茎乳孔前发出,向前上入鼓室,贴鼓膜内面向前下,穿出鼓室至颞下窝,从后方加入舌神经。内脏感觉纤维经舌神经分布于舌前 2/3 的味蕾,传导味觉冲动。内脏运动纤维至下颌下神经节中继,节后纤维支配下颌下腺和舌下腺。

3. **镫骨肌神经**　支配镫骨肌。

（二）出茎乳孔后的分支

面神经出茎乳孔后,发小支支配枕额肌枕腹、耳周围肌、二腹肌后腹和茎突舌骨肌。主干向前穿入腮腺,在腺内分支组成**腮腺丛**,再分支穿出腮腺前缘,呈辐射状分布,支配面肌和颈阔肌(图 13-34)。

1. **颞支**　常有 3 支,支配枕额肌额腹和眼轮匝肌等。

2. **颧支**　3～4 支,支配眼轮匝肌及颧肌等。

3. **颊支**　3～4 支,支配颊肌、口轮匝肌及其他口周围肌。

4. **下颌缘支**　沿下颌骨下缘行向前,支配下唇诸肌。

5. **颈支**　在颈阔肌深面行向前下,支配该肌。

如前所述,面神经有两个副交感神经节:①**翼腭神经节**,在翼腭窝内,上颌神经下方

（图13-27、13-30、13-31）。②**下颌下神经节**,在舌神经下方,下颌下腺上方（图13-30）。

面神经颅外段损伤,临床表现为损伤侧面瘫,即额纹消失,不能闭眼,角膜反射消失,鼻唇沟变平,口角歪向健侧,不能鼓腮、吹哨和吸吮等。如果面神经管内段损伤,除上述症状外,还可有伤侧舌前 2/3 味觉障碍,泪腺、舌下腺及下颌下腺分泌障碍,听觉过敏等。

八、前庭蜗神经

前庭蜗神经 vestibulocochlear nerve 又称**位听神经**,为躯体感觉神经,由前庭神经和蜗神经组成（图13-34）,起于内耳,通过内耳道、内耳门,于延髓脑桥沟外侧部入脑（图13-26）。

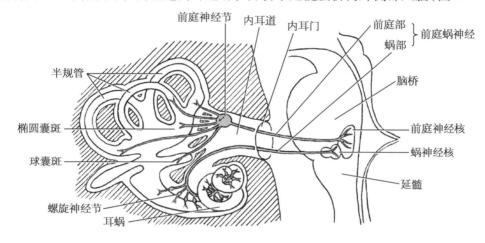

图 13-34 前庭蜗神经示意图

（一）前庭神经

前庭神经传导平衡觉冲动。其神经元胞体在内耳道底**前庭神经节**内,为双极神经元,周围突分布于椭圆囊斑、球囊斑和壶腹嵴,中枢突组成前庭神经。

（二）蜗神经

蜗神经传导听觉冲动。其神经元胞体在内耳蜗轴内的**蜗神经节**中,也是双极神经元,周围突分布于螺旋器,中枢突组成蜗神经。

前庭蜗神经损伤后,听觉和平衡障碍。前庭神经受刺激时,可出现眩晕和眼球震颤等,常伴有恶心、呕吐。

九、舌咽神经

舌咽神经 glossopharyngeal nerve 为混合性神经,含 3 种纤维:①躯体运动纤维,支配茎突咽肌。②内脏运动纤维,在耳神经节中继,管理腮腺分泌。③内脏感觉纤维,其胞体在下神经节内,周围突分布于舌后 1/3、咽、咽鼓管、鼓室的黏膜及颈动脉窦和颈动脉小球。

舌咽神经根丝自延髓橄榄后沟上部出脑（图13-26）,然后集成舌咽神经,经颈静脉孔出颅。出颅处有**上神经节、下神经节**。舌咽神经出颅后,在颈内动、静脉间下行,然后弓形转向前方,经舌骨舌肌深面至舌根（图13-35、13-38）。舌咽神经的主要分支如下。

1. **鼓室神经** 含内脏感觉纤维和内脏运动纤维。它从下神经节处发出,向上入鼓室,参与形成鼓室丛,分布于鼓室、乳突小房及咽鼓管的黏膜。鼓室丛中的内脏运动纤维向上穿

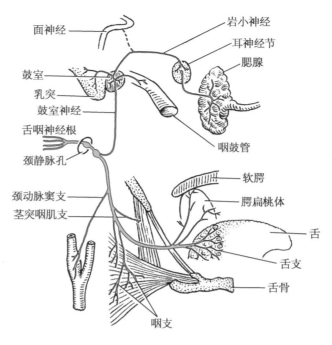

图 13-35　舌咽神经示意图

出鼓室形成**岩小神经**,沿颞骨岩部前面前行,出卵圆孔入耳神经节中继,节后纤维支配腮腺。

2. **颈动脉窦支**　1~2 支,在颈静脉孔下方发出,沿颈内动脉下降,分布于颈动脉窦和颈动脉小球,分别传导血压和血液中二氧化碳浓度变化的感觉冲动,反射调节血压和呼吸。

3. **咽支**　2~3 支,与迷走神经和交感神经的咽支在咽壁构成咽丛,分布于咽黏膜。另有**茎突咽肌支**支配同名肌。

4. **舌支**　为舌咽神经的终支,分布于舌后 1/3 的黏膜和味蕾,传导一般感觉和味觉冲动。

耳神经节为副交感神经节,位于卵圆孔下方,下颌神经内侧(图 13-31)。

舌咽神经损伤后,舌后 1/3 部味觉消失,舌根及咽峡痛觉和温度觉消失,咽肌收缩无力。

十、迷走神经

迷走神经 vagus nerve 为混合性神经,含 4 种纤维:①内脏运动纤维,至颈、胸、腹部脏器,换神经元,支配相应心肌、平滑肌和腺体的活动。②内脏感觉纤维,其胞体位于下神经节内,周围突分布于颈部、胸部和腹部的器官。③躯体运动纤维,支配咽肌、喉肌和软腭肌等。④躯体感觉纤维,其胞体位于上神经节内,周围突分布于外耳道和耳郭后面的皮肤。

迷走神经根丝自延髓橄榄后沟中部出脑(图 13-26),集成迷走神经,经颈静脉孔出颅,在颈静脉孔处有**上、下神经节**(图 13-36)。迷走神经出颅后,在颈动脉鞘内下行,经胸廓上口入胸腔。左迷走神经在左颈总动脉与左锁骨下动脉之间下行,跨主动脉弓左前方,经左肺根后方至食管前面,分为细支参与构成食管丛,至食管下段集合成**迷走前干**(图 13-37)。右迷走神经越右锁骨下动脉前方下行,沿气管右侧下行,经右肺根后方至食管后面,分为细支参与构成食管丛,向下延为**迷走后干**。迷走前、后干随食管穿膈入腹腔,在贲门前后面分成终支。

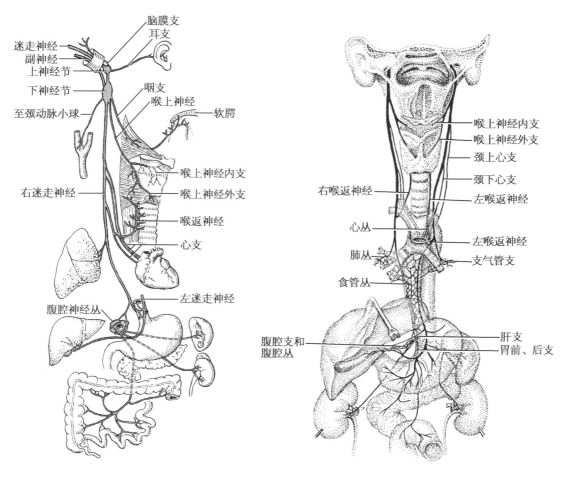

图 13-36　迷走神经示意图　　　图 13-37　迷走神经

迷走神经的分支按其发出的部位可分为以下 3 部分。

（一）颈部的分支

1. **耳支**　发自上神经节,分布于外耳道与耳郭后面的皮肤。

2. **咽支**　自下神经节发出,常有两支,与舌咽神经和交感神经的咽支共同构成咽丛。迷走神经通过咽丛支配咽肌和软腭肌,并分布于咽黏膜。

3. **喉上神经**　自下神经节处发出,在颈内动脉与咽侧壁之间下行,至舌骨大角处分为内、外两支,内支穿甲状舌骨膜入喉,分布于声门裂以上的喉黏膜;外支支配环甲肌。喉上神经损伤后,导致声音嘶哑。

4. **颈心支**　一般有上、下两支,降入胸腔与交感神经的心支共同组成心丛,传导心与主动脉弓的感觉冲动,并支配心肌。

（二）胸部的分支

1. **喉返神经**　左、右喉返神经分别由左、右迷走神经在跨越主动脉弓和右锁骨下动脉的前方处发出,分别勾绕相应动脉下方,向上返至颈部,沿两侧的气管食管间沟上升,经环甲关节后方入喉,分布于声门裂以下的喉黏膜,并支配除环甲肌以外的所有喉肌。喉返神经损伤后,喉肌瘫痪,声音嘶哑,甚至呼吸困难。

2. 支气管支、食管支和胸心支　分别与交感神经的分支构成肺<u>丛</u>、食管<u>丛</u>和心<u>丛</u>,传导这些器官的感觉冲动,并支配它们的活动。

（三）腹部的分支

1. 迷走神经前干的分支　迷走神经前干在贲门前方分为胃前支和肝支。

（1）**胃前支**:沿胃小弯右行,沿途发出 4～6 支,分布于胃前壁,终支以鸦爪形分布于幽门部前壁和十二指肠上部。

（2）**肝支**:在小网膜内右行,参与形成肝<u>丛</u>,随肝固有动脉至肝、胆囊和胆道。

2. 迷走神经后干的分支　迷走神经后干在贲门后方分为胃后支和腹腔支。

（1）**胃后支**:沿胃小弯后面右行,分布于胃后壁,终末也呈鸦爪形,至幽门部后壁。

（2）**腹腔支**:行向右后下,与交感神经纤维形成腹腔丛,随腹腔干、肠系膜上动脉和肾动脉等的分支分布于肝、胰、脾、肾、小肠和大肠(至结肠左曲)。

若迷走神经主干损伤,可出现脉速、心悸、恶心、呕吐、呼吸深慢甚至窒息等,也可出现声音嘶哑、发音和吞咽困难。

十一、副神经

副神经 accessory nerve（图 13-9、13-26、13-38）为躯体运动神经,由颅根和脊髓根两部分组成。**颅根**自延髓橄榄后沟下部出脑。**脊髓根**由脊髓颈段外侧索穿出,上经枕骨大孔入颅,会合颅根,形成副神经,经颈静脉孔出颅。副神经出颅后,颅根纤维加入迷走神经,支配咽喉肌。脊髓根纤维经颈内动、静脉之间行向外下,穿胸锁乳突肌后斜过颈侧部,进入斜方肌,分支支配胸锁乳突肌和斜方肌。

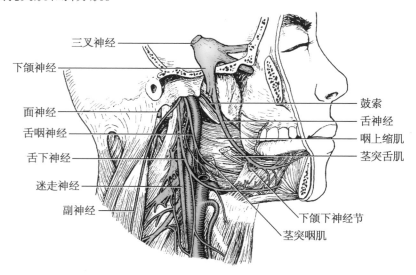

图 **13-38**　舌咽神经、迷走神经、副神经和舌下神经

副神经损伤后,头颈不能向患侧侧屈,颜面不能转向健侧,并出现肩部下垂。

十二、舌下神经

舌下神经 hypoglossal nerve 为躯体运动神经,自延髓前外侧沟出脑(图 13-26),经舌下神经管出颅,沿颈内动、静脉之间下降,至舌骨上方弓形转向前内侧,经舌骨舌肌表面入舌(图 13-38),分支支配舌内、外肌。舌下神经损伤后,伸舌时舌尖偏向患侧。

兹将 12 对脑神经的功能及其分布汇总于表 13-1。

表 13-1　脑神经的功能及其分布简表

顺序及名称		神经根出入脑部位	出入颅部位	纤维成分	分　布	损伤后主要表现
Ⅰ嗅神经		嗅球	筛孔	内脏感觉	鼻腔嗅黏膜	嗅觉障碍
Ⅱ视神经		视交叉	视神经管	躯体感觉	视网膜	视觉障碍
Ⅲ动眼神经		中脑脚间窝	眶上裂	躯体运动	上、下、内直肌,下斜肌、上睑提肌	眼外斜视,上睑下垂
				内脏运动（副交感）	瞳孔括约肌、睫状肌	对光反射消失
Ⅳ滑车神经		中脑下丘下方	眶上裂	躯体运动	上斜肌	眼不能向外下斜视
Ⅴ三叉神经		脑桥基底部与小脑中脚交界处	眼神经:眶上裂;上颌神经:圆孔;下颌神经:卵圆孔	躯体感觉	头面部皮肤、口腔、鼻腔黏膜、牙及牙龈、眼球、舌前2/3黏膜以及头面肌的肌梭	面部感觉障碍,角膜反射消失
				躯体运动	咀嚼肌、下颌舌骨肌、二腹肌前腹	咀嚼肌瘫痪,张口时下颌偏向患侧
Ⅵ展神经		延髓脑桥沟中部	眶上裂	躯体运动	外直肌	眼内斜视
Ⅶ面神经		延髓脑桥沟外侧部	内耳门→内耳道→面神经管→茎乳孔	躯体运动	面部表情肌、镫骨肌、颈阔肌、茎突舌骨肌、二腹肌后腹	额纹消失,眼不能闭合,口角歪向健侧,鼻唇沟变浅
				内脏运动（副交感）	泪腺、下颌下腺、舌下腺、鼻腔和腭的腺体	分泌障碍
				内脏感觉	舌前 2/3 味蕾	味觉障碍
Ⅷ前庭蜗神经	前庭神经	延髓脑桥沟外侧部	内耳门→内耳道	躯体感觉	壶腹嵴、椭圆囊斑和球囊斑	眩晕,眼球震颤等
	蜗神经				螺旋器	听力障碍
Ⅸ舌咽神经		延髓橄榄后沟上部	颈静脉孔	躯体运动	茎突咽肌	
				内脏运动（副交感）	腮腺	分泌障碍
				内脏感觉	咽、鼓室、咽鼓管、软腭、舌后1/3的黏膜、舌后 1/3 味蕾、颈动脉窦、颈动脉小球	咽与舌后1/3感觉障碍,咽反射消失,舌后1/3味觉障碍

续表

顺序及名称		神经根出入脑部位	出入颅部位	纤维成分	分　布	损伤后主要表现
X迷走神经		延髓橄榄后沟中部	颈静脉孔	内脏运动（副交感）	心肌，胸、腹腔脏器的平滑肌和腺体	心动过速，内脏运动障碍，腺体分泌障碍
				躯体运动	咽、喉肌	发音困难，声音嘶哑，发呛，吞咽障碍
				内脏感觉	咽、喉黏膜，胸、腹腔脏器	内脏感觉障碍
				躯体感觉	硬脑膜、耳郭及外耳道皮肤	外耳皮肤感觉障碍
XI副神经	延髓根	延髓橄榄后沟下部	颈静脉孔	躯体运动	随迷走神经至咽、喉肌	
	脊髓根	脊髓颈段			胸锁乳突肌、斜方肌	脸不能转向健侧，不能上提患侧肩胛骨
XII舌下神经		延髓前外侧沟	舌下神经管	躯体运动	舌内肌、舌外肌	舌肌瘫痪、萎缩，伸舌时舌尖偏向患侧

（赵小贞）

第三节　内　脏　神　经

内脏神经 visceral nerve 主要分布于内脏、心血管和腺体等处，含有感觉和运动两种纤维。内脏感觉纤维将来自内脏、心血管等处的感觉冲动传入中枢，引起内脏反射，也可传到大脑皮质产生内脏感觉。内脏运动纤维支配平滑肌、心肌的运动和腺体的分泌，通常不受人的主观意志控制，故又称**自主神经**；又因其作用主要与调节动物、植物共有的新陈代谢活动有关，故也可称为**植物神经**。也有人将内脏神经（包括内脏感觉纤维）笼统地称自主神经（植物神经）。

一、内脏运动神经

内脏运动神经和躯体运动神经一样，都受大脑皮质和皮质下各级中枢的控制和调节，两者之间在功能上互相依存，互相协调，以维持机体内、外环境的相对平衡。然而，内脏运动神经与躯体运动神经在形态结构、支配对象及功能上有较大的差别。

1. 支配对象　躯体运动神经支配骨骼肌，而内脏运动神经支配心肌、平滑肌和腺体。

2. 行程经过　躯体运动神经自初级中枢发出至骨骼肌全程只有 1 个神经元。内脏运动神经自初级中枢发出后，需要在**内脏运动神经节**内更换神经元，再由节内神经元发出纤维到达效应器，一般全程有 2 个神经元。第 1 个神经元称**节前神经元**，胞体位于脑干和脊髓内，其轴突称**节前纤维**。第 2 个神经元称**节后神经元**，胞体位于内脏运动神经节内，其轴突称**节后纤维**。

　　3. 形态特点　躯体运动神经以条索状神经的形式分布。内脏运动神经的节后纤维则常攀附于脏器或血管,形成**神经丛**,再由丛发分支至效应器。

　　4. 结构特点　躯体运动神经纤维一般是较粗的有髓纤维。内脏运动神经则为细纤维,节前纤维是薄髓纤维,节后纤维为无髓纤维。

　　5. 功能特点　躯体运动神经只有一种功能成分。内脏运动神经则有交感和副交感两种成分。内脏和心血管大多同时接受交感和副交感的双重支配。躯体运动神经一般受意志控制,而内脏运动神经一般不受意志控制。

　　现将交感神经和副交感神经分别介绍如下。

（一）交感神经

　　交感神经 sympathetic nerves 包括中枢部和周围部（图13-39）。

　　1. 交感神经中枢部　低级中枢位于脊髓 $T_1 \sim L_2$ 或 L_3 节段的灰质侧柱的中间外侧核,而高级中枢位于脑内。

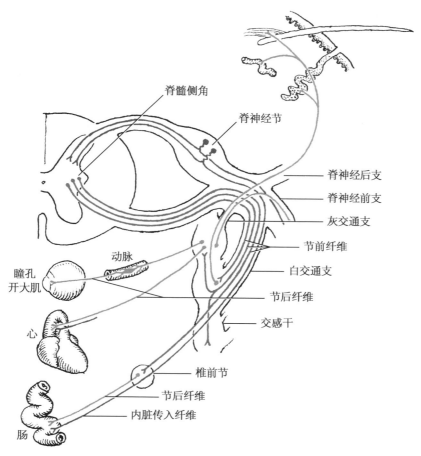

图13-39　交感神经纤维走向模式图

注:红色为节前纤维;黄色为节后纤维;绿色为内脏感觉纤维。

2. 交感神经周围部　包括交感干、交通支、椎前节以及交感神经的分支和神经丛等。

（1）**交感干** sympathetic trunk：位于脊柱前外侧，左、右各一，上达颅底，下至尾骨，两干在尾骨前合并，全长分颈、胸、腰、骶、尾 5 部。交感干由**交感干神经节**（椎旁节）与**节间支**组成。交感干神经节由交感神经的节后神经元胞体聚集而成，共有 20 ~ 24 对，颈部有颈上、中、下 3 对，胸部 10 ~ 12 对，腰部 4 ~ 5 对，骶部 2 ~ 3 对，尾部 1 个。

（2）**交通支** communicating branches：交感干神经节借白交通支和灰交通支与相应的脊神经相连。

1）**白交通支**：14 ~ 15 对，连于 T_1 ~ L_3 脊神经与相应的交感干神经节之间，由脊髓侧角发出的节前纤维组成，这些纤维因具有髓鞘而呈白色。

2）**灰交通支**：31 对，连于每一交感干神经节与邻近的脊神经之间，由交感干神经节发出的节后纤维组成，这些纤维无髓鞘而呈灰色。

（3）**椎前节**：位于脊柱前方，由交感神经的节后神经元胞体聚集而成，包括成对的**腹腔神经节** celiac ganglia 和**主动脉肾神经节** aorticorenal ganglia、不成对的**肠系膜上神经节** superior mesenteric ganglion 和**肠系膜下神经节** inferior mesenteric ganglion 等，分别位于同名动脉根部附近。

（4）节前纤维的行程：由脊髓侧柱中间外侧核发出，经脊神经前根、脊神经、白交通支到达交感干。有 3 种去向：①在相应的交感干神经节内更换神经元；②在交感干内上升或下降，至上方或下方的交感干神经节内更换神经元；③穿交感干神经节，至椎前节内更换神经元（如内脏大、小神经）。

（5）节后纤维的行程：由交感神经节发出的节后纤维也有 3 种去向：①发自交感干神经节的节后纤维可经灰交通支返回脊神经，随脊神经分布至颈部、躯干和四肢的血管、汗腺和立毛肌。31 对脊神经与交感干之间都有灰交通支联系，故脊神经的分支一般都含有交感神经的节后纤维。②发自交感干神经节和椎前节的节后纤维可攀附动脉形成相应的神经丛（如颈内、外动脉丛，锁骨下动脉丛等），随动脉的分支分布到所支配的器官。③交感干神经节的节后纤维也可先独立行走一段距离（如颈心神经等），再加入动脉或脏器周围的神经丛，到达所支配的器官。

（6）各部交感神经的分布（图 13-40）：

1）颈部：交感干颈部位于颈动脉鞘后方，颈椎横突前方，一般每侧有颈上、中、下 3 个神经节。**颈上神经节**最大，呈梭形，位于第 2、3 颈椎横突的前方。**颈中神经节**较小，不恒定，位于第 6 颈椎处。**颈下神经节**位于第 7 颈椎前方、椎动脉始部后方，常与第 1 胸神经节合并成**颈胸神经节**（星状神经节）。颈部交感干神经节发出的节后纤维分布如下：①经灰交通支返回颈神经，随其分布于颈部和上肢的汗腺、立毛肌和上肢的血管。②攀附动脉形成**颈内动脉丛**、**颈外动脉丛**、**锁骨下动脉丛**和**椎动脉丛**等，随动脉分支至头、颈部腺体（如泪腺，鼻、口及咽的黏膜腺，唾液腺，甲状腺）以及头面部的血管、汗腺、立毛肌、瞳孔开大肌和上肢根部的血管。③颈上神经节发出**咽支**，与迷走神经、舌咽神经的咽支共同组成咽丛。颈上、中、下神经节分别发出**颈上、中、下心神经**，向下入胸腔，加入心丛。

2）胸部：胸交感干位于肋头前方，每侧有 10 ~ 12 个胸神经节，它们发出的节后纤维走向是：①经灰交通支连于相应的胸神经，随其分布于背部和胸腹壁的血管、汗腺和立毛肌。②上 5 对胸交感干神经节还发出节后纤维形成胸主动脉丛，并发出小支加入心丛、肺丛和食

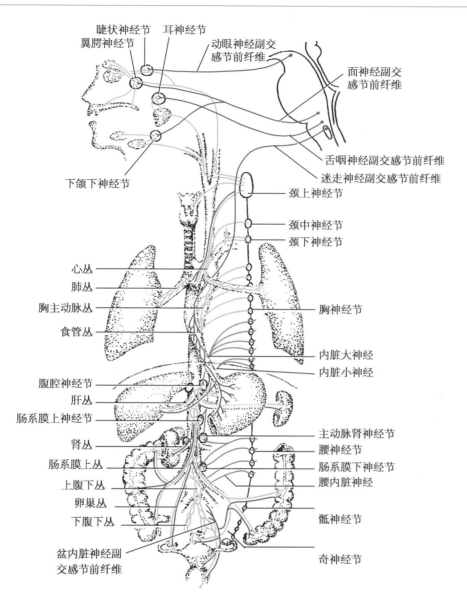

睫状神经节　耳神经节
翼腭神经节

动眼神经副交
感节前纤维

面神经副交
感节前纤维

下颌下神经节

舌咽神经副交感节前纤维
迷走神经副交感节前纤维

颈上神经节

颈中神经节
颈下神经节

心丛
肺丛
胸主动脉丛
食管丛

胸神经节

内脏大神经
内脏小神经

腹腔神经节
肝丛
肠系膜上神经节

肾丛
肠系膜上丛
上腹下丛
卵巢丛
下腹下丛

主动脉肾神经节
腰神经节
肠系膜下神经节
腰内脏神经

盆内脏神经副
交感节前纤维

骶神经节

奇神经节

图 13-40　交感神经和副交感神经的分布

注:红色为交感纤维;蓝色为副交感纤维。

管丛。③穿过第 6 ~ 11 胸交感干神经节的节前纤维组成内脏大、小神经。**内脏大神经** greater splanchnic nerve 发自第 6 ~ 9 胸交感干神经节,向前下合成一干,穿膈脚,终于腹腔神经丛内的腹腔神经节和肠系膜上神经节。**内脏小神经** lesser splanchnic nerve 发自第 10 ~ 11 胸交感干神经节,向前下合成一干,穿膈脚,终于腹腔神经丛内的主动脉肾神经节。由这些神经节发出节后纤维分支分布于肝、胰、脾、肾和结肠左曲以上的胃肠道等器官。

　　3）腰部(图 13-19、13-40):腰交感干位于腰椎体的前外侧与腰大肌内侧缘之间,每侧有 4 ~ 5 个腰神经节,它们发出的节后纤维经灰交通支返回相应的腰神经,随其分布于相应部位的血管、汗腺和立毛肌。另外,有部分节前纤维穿出腰交感干神经节,组成 4 对**腰内脏神经**,

上两对进入腹主动脉丛和肠系膜下丛,下两对进入腹下丛,并在这些丛的神经节内更换神经元,节后纤维分布于结肠左曲以下的消化管、盆腔脏器和下肢等。

4)盆部(图 13-19、13-40):盆交感干位于骶骨前面,骶前孔内侧,有 2 ~ 3 对骶神经节。两交感干的下端在尾骨前面结合形成一个奇神经节。由这些神经节发出的节后纤维,经灰交通支加入相应的骶、尾神经,分布于下肢及会阴部的血管、汗腺和立毛肌。另有少量纤维加入下腹下丛,分布于盆腔脏器。

全身交感神经的节前纤维和节后纤维的分布有一定规律:①来自脊髓 $T_{1~5}$ 节段侧角细胞的节前纤维,主要在颈部和上胸部的交感干神经节内更换神经元,其节后纤维分布于头、颈、胸壁上部、胸腔脏器和上肢。②来自脊髓 $T_{5~12}$ 节段侧角细胞的节前纤维,主要在下胸部交感干神经节、腹腔神经节、主动脉肾神经节和肠系膜上神经节内更换神经元,其节后纤维分布于胸壁、腹壁和肝、胰、脾、肾等实质性器官及结肠左曲以上的胃肠道。③来自脊髓腰 $L_{1~3}$ 节段侧角细胞的节前纤维,主要在腰、骶部交感干神经节和肠系膜下神经节内更换神经元,其节后纤维分布于结肠左曲以下消化管、盆腔脏器、会阴部和下肢。

(二) 副交感神经

副交感神经 parasympathetic nerves 由中枢部和周围部组成。

1. 副交感神经中枢部　低级中枢位于脑干内的副交感神经核和脊髓 $S_{2~4}$ 节段的骶副交感核,脑内尚有高级中枢。

2. 副交感神经周围部　从中枢部发出的节前纤维,随相应的脑神经、骶神经行走,在副交感神经节(脏器附近的**器官旁节**和脏器内的**器官内节**)内换神经元,节后纤维分布于心肌、内脏平滑肌和腺体(图 13-40)。

(1)颅部的副交感神经:

1)随动眼神经行走的副交感节前纤维入眶后,在睫状神经节内更换神经元,节后纤维进入眼球,支配瞳孔括约肌和睫状肌。

2)随面神经行走的副交感节前纤维,一部分经岩大神经至翼腭窝内的翼腭神经节更换神经元,节后纤维分布于泪腺和鼻、腭黏膜的腺体;另一部分经鼓索、舌神经至下颌下神经节内更换神经元,节后纤维分布于下颌下腺和舌下腺。

3)随舌咽神经行走的副交感节前纤维,经鼓室神经、岩小神经至颞下窝,在耳神经节内更换神经元,节后纤维随耳颞神经分布于腮腺。

4)随迷走神经行走的副交感节前纤维,至颈、胸、腹腔脏器附近或壁内的副交感神经节更换神经元,节后纤维分布于相应的器官。

(2)骶部的副交感神经:自脊髓骶副交感核发出的节前纤维随第 2 ~ 4 骶神经行走,出骶前孔后离开骶神经,组成**盆内脏神经** pelvic splanchnic nerves,加入下腹下丛,随下腹下丛的分支至相应器官旁节或器官内节更换神经元,节后纤维分布于结肠左曲以下的消化管、盆腔脏器及外阴等。

(三) 交感神经与副交感神经的主要区别

交感神经和副交感神经都是内脏运动神经,常共同支配一个器官,形成对内脏器官的双重神经支配,但两者在来源、形态结构、分布范围、功能等方面各有其特点。

1. 低级中枢的部位不同　交感神经的低级中枢位于脊髓 $T_1 ~ L_2$ 或 L_3 节段的中间外侧核,副交感神经的低级中枢位于脑干内的 4 对副交感神经核和脊髓 $S_{2~4}$ 节段的骶副交感核。

2. 神经节的位置不同　交感神经节位于脊柱两旁(交感干神经节)和脊柱前方(椎前节),距脊髓较近,距所支配的器官较远,故其节前纤维较短,节后纤维较长。副交感神经节位于所支配器官的附近(器官旁节)或壁内(器官内节),故节前纤维长,节后纤维短。

3. 节前和节后神经元的比例不同　一个交感节前神经元的轴突可以与许多节后神经元建立突触联系,而一个副交感节前神经元的轴突与较少的节后神经元建立突触联系,故交感神经的作用范围较广泛,而副交感神经的作用范围较局限。

4. 分布范围不同　交感神经较广泛地分布于平滑肌、心肌和腺体。副交感神经的分布没有交感神经广泛,一般认为汗腺、立毛肌、肾上腺髓质和大部分血管无副交感神经分布。

5. 对同一器官所起的作用不同　交感神经与副交感神经对同一器官的作用既是互相拮抗又是互相统一的(表13-2)。例如当机体处于剧烈运动或应付紧急事件的时候,交感神经活动加强,副交感神经活动减弱,出现心跳加快、血压升高、支气管扩张、瞳孔开大、竖毛、消化活动受抑制等现象。相反,当机体处于安静或睡眠状态时,副交感神经活动加强,交感神经活动受到抑制,从而出现心跳减慢、血压下降、支气管收缩、瞳孔缩小、消化活动增强等现象。机体通过交感神经和副交感神经作用的对立统一,保持了各器官活动的动态平衡,从而使机体更好地适应内、外环境的变化。

表 13-2　交感神经和副交感神经的主要功能

器　官	交　感　神　经	副　交　感　神　经
心和血管	心跳加快加强,冠状动脉舒张,内脏和皮肤血管收缩,血压升高	心跳减慢减弱,冠状动脉收缩,肝、胰和外生殖器等血管舒张,血压下降
支气管	扩张	收缩
胃肠道	蠕动减弱	蠕动增强
唾液腺	分泌黏稠的唾液	分泌稀薄的唾液
肝、胆囊、胰	抑制分泌,抑制胆囊收缩	加强分泌,促进胆囊收缩
肾	血管收缩	血管舒张
膀胱	膀胱壁肌松弛,括约肌收缩,贮尿	膀胱壁肌收缩,括约肌松弛,排尿
眼球	瞳孔开大	瞳孔缩小
皮肤	立毛肌收缩,汗腺分泌	立毛肌和汗腺无副交感神经分布

（四）内脏神经丛

内脏神经纤维在行程中常缠绕血管或围绕脏器形成内脏神经丛(自主神经丛)。除颈内、外动脉丛,锁骨下动脉丛、椎动脉丛等少数丛主要由交感神经纤维组成外,胸腔、腹腔、盆腔中的内脏神经丛均由交感和副交感两种纤维构成。另外,在这些神经丛内也有内脏感觉纤维通过(图13-40)。

1. 心丛　位于主动脉弓前、后方,由交感干的颈上、中、下神经节和 $T_{1~4}$ 或 $T_{1~5}$ 节发出的心神经以及迷走神经的颈心支共同组成。按位置心丛可分为心浅丛和心深丛,**心浅丛**位于主动脉弓前下方;**心深丛**位于主动脉弓后方及气管杈前面,两丛互相连接。心丛内有心神经节,迷走神经内的节前纤维在此节更换神经元。心丛的分支随动脉分布于心肌和冠状动脉。

2. 肺丛　位于肺根的前、后方,分别称**肺前丛**和**肺后丛**。肺丛由交感干的 $T_{2~5}$ 节的分支和迷走神经的支气管支构成,分支随支气管和肺血管入肺。

3. 腹腔丛　位于腹主动脉上段前方,围绕腹腔干和肠系膜上动脉的根部,内脏大、小神经和迷走神经后干的腹腔支构成此丛。丛内有交感神经的腹腔神经节、主动脉肾神经节和肠系膜上神经节。腹腔神节和主动脉肾神经节接受内脏大、小神经的纤维,更换神经元后发出节后纤维,但也有少量未经更换神经元的节前纤维继续下行,至肠系膜上神经节等处更换神经元。腹腔丛伴随腹主动脉的分支形成许多副丛,如**肝丛、胃丛、脾丛、胰丛、肾丛和肠系膜上丛**等,分别沿同名血管的分支到脏器。迷走神经腹腔支的副交感节前纤维至脏器旁或脏器内神经元更换神经元,支配各脏器。

4. **腹主动脉丛**　是腹丛在腹主动脉表面向下的延续,并含有来自上两对腰内脏神经的交感神经节前纤维。腹主动脉丛的分支围绕肠系膜下动脉形成**肠系膜下丛**,随动脉的分支分布于降结肠至直肠上部。在肠系膜下动脉的根部,丛内有**肠系膜下神经节**,此节是腰内脏神经更换神经元处。另外,盆内脏神经的副交感纤维有一部分上行加入肠系膜下丛,至器官旁或器官内神经节更换神经元,支配脏器。

5. **腹下丛**　分上腹下丛和下腹下丛。**上腹下丛**位于第5腰椎的前面,左、右髂总动脉之间,是腹主动脉丛的下延部分,并接受下两对腰内脏神经。**下腹下丛（盆丛）**位于直肠两侧,由上腹下丛向下延续形成,并接受骶交感干神经节发出的节后纤维和盆内脏神经的副交感节前纤维。此丛伴随髂内动脉的分支形成**直肠丛、膀胱丛、子宫阴道丛、前列腺丛**等,分布于盆腔各脏器。

二、内脏感觉神经

内脏器官除有交感和副交感神经支配外,也有感觉神经分布。

（一）内脏感觉的特点和传入途径

1. 内脏感觉的特点

（1）比较迟钝:由于内脏传入纤维和感觉末梢数量少、纤维细、痛阈高,故感觉比较迟钝。正常内脏活动一般不引起感觉,手术中触摸、切、缝或烧灼脏器也不引起疼痛,但脏器如受牵拉或在痉挛、膨胀、缺血或有病变时则可引起疼痛、饥饿、胀满或便意等感觉。

（2）比较模糊:内脏感觉传入途径比较分散,同一脏器的感觉冲动可经不同途径传入中枢不同部位,如食管的痛觉冲动可经交感神经传入脊髓 $T_{1\sim5}$ 节段,也可循迷走神经传入延髓。另一方面,同一中枢部位可以接受不同脏器的传入冲动,如脊髓 $T_{1\sim5}$ 可接受心、肺、气管、支气管和食管几个脏器的传入,故内脏感觉比较弥散模糊,难以准确定位。

2. 内脏感觉的传入途径　内脏感觉神经元的胞体位于某些脑神经节和脊神经节内,其周围突随交感神经、副交感神经和某些脊神经分布于各脏器,中枢突一部分随面、舌咽、迷走神经入脑干,另一部分沿脊神经后根入脊髓。

（1）伴随交感神经传入:感觉神经元胞体位于第1胸神经至第3腰神经的脊神经节内,周围突经白交通支、交感干及其分支分布于脏器,中枢突则进入脊髓相应节段(图13-40)。

（2）伴随副交感神经传入:①面神经、舌咽神经和迷走神经的内脏感觉神经元胞体位于膝神经节和后两神经的下神经节内。其周围突随此3神经分布于内脏,中枢突进入脑干的孤束核。②盆内脏神经的感觉神经元胞体位于第2~4骶神经的脊神经节内。周围突随盆内脏神经分布于盆腔器官,中枢突进入 $S_{2\sim4}$ 节段。

一般认为,内脏的痛觉纤维主要随交感神经行走,非痛觉的内脏感觉纤维随副交感神经行走。但食管和气管的痛觉纤维可经迷走神经传入,盆腔脏器的痛觉纤维可由盆内脏神经传入中枢。

（3）伴随某些脊神经传入:心包、胆管、膈上面胸膜和膈下面腹膜的痛觉可经膈神经传入,其他部位的胸膜和腹膜的壁层感觉冲动可经胸神经、腰神经传入,外生殖器的感觉可经阴部神经传入脊髓。

内脏感觉纤维将感觉冲动传入脊髓或脑干后,通过中间神经元与内脏运动神经元联系,形成内脏反射通路,也可与躯体运动神经元联系,形成内脏躯体反射通路(参见表13-6),并可通过一定的途径,将内脏的感觉冲动传入大脑皮质。

（二）牵涉性痛

当某些脏器发生病变时,常在体表的一定区域产生感觉过敏或疼痛,这种现象称为牵涉性痛。感觉过敏或疼痛可发生在病变脏器邻近的皮肤，也可发生在距离病变脏器较远的皮肤，例如心绞痛时常在胸前区及左上臂内侧皮肤感到疼痛，肝胆疾患时常在右肩部感到疼痛等（图13-41）。发生牵涉性痛的体表部位和病变脏器常与同一节段脊髓相联系，故从患病内脏传来的神经冲动可以扩散到邻近的躯体感觉神经元，从而产生牵涉性痛。了解各器官病变时牵涉性痛发生的部位，有一定的临床诊断意义。

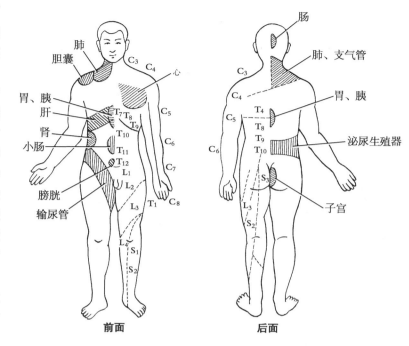

图13-41　脏器病变牵涉性痛的部位

（林　涛）

中枢神经系统

　　中枢神经系统 central nervous system 包括位于椎管内的脊髓和位于颅腔内的脑，两者在枕骨大孔处相连续。脑又分端脑、间脑（两者起源于前脑）、中脑、脑桥、延髓和小脑（后三者起源于菱脑）6个部分，通常将中脑、脑桥和延髓合称脑干。

　　在中枢神经系统内，神经元胞体和树突聚集处色泽灰暗称**灰质** gray matter，分布于大脑和小脑表面的灰质层称**皮质** cortex，在脑、脊髓内部形态和功能相近的神经元胞体聚集形成的灰质团块称**神经核** nucleus。神经纤维聚集处色泽白亮称**白质** white matter，分布于大脑和小脑内部的白质称**髓质** medulla，白质中起止、行程和功能基本相同的神经纤维聚集成束称**纤维束** tract。在中枢神经系统的某些部位，神经纤维交织成网，神经元的胞体散在其间，形成**网状结构** reticular formation。

　　中枢神经系统内有调节机体活动的各种中枢。脊髓是低级中枢所在处，其功能受各级脑中枢的制约。在人类，大脑皮质高度发达，内有调节人体活动的最高中枢。

第四节　脊　髓

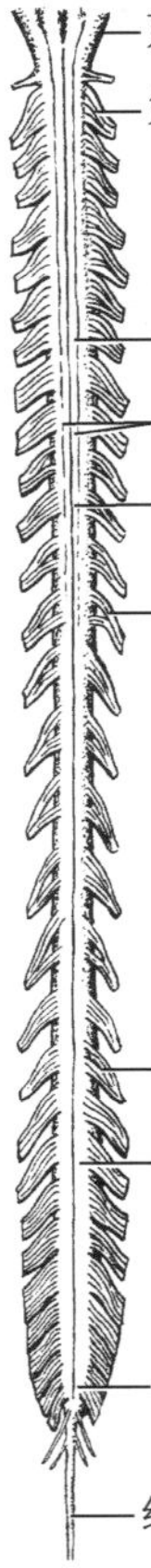

一、脊髓的位置

脊髓 spinal cord 位于椎管内,外包 3 层被膜,上端在枕骨大孔处接续延髓,下端在成人平第 1 腰椎下缘。

二、脊髓的外形

脊髓长为 40～45 cm,呈前后略扁、粗细不均的圆柱形(图13-42)。与上肢神经相连的区段形成**颈膨大** cervical enlargement($C_4～T_1$),与下肢神经相连的区段形成**腰骶膨大** lumbosacral enlargement($L_2～S_3$)。自腰骶膨大向下逐渐变细称**脊髓圆锥** conus medullaris,圆锥向下延为细长且无神经组织的**终丝**,下端止于尾骨的背面,有固定脊髓的作用。脊髓的表面有数条平行的纵沟,前面正中的沟较深称**前正中裂**,后面正中的沟较浅称**后正中沟**。此外,有左、右对称的**前外侧沟**和**后外侧沟**。前外侧沟中有脊神经前根的根丝穿出,后外侧沟中有后根的根丝穿入(图 13-43)。

脊髓两侧与 31 对脊神经相连,并相应地分为 31 个节段,其中**颈髓** 8 节($C_{1～8}$)、**胸髓** 12 节($T_{1～12}$)、**腰髓** 5 节($L_{1～5}$)、**骶髓** 5 节($S_{1～5}$)、**尾髓** 1 节(C_0)。

在胚胎 3 个月之前,脊柱和脊髓等长,所有脊神经根水平向外侧穿过相应的椎间孔。从胚胎第 4 个月开始,脊髓的生长速度比脊柱慢。至出生时,脊髓下端平第 3 腰椎。成人的脊髓下端平第 1 腰椎下缘。因此,腰、骶和尾部的神经根在穿出相应的椎间孔之前,在椎管内向下行走一段较长的距离,它

图 13-42 脊髓的形态(背面)

图中标注:
- 延髓
- 第 2 颈神经后根
- 颈膨大
- 后中间沟
- 后正中沟
- 第 6 胸神经后根
- 第 1 腰神经后根
- 腰骶膨大
- 脊髓圆锥
- 终丝

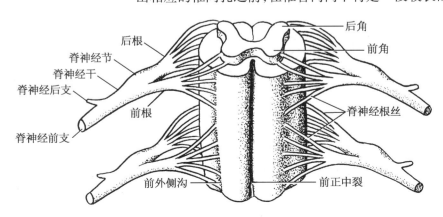

图中标注:
- 后根
- 脊神经节
- 脊神经干
- 脊神经后支
- 前根
- 脊神经前支
- 后角
- 前角
- 脊神经根丝
- 前外侧沟
- 前正中裂

图 13-43　脊髓与脊神经的关系

们围绕终丝形成**马尾**(图 13-44)。临床上常选择第 3、4 腰椎或第 4、5 腰椎间隙进行腰椎穿刺,以免损伤脊髓。

由于脊髓与脊柱的长度不等,脊髓的节段与椎骨的节段位置并不完全一致(图 13-44)。成人上颈髓($C_{1~4}$)大致与同序数椎骨相对应。下颈髓($C_{5~8}$)和上胸髓($T_{1~4}$)与同序数椎骨的上 1 节椎体平对,如第 6 颈髓平对第 5 颈椎体。中胸髓($T_{5~8}$)与同序数椎骨上方的第 2 节椎体平对,如第 7 胸髓平对第 5 胸椎体。下胸髓($T_{9~12}$)约与同序数椎骨上方第 3 节椎体平对,如第 12 胸髓平对第 9 胸椎体。腰髓约平对第 10、11 胸椎和第 12 胸椎上半,骶髓、尾髓约平对第 12 胸椎下半和第 1 腰椎。这种对应关系具有临床实用意义。

三、脊髓的内部结构

在脊髓的横切面上,正中有**中央管** central canal,管周围是"H"形的**灰质**,灰质的周围是**白质**。在灰质中部两侧与白质之间有灰质、白质交织的**网状结构**,以颈髓最为显著(图13-45、13-46)。

（一）灰质

在横切面上,每侧的灰质后部突出称**后角** posterior horn,前部突出并扩大称**前角** anterior horn,介于前、后角之间的部分称**中间带**。中央管前、后的中间带灰质分别称**灰质前连合、灰质后连合**。在 $T_1 \sim L_3$ 节段,中间带向外侧突出形成**侧角** lateral horn(图 13-45、13-46)。灰质各角在脊髓整体中是纵向延伸的灰质柱,分别称为**后柱、前柱和侧柱**。

1. 后角　从背侧向腹侧可分为尖、头、颈和底 4 部。后角细胞大小不等,均属中间神经元。它们接受后根传入纤维与脑部下行纤维,其轴突有的局限于脊髓之内,联络本节段或上、下数节段的神经元,完成脊髓节内或节间反射;有的进入白质形成上行感觉传导通路,将感觉信息上传脑部。后角的核群包括:①**后角边缘核**,位于后角尖的周缘,在腰骶膨大最为明显。②**胶状质**,位于后角尖部,见于脊髓全长。③**后角固有核**,位于胶状质腹侧。④**胸核**,位于后角底部内侧份,仅见于 $C_8 \sim L_2$ 节段(图 13-45、13-46)。

2. 前角　含有成群的运动神经元,它们接受来自后根、后角细胞或脑部下行的纤维,其轴突经前根随脊神经支配骨骼肌。前角运动神经元按位置可分为内、外侧两群,内侧群见于脊髓全长,支配颈部、躯干的固有肌;外侧群在颈膨大和腰骶膨大处最发达,支配上、下肢肌(图 13-45、13-46)。

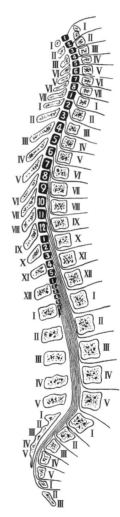

图 13-44 脊髓节段与椎骨的关系

前角运动神经元分为两型:一型为 α 运动神经元,轴突支配梭外肌纤维,引起骨骼肌收缩;另一型为 γ 运动神经元,轴突支配梭内肌纤维,对调节肌张力有重要作用。此外,前角内还有一种小型中间神经元称 Renshaw 细胞,它们接受 α 神经元轴突的侧支,其轴突止于 α 神经元,形成反馈环路,抑制 α 神经元的兴奋。

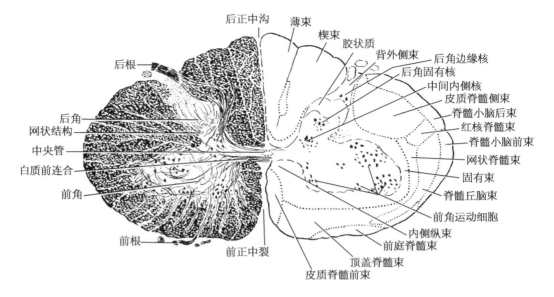

图 13-45　脊髓颈膨大横切面(成人)

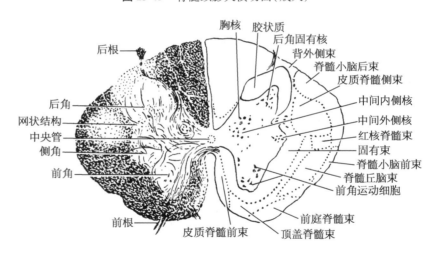

图 13-46　脊髓胸部横切面(新生儿)

3. 中间带　内有**中间外侧核** intermediolateral nucleus 和**中间内侧核** intermediomedial nucleus。中间外侧核位于 $T_1 \sim L_3$ 节段的侧角,为交感神经节前神经元胞体的所在部位,发出的节前纤维经脊神经前根、脊神经干和白交通支入交感干。在 $S_{2\sim4}$ 节段相当于中间外侧核的位置,有**骶副交感核** sacral parasympathetic nucleus,由副交感神经节前神经元的胞体构成,发出的节前纤维随骶神经行走,出骶前孔后离开骶神经,组成盆内脏神经。中间内侧核占脊髓全长,接受后根传入的内脏感觉纤维。

Rexed 依据猫脊髓灰质的细胞构筑,将脊髓灰质划分为 10 个板层(图 13-47)。以后在多种动物包括人类在内的脊髓研究中也观察到相似的板层。脊髓灰质板层与核团的对应关系见表 13-3。

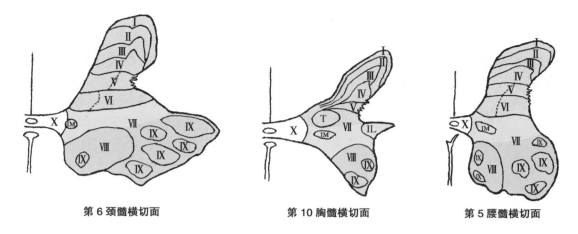

第 6 颈髓横切面　　　　　　　第 10 胸髓横切面　　　　　　　第 5 腰髓横切面

图 13-47 人脊髓灰质分层(示意图)

注：蓝色区示后角；红色区示前角；橙色区示中间带。Ⅰ~Ⅹ示
相应的板层；IM 为中间内侧核；IL 为中间外侧核；T 为胸核。

表 13-3 脊髓灰质板层与核团的对应关系

脊髓灰质板层	对应的核团或部位
第Ⅰ板层	后角边缘核
第Ⅱ板层	胶状质
第Ⅲ、Ⅳ板层	后角固有核
第Ⅴ板层	后角颈、网状核
第Ⅵ板层	仅见于颈膨大、腰骶膨大节段的后角底
第Ⅶ板层	①中间带，包括中间内、外侧核和骶副交感核；②非膨大节段的后角底，包括胸核；③两膨大节段前角运动神经元群之间
第Ⅷ板层	①在脊髓非膨大节段占前角底部；②两膨大节段占前角的内侧部
第Ⅸ板层	前角内、外侧群运动神经元
第Ⅹ板层	中央灰质

（二）白质

脊髓白质位于灰质的外围。每侧白质借脊髓表面沟、裂分为 3 个索。前正中裂和前外侧沟之间为**前索** anterior funiculus，前、后外侧沟之间为**外侧索** lateral funiculus，后外侧沟与后正中沟之间为**后索** posterior funiculus。在灰质连合的前方有横越中线的纤维称**白质前连合**。3 个索的白质主要由长距离的上、下行纤维束组成，相邻的纤维束之间大多有一定程度的重叠。上行纤维束起自脊神经节细胞或脊髓后角细胞，将各种感觉信息上传至脑。下行纤维束起自不同脑区，止于脊髓灰质。紧贴灰质周缘的是一层短距离的纤维，起、止均在脊髓内部，称**固有束**。

后根进入脊髓后分为内、外侧两部。内侧部主要为粗的有髓纤维，传导本体觉和精细触觉冲动，沿后索上行或进入脊髓灰质。外侧部为薄髓或无髓的细纤维，传导痛觉、温度觉和内脏感觉冲动，它们进入后外侧沟与后角尖之间的**背外侧束**，上升 1~2 个脊髓节段后止于脊髓灰质的中间神经元。

前根主要由前角运动神经元和侧角交感节前神经元或骶副交感核节前神经元的轴突组成。

1. 上行纤维束（图 13-45、13-46）

（1）**薄束** fasciculus gracilis 和**楔束** fasciculus cuneatus：分别占据后索内、外侧部。两束纤维的胞体均位于脊神经节内，周围突分布于本体感受器和精细触觉感受器。中枢突随后根内侧部进入脊髓，在同侧后索上行，T_5 以下进入脊髓的纤维形成薄束，T_4 以上进入的纤维形成楔束。两束上行至延髓，分别止于薄束核和楔束核。薄束和楔束传导来自身体同侧半的本体感受器和精细触觉感受器的冲动，在脑内经两次中继，最后传至对侧大脑皮质，引起意识性本体觉（位置觉、运动觉、振动觉）和精细触觉（如辨别两点距离、物体的性状和纹理粗细等）。

后索病变患者闭目时，不能确定同侧病变平面以下关节的位置和运动方向，闭目站立时身体摇晃、容易跌倒，同时精细触觉丧失。

（2）**脊髓小脑后束** posterior spinocerebellar tract 和**脊髓小脑前束** anterior spinocerebellar tract：分别占据外侧索周缘的后份和前份。脊髓小脑后束起自同侧胸核，在外侧索上行，经小脑下脚入小脑。脊髓小脑前束主要起自对侧脊髓灰质（Ⅴ～Ⅶ层），交叉后沿外侧索上行，绕小脑上脚入小脑。两束主要传导下肢和躯干下部的本体觉冲动至小脑，通过反射，调节肌张力和协调肌的运动。

（3）**脊髓丘脑束** spinothalamic tract：包括**脊髓丘脑侧束**和**脊髓丘脑前束**。前者位于外侧索的前部、脊髓小脑前束的内侧；后者位于前索，与邻近的纤维束交错重叠。前、侧两束无明确的分界。脊髓丘脑束的纤维广泛起于灰质后角神经元（主要是Ⅰ层与Ⅳ～Ⅷ层），经白质前连合交叉到对侧，在外侧索和前索上行。脊髓丘脑侧束传导痛觉和温度觉冲动，前束传导粗略触觉和压觉冲动，两束上行至背侧丘脑中继，冲动最后传至大脑皮质，引起相应的感觉。

脊髓中央管附近病变（如脊髓空洞症）累及白质前连合中斜越交叉的脊髓丘脑束的纤维时，表现为损伤平面 1～2 节以下躯体双侧节段性痛觉和温度觉丧失。由于精细触觉在后索上传，故对触觉影响不大，称感觉分离。

2. 下行纤维束（图 13-45、13-46）

（1）**皮质脊髓束** corticospinal tract：是人类脊髓中最大的下行束，可分为**皮质脊髓侧束** lateral corticospinal tract 和**皮质脊髓前束** anterior corticospinal tract，前者位于外侧索中脊髓小脑后束的内侧，后者位于前索近前正中裂处。皮质脊髓束纤维起于对侧大脑皮质中央前回等区，下行通过脑干，大部分纤维在延髓的锥体交叉处交叉，然后进入脊髓外侧索下行直至骶髓，成为皮质脊髓侧束。皮质脊髓束中的小部分纤维不交叉而直接降入同侧前索，为皮质脊髓前束。该束一般不超过中胸髓，其大部分纤维在下行中经白质前连合交叉到对侧，而小部分纤维终于同侧。皮质脊髓束的纤维最后经中间神经元中继，间接联系前角运动神经元，小部分纤维直接联系前角运动神经元。皮质脊髓束的功能是控制骨骼肌的随意运动。

皮质脊髓束受损后，表现为躯体同侧损伤节段以下随意运动消失，肌张力增高，腱反射亢进，出现病理反射，肌肉萎缩不明显，称为痉挛性瘫痪（硬瘫）。

（2）**红核脊髓束** rubrospinal tract：位于外侧索内皮质脊髓侧束前方、脊髓小脑后束内侧。纤维起于中脑内对侧的红核，交叉后下行，止于脊髓灰质的中间神经元，间接联系前角细胞。此束兴奋屈肌运动神经元，抑制伸肌运动神经元，参与调节肌张力和姿势反射。

（3）**前庭脊髓束** vestibulospinal tract：位于前索前部。纤维起于脑干内同侧的前庭神经核，降入脊髓，下行至腰、骶节，止于灰质的中间神经元，间接联系前角细胞。此束兴奋伸肌运动神经元，抑制屈肌运动神经元,与维持体位的平衡反射有关。

(4) **网状脊髓束** reticulospinal tract:位于脊髓前索和外侧索的深部,与邻近纤维束混杂。纤维起于脑干网状结构,下行止于脊髓灰质,参与调节躯体运动和内脏活动。

(5) **顶盖脊髓束** tectospinal tract:纤维起自中脑上丘,交叉后下行,在脊髓行于前索,一般只达上胸髓节段,最后通过中间神经元与前角运动神经元联系,参与视觉和听觉的防御反射。

(6) **内侧纵束** medial longitudinal fasciculus:纤维起于前庭神经核等处,沿中线两侧升降,下行纤维入脊髓前索,行于白质前连合前方、前正中裂两侧,最后经中间神经元与前角运动神经元联系。此束与头、颈、眼肌的协调运动有关。

脊髓内各传导束的配布,在临床上具有重要意义。脊髓外伤或髓外肿瘤引起脊髓半横断性损伤时,患者在损伤节段以下躯体同侧出现痉挛性瘫痪(皮质脊髓侧束损伤),并有本体觉和精细触觉障碍(后索损伤),而在损伤对侧1~2节段以下区域出现痛觉、温度觉障碍(交叉后上行的脊髓丘脑束损伤)。脊髓如遭受完全横断性损伤,则损伤节段以下躯体双侧的感觉和运动全部丧失,肌张力亢进,并出现病理反射等征象。

脊髓主要纤维束内的纤维呈现节段顺序性的排列,与躯体有一定的定位关系(图13-48)。在薄束、楔束内,来自骶、腰、胸、颈各部的纤维由内侧

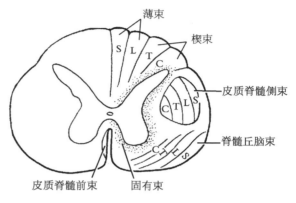

图13-48 脊髓主要纤维束内的节段性排列

向外侧依次排列。在脊髓丘脑束内,由腹外侧向背内侧依次为起自于骶、腰、胸、颈节的纤维。在皮质脊髓侧束内,由内侧向外侧依次为终止于颈、胸、腰、骶节的纤维。

四、脊髓的功能

(一) 反射功能

脊髓通过脊神经后根接受感觉冲动,经脊髓灰质和固有束的联系,再由前根传出冲动,引起效应,完成各种脊髓反射(表13-4)。前根、后根、脊髓灰质和固有束共同构成脊髓固有的反射装置。

最简单的脊髓反射弧只包括1个传入神经元和1个传出神经元,经过1个突触,并且一般局限于1个(或相邻)脊髓节段,这种反射称单突触**节内反射**,如膝反射(叩击髌韧带时引起伸小腿动作,见图13-49)等。

多数脊髓反射的反射弧具有3个以上的神经元,要通过2个以上的突触。这些反射弧在传入神经元与传出神经元之间插有中间神经元,其轴突在固有束内上行或下行若干节段,再终于多个前角运动神经元,最后冲动由多条脊神经传出,引起较广泛的效应,这些反射称多突触**节间反射**。中间神经元的轴突可止于同侧的运动神经元,完成同侧的反射,如屈肌反射(针刺手指皮肤,引起同时伸肩、屈肘、屈指等上肢的回避动作);也可止于对侧运动神经元,建立交叉反射,如对侧伸肌反射(用酸浸蛙足时,引起同侧腿屈,对侧腿伸)。

脊髓反射还包括一些内脏反射,如排便、排尿反射(直肠或膀胱充盈时,引起排便或排尿),它们的中枢在骶髓。

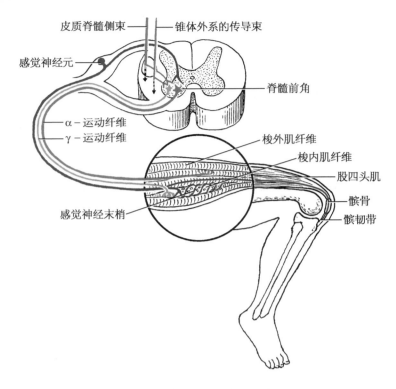

图 13-49　膝反射的反射弧示意图

表 13-4　常用的脊髓反射及其反射弧

反射名称	刺激与反应	感受器	传入神经	中枢	传出神经	效应器
肱二头肌反射	叩击肱二头肌腱，肘关节屈曲	肱二头肌腱本体感受器	肌皮神经	脊髓 $C_{5\sim7}$ 前角	肌皮神经	肱二头肌
膝反射	叩击髌韧带，膝关节伸直	髌韧带本体感受器	股神经	脊髓 $L_{2\sim4}$ 前角	股神经	股四头肌
跟腱反射	叩击跟腱，距小腿关节跖屈	跟腱本体感受器	胫神经	脊髓 $L_5\sim S_2$ 前角	胫神经	小腿三头肌
腹壁反射	轻划腹壁，局部腹肌收缩	腹壁皮肤外感受器	肋间神经、肋下神经	脊髓 $T_{8\sim12}$ 节段	肋间神经、肋下神经	局部腹肌

（二）传导功能

　　脊髓是低级中枢，脊髓的活动受高级中枢即脑的制约。脊髓通过各种上行传导束，将躯干、四肢和内脏传入的感觉冲动上传至脑，又通过各种下行传导束接受脑部的下行冲动，使前角运动神经元和中间带的内脏运动神经节前神经元受脑的控制。

（张海锋）

第五节　脑　干

一、脑干的位置

脑干 brain stem 位于鞍背和斜坡的后上方。它从脑的底面伸出,上端接续间脑,下端在枕骨大孔处移行于脊髓,背侧连接小脑(图 13-50、13-51)。

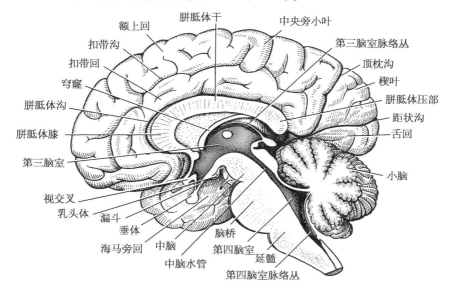

图 13-50　脑正中矢状切面

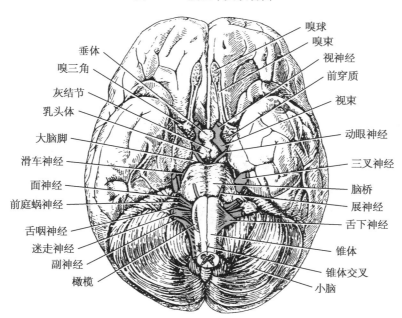

图 13-51　脑底面

二、脑干的形态

脑干由 3 部分组成,下部是延髓,中部是脑桥,上部是中脑。脑干内有充满脑脊液的室管系统的部分管腔,在延髓下段内的是中央管,在延髓上段和脑桥背侧与小脑腹侧的是第四脑室,在中脑内的为中脑水管。

（一）脑干腹侧面

1. **延髓** medulla oblongata 腹侧面（图 13-52）　呈倒置锥形,中线上有自脊髓上延的前正中裂,在与脊髓的交界处裂内有斜形交叉的纤维束,称**锥体交叉**。在前正中裂两侧是纵长隆起的**锥体**,由大脑皮质下行的锥体束构成。锥体的外侧为前外侧沟,有舌下神经根丝穿出。前外侧沟外侧长圆形的隆起称**橄榄**,内含下橄榄核。橄榄后方纵行的沟为橄榄后沟,沟中由上而下依次有舌咽神经、迷走神经和副神经的根丝进出延髓。延髓腹侧面上缘借延髓脑桥沟与脑桥分界,沟中由内侧向外侧依次有展神经、面神经和前庭蜗神经的根。

2. **脑桥** pons 腹侧面（图 13-52）　宽阔膨隆,为**脑桥基底部**,沿中线有**基底沟**。基底部两侧变狭,移行为**小脑中脚**。约在两者移行处有粗大的三叉神经根。

3. **中脑** midbrain 腹侧面（图 13-52）　有一对隆起,上方分开,下方接近,呈"V"形,为**大脑脚**,其间的凹陷为**脚间窝**,窝底有许多小血管穿通,称**后穿质**。在大脑脚内侧有动眼神经根穿出。

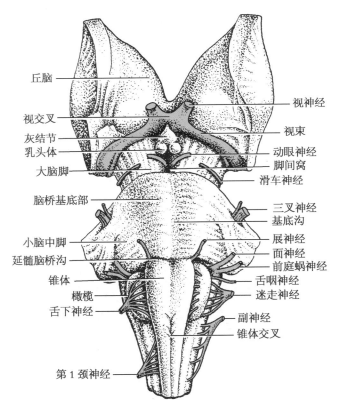

图 13-52　脑干腹侧面

（二）脑干背侧面

1. 延髓背侧面（图 13-53） 下段有自脊髓上延的后正中沟及沟两侧的薄束和楔束,两束上端分别形成**薄束结节**和**楔束结节**,深面有相应的薄束核和楔束核。延髓上段背侧面主要构成第四脑室底菱形窝的下半。在其两侧自楔束结节向外上方缓缓隆起,形成**小脑下脚**。

2. 脑桥背侧面（图 13-53） 主要构成菱形窝的上半,两侧的纵长隆起为**小脑上脚**。左、右上脚间张有白质薄片,称**前髓帆**,构成第四脑室顶的上部。前髓帆上端内有滑车神经根交叉穿出。脑桥的上方与中脑移行处较狭窄,称**菱脑峡**。

3. 中脑背侧面（图 13-53） 有上、下两对圆形隆起,分别称**上丘**和**下丘**,合称**四叠体**或**中脑顶盖**。上、下丘各向外上方引出隆嵴,为**上丘臂**和**下丘臂**,分别连于间脑的外侧膝状体和内侧膝状体。中脑上丘向上与间脑移行处称**顶盖前区**。

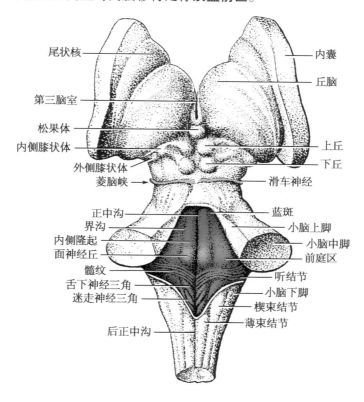

图 13-53 脑干背侧面

（三）第四脑室

第四脑室 fourth ventricle（图 13-50）介于延髓-脑桥与小脑之间,上通中脑水管,下续中央管。第四脑室腔呈锥体形,由室底、室顶和左、右两侧界围成,并有一对伸向外侧的隐窝和3 个通连蛛网膜下隙的孔。

1. 第四脑室底 即**菱形窝** rhomboid fossa（图 13-53）,由脑桥和延髓上段的背面构成。在窝的最宽处,可见数条横行的**髓纹**,相当于延髓和脑桥背侧的分界线。沿窝的中线有正中沟,沟两侧纵行隆起,称**内侧隆起**。内侧隆起在髓纹稍上方形成圆丘,为**面神经丘**,深面有展神经核和围绕该核的面神经根的纤维。内侧隆起在髓纹以下分为两个小三角区,内上方的为**舌下神经三角**,外下方的为**迷走神经三角**,分别含有舌下神经核和迷走神经背核。内侧隆起的外侧是**界沟**。界沟上端外侧有**蓝斑**,深面有蓝斑核,细胞含色素。菱形窝在界沟外侧的部分为**前庭区**,深面有前庭神经核。前庭区的外侧有小的**听结节**,内有蜗神经后核。

2. 第四脑室顶　　上部是前髓帆,下部是后髓帆和第四脑室脉络组织。前髓帆、后髓帆都是小脑延伸出的白质薄片。**第四脑室脉络组织**是由室管膜上皮覆以富含血管的软脑膜构成,自后髓帆下延,覆盖第四脑室顶下部。脉络组织上的血管反复分支,被覆着软脑膜和室管膜上皮突入室腔,形成**第四脑室脉络丛**(图 13-50、13-54),是产生脑脊液的部位之一。

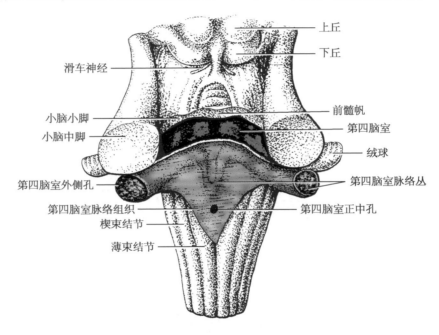

图 13-54　第四脑室顶

3. 第四脑室侧界(图 13-53)　　在下部为薄束结节、楔束结节和小脑下脚,在上部为小脑上脚。

4. **第四脑室外侧隐窝**　　是室腔外侧角的延伸,绕小脑下脚至两侧。

5. 外侧孔和正中孔(图 13-54)　　左、右外侧隐窝的末端各有一孔,称**外侧孔**;室顶的下部脉络组织上有一**正中孔**。第四脑室经此 3 个孔通连蛛网膜下隙。

三、脑干的内部结构

脑干的灰、白质分布远比脊髓复杂,延髓、脑桥和中脑的结构各不相同。延髓分为上、下两段,下段内含中央管,称**关闭部**(图 13-57、13-58);上段管腔敞开,称**开放部**(图 13-59、13-60)。脑桥分为腹、背两部,腹侧部为**脑桥基底部**,背侧部为**脑桥被盖部**(图 13-61～13-63)。中脑分为 3 部:在中脑水管周围的灰质区为**中央灰质**,背侧部即**中脑顶盖**,腹侧部即**大脑脚**。后者又分 3 部,由腹侧向背侧依次为**大脑脚底**、**黑质**和**中脑被盖**(图 13-64、13-65)。

脑干的灰、白质分布虽各段不同,但可从整体上划分 3 个区:①腹侧区:包括中脑的大脑脚底、脑桥基底部和延髓锥体。此区主要通行自大脑皮质下行的纤维束,包括皮质脊髓束、皮质脑干束(合称锥体束)和皮质脑桥束,在脑桥基底部还含有脑桥核。②背侧区:主要有灰质核团分布,在中央管周围、第四脑室底与中脑水管的腹侧,有第Ⅲ~Ⅻ对脑神经的多数核团;在中脑顶盖部有视、听的反射中枢,即上丘和下丘;在延髓中央管背侧有薄束核、楔束核。③中间区:包括延髓的大部、脑桥和中脑的被盖部。此区内细胞和纤维交错,构成网状结构,其中有弥散的网状核和支配头颈部起源于腮弓的横纹肌的脑神经核,还有一些锥体外系运动通路的中继核(红核、黑质、下橄榄核等)。

（一）脑干的灰质核团

如前所述,脑干的灰质包含脑神经核、脊神经的个别感觉核、锥体外系运动通路的中继核以及作为视、听反射中枢的上、下丘等。

1. 脑神经核　　是脑神经的起、止核团,按性质分有躯体运动核、内脏运动核、躯体感觉核和内脏感觉核4种。躯体运动核相当于脊髓前角,由大细胞组成,发出运动纤维支配头颈部横纹肌。内脏运动核相当于脊髓骶副交感核,由中等大小细胞组成,发出纤维至副交感神经节中继,节后纤维支配非随意肌和腺体。感觉核相当于脊髓后角,一般由较小细胞组成,它们接受脑神经传入纤维的终止,其中躯体感觉核接受头面部深、浅感觉,平衡觉和听觉的传入,内脏感觉核则接受内脏、心血管的感觉和味觉的传入。第Ⅲ~Ⅻ对脑神经核团的位置、作用和性质见表13-5。

表 13-5　第Ⅲ~Ⅻ对脑神经核团的位置、作用和性质

神经序号	核　　团			
	名　称	位　置	作　用	性　质
Ⅲ	动眼神经核	中脑上丘平面中央灰质腹侧旁中	支配眼外肌(上斜肌和外直肌除外)	躯体运动
	动眼神经副核	动眼神经核背内侧	支配瞳孔括约肌和睫状肌	内脏运动（副交感）
Ⅳ	滑车神经核	中脑下丘平面中央灰质腹侧旁中	支配上斜肌	躯体运动
Ⅴ	三叉神经脊束核	脑桥下部与延髓网状结构背外侧	接受头面部温度觉、痛觉冲动	躯体感觉
	三叉神经脑桥核	脑桥中部网状结构背外侧	接受头面部触、压觉冲动	躯体感觉
	三叉神经中脑核	自三叉神经脑桥核向上延入中脑,位于中央灰质侧缘	接受头面部本体觉冲动	躯体感觉
	三叉神经运动核	三叉神经脑桥核内侧	支配咀嚼肌与口底肌	躯体运动
Ⅵ	展神经核	脑桥中下部面神经丘内	支配外直肌	躯体运动
Ⅶ	面神经核	脑桥下部网状结构腹外侧部	支配表情肌	躯体运动
	上泌涎核	脑桥下部室底界沟内侧	支配泪腺,鼻、口腔腺(腮腺除外)	内脏运动（副交感）
	孤束核上端	延髓上部界沟外侧	接受舌前2/3味觉冲动	内脏感觉
Ⅷ	前庭神经核	前庭区内	接受平衡觉冲动	躯体感觉
	蜗神经核	听结节内	接受听觉冲动	躯体感觉

续表

神经序号	核 团			
	名 称	位 置	作 用	性 质
IX	疑核	延髓上部网状结构外侧部	支配茎突咽肌	躯体运动
	下泌涎核	延髓上部室底界沟内侧	支配腮腺	内脏运动（副交感）
	孤束核	延髓界沟外侧下延至中央管背侧	接受舌后 1/3、咽、扁桃体、颈动脉窦的一般感觉和舌后 1/3 的味觉冲动	内脏感觉
X	疑核	延髓网状结构外侧部	支配咽、喉、食管的横纹肌	躯体运动
	迷走神经背核	迷走神经三角内	支配颈部、胸腔、腹腔脏器的非随意肌和腺体	内脏运动（副交感）
	孤束核	延髓界沟外侧下延至中央管背侧	接受颈部、胸腔、腹腔脏器的感觉冲动	内脏感觉
	三叉神经脊束核	延髓网状结构背外侧	接受脑膜、耳郭、外耳道的感觉冲动	躯体感觉
XI	疑核	延髓网状结构外侧部	支配咽、喉、食管的横纹肌	躯体运动
	副神经核	颈髓第 1~5 节前角	支配胸锁乳突肌、斜方肌	躯体运动
XII	舌下神经核	延髓舌下神经三角内向下延至中央管前	支配舌肌	躯体运动

在脊髓中，躯体运动核、内脏运动核和感觉核团按腹背顺序排列成前角（柱）、侧角（柱）和后角（柱）。在脑干中，由于中央管后移并扩展成第 4 脑室，各相应核团即改按内外侧顺序排列于第四脑室底灰质中，形成纵向断续延伸的功能柱（图 13-55）。在界沟内侧是运动区。其中，躯体运动核多排列于中线两侧，少数位于网状结构外侧部内；内脏运动核紧靠界沟内侧，位于躯体运动核主区的背外侧。在界沟外侧是感觉区，内脏感觉核靠近界沟；躯体感觉核一部分位于室底的最外侧，一部分在内脏感觉核腹外侧的网状结构中。

传统习惯将脑神经核分为 7 种，列为 6 个功能柱：① 一般躯体运动核（柱），沿列中线两侧，支配肌节演化的横纹肌（眼外肌、舌肌）；② 特殊内脏运动核（柱），在网状结构的外侧部内，支配腮弓演化的横纹肌（咀嚼肌、表情肌、咽喉肌等）；③ 一般内脏运动核（柱），在界沟内侧，发纤维至副交感神经节中继，支配非随意肌和腺体；④ 一般和特殊内脏感觉核（柱），沿列界沟外侧，分别接受内脏、心血管的感觉和味觉的传入；⑤ 一般躯体感觉核（柱），在内脏感觉核腹外侧的网状结构中，接受头面部的普通感觉；⑥ 特殊躯体感觉核（柱）；在室底最外侧，接受平衡觉和听觉的传入。这种脑神经核传统分类法标准混乱，矛盾甚多，殊不足取。

第 III-XII 对脑神经的核团如下。

（1）动眼神经的核团（图 13-56、13-65）：

1）**动眼神经核** nucleus of oculomotor nerve：在中脑上丘平面中央灰质腹侧，属躯体运动核，发纤维走向腹侧，从大脑脚内侧穿出，组成动眼神经，支配上睑提肌，上、下、内直肌与下斜肌。

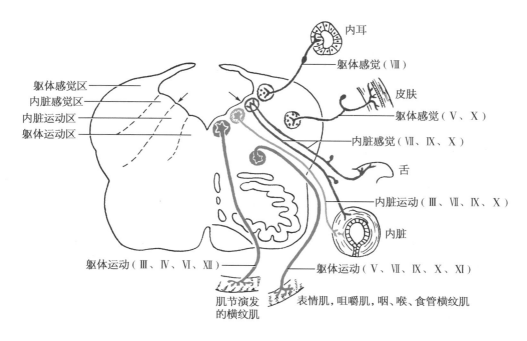

图 13-55 脑神经核功能柱(延髓上部横切面)

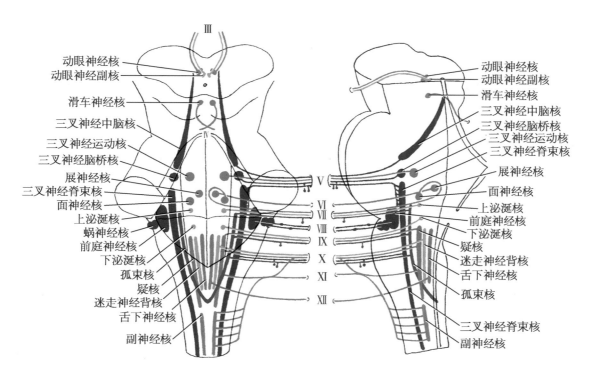

图 13-56 第Ⅲ～Ⅻ对脑神经的核团示意图

2）**动眼神经副核** accessory nucleus of oculomotor nerve：或称 **Edinger-Westphal 核**，位于动眼神经核的背内侧，属副交感性内脏运动核，发纤维在动眼神经中走出，至睫状神经节中继，支配瞳孔括约肌和睫状肌。

（2）**滑车神经核** nucleus of trochlear nerve（图 13-56、13-64）：位于中脑下丘平面中央灰质腹侧中线两旁，属躯体运动核，发纤维组成滑车神经根，绕中央灰质走向背尾侧，在前髓帆中交叉（图 13-63）后出脑，支配上斜肌。

（3）**三叉神经的核团**：包括 3 个感觉核和 1 个运动核。

1）**三叉神经脑桥核** pontine nucleus of trigeminal nerve（图 13-56、13-62）：在脑桥中部平面被盖网状结构背外侧份。

2）**三叉神经脊束核** spinal nucleus of trigeminal nerve（图 13-56～13-61）：自三叉神经脑桥核下延，贯穿脑桥中下部和延髓网状结构的背外侧部，下端与脊髓胶状质连续。

以上两核同属躯体感觉核，接受三叉神经的感觉传入。三叉神经假单极感觉神经元胞体在三叉神经节，周围突分布于头面部皮肤和黏膜，中枢突组成三叉神经感觉根，入脑后分为短升支和长降支。短升支纤维止于三叉神经脑桥核，与头面部触、压觉有关。长降支集成三叉神经脊束，下行贯穿脑桥与延髓网状结构背外侧，续于脊髓背外侧束，在脑干内下行时，纤维陆续止于脊束内侧的三叉神经脊束核。三叉神经脊束与脊束核主要与头面部温度觉和痛觉有关，也与触觉有关。

3）**三叉神经中脑核** mesencephalic nucleus of trigeminal nerve（图 13-56，13-62～13-65）：自三叉神经入脑平面向上，延至中脑上丘平面，位于中央灰质外侧缘。此核也是躯体感觉核，与头面部肌肉、牙齿的本体觉冲动传导有关。

4）**三叉神经运动核** motor nucleus of trigeminal nerve（图 13-56、13-62）：在脑桥中部平面被盖网状结构背外侧，三叉神经脑桥核的内侧，属躯体运动核（传统分类归为特殊内脏运动核）。此核发纤维向腹外侧出脑桥，构成三叉神经运动根，经下颌神经支配咀嚼肌、口底肌等。

（4）**展神经核** nucleus of abducent nerve（图 13-56、13-61）：位于脑桥中下部面神经丘内，属躯体运动核，发纤维向腹尾侧穿出延髓脑桥沟，支配外直肌。

（5）**面神经的核团**（图 13-56、13-61）：

1）**面神经核** nucleus of facial nerve：位于脑桥下部网状结构腹外侧部，属躯体运动核（传统分类归为特殊内脏运动核），发纤维组成面神经根，先向背内侧，继绕展神经核，再向腹外侧沿面神经核侧方出脑干，经面神经支配面肌、颈阔肌、二腹肌后腹、茎突舌骨肌与镫骨肌等。

2）**上泌涎核** superior salivatory nucleus：散在脑桥下部平面第四脑室底界沟内侧，属副交感性内脏运动核，纤维随面神经至翼腭神经节和下颌下神经节中继，支配泪腺、鼻黏膜腺以及腮腺以外的口腔腺。

3）**孤束核** nucleus of solitary tract 上端：位于延髓上部界沟外侧室底深处，属（特殊）内脏感觉核，由面神经接受舌前 2/3 的味觉。味觉神经元胞体在面神经的膝神经节内，周围突分布于舌前 2/3 的味蕾，中枢突入脑止于孤束核的上端。

（6）**前庭蜗神经的核团**：包括 2 部分。

1）**前庭神经核** vestibular nuclei（图 13-56，13-59～13-61）：又分为上、下、内侧和外侧 4

核,位于第四脑室底前庭区内,属(特殊)躯体感觉核,接受头部位置觉即平衡觉的传入纤维。平衡觉的感觉神经元胞体在内耳道底前庭神经节内,周围突分布于内耳平衡感受器,中枢突组成前庭神经,在延髓脑桥沟侧部入脑,经小脑下脚内侧到达前庭神经诸核。

2)**蜗神经核** cochlear nuclei(图 13-56、13-60):又分为前、后两核,分别位于小脑下脚表面和听结节内,属(特殊)躯体感觉核,接受听觉传入纤维。听觉的感觉神经元胞体在内耳螺旋神经节,周围突分布于听感受器,中枢突组成蜗神经,在延髓脑桥沟侧部沿小脑下脚表面至蜗神经核。

(7)舌咽神经的核团(图 13-56、13-60):

1)**疑核** nucleus ambiguus:在延髓网状结构外侧部内,属躯体运动核(传统分类归为特殊内脏运动核),核上部发纤维出橄榄后沟,经舌咽神经支配茎突咽肌。

2)**下泌涎核** inferior salivatory nucleus:散在延髓上部第四脑室底界沟内侧,为副交感性内脏运动核,发纤维出脑,随舌咽神经至耳神经节中继,支配腮腺。

3)孤束核:自延髓开放部界沟外侧室底深处下延至封闭部中央管背侧,此核经舌咽神经接受舌后 1/3、咽、扁桃体、颈动脉窦等处的内脏感觉冲动(包括舌后 1/3 味觉)。感觉神经元胞体在舌咽神经下神经节,周围突分布于上述各处,中枢突入脑,在界沟外侧室底深部下降,形成孤束,止于束周的孤束核,其中味觉纤维止于核的上端。

(8)迷走神经的核团(图 13-56、13-58、13-59):

1)疑核:已见前述,核中部发纤维出橄榄后沟,经迷走神经支配咽、喉、食管的横纹肌。

2)**迷走神经背核** dorsal nucleus of vagus nerve:位于第四脑室底迷走神经三角内,向下延至封闭部中央管的两侧,为副交感性内脏运动核,纤维出脑后随迷走神经支配颈部、胸腔与大部分腹腔脏器(降结肠、乙状结肠与盆腔脏器除外)。

3)孤束核:见前述,此核接受迷走神经传入的脏器感觉。感觉神经元胞体在迷走神经下神经节,周围突分布于脏器,中枢突入脑加入孤束,止于孤束核。

4)三叉神经脊束核:由迷走神经接受脑膜、耳郭与外耳道的躯体感觉冲动,感觉神经元胞体在迷走神经上神经节内。

(9)副神经的核团:

1)疑核(图 13-56):疑核下部发纤维出橄榄后沟,组成副神经颅根,经副神经转入迷走神经,支配咽、喉和食管的横纹肌。

2)**副神经核** nucleus of accessory nerve(图 13-56、13-57):此核不在脑干,而在颈髓上 5~6 节前角,属躯体运动核,纤维向外侧穿出侧索,组成副神经脊髓根,支配胸锁乳突肌和斜方肌。

(10)**舌下神经核** nucleus of hypoglossal nerve(图 13-56、13-58、13-59):位于舌下神经三角内并向下延至中央管腹侧,属躯体运动核,纤维穿出前外侧沟,组成舌下神经,支配舌肌。

2. 其他核团

(1)**薄束核** gracile nucleus 和**楔束核** cuneate nucleus(图 13-57、13-58):分别位于延髓薄束结节和楔束结节内薄束和楔束纤维的深部,核由两束接受躯干、四肢本体感觉和精细触觉的传入,转发内侧丘系上传丘脑,它们是脊神经的感觉核。

(2)**脑桥核** pontine nuclei(图 13-61~13-63):在脑桥基底部内,接受下行的皮质脑桥束纤维,转发脑桥小脑纤维,横向对侧,结成小脑中脚,进入小脑半球皮质。

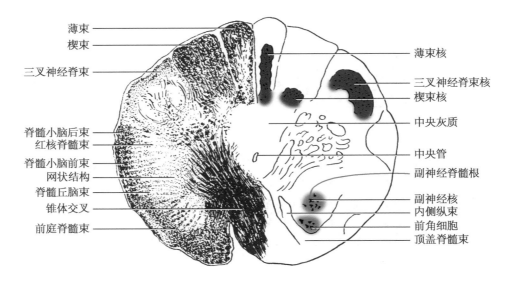

图 13-57　延髓锥体交叉段横切面

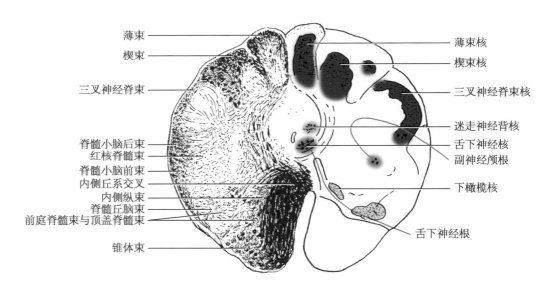

图 13-58　延髓内侧丘系交叉段横切面

（3）**红核** red nucleus（图 13-65）：位于中脑上丘平面被盖内侧部，并向上延入间脑尾侧部，在横切面中核形浑圆。它经小脑上脚及其交叉接受发自小脑核团的纤维，转发纤维交叉下行成为红核脊髓束，降入脊髓，联系前角。脑桥核、小脑、红核及有关纤维束共同构成锥体外系中小脑系的运动通路。

（4）**下橄榄核** inferior olivary nucleus（图 13-58～13-60）：位于延髓橄榄内部，呈皱缩囊状。它接受来自脊髓、中脑网状结构、红核以及大脑皮质等处的纤维，转发**橄榄小脑束**走向对侧，在延髓背外侧浅部与自侧方后移的脊髓小脑后束共同形成小脑下脚入小脑。它是大脑皮质、中脑红核、脊髓等处与小脑联系的中继站，属锥体外系中小脑系通路的辅助环节。

（5）**黑质** substantia nigra（图 13-64、13-65）：见于中脑全长，在被盖与大脑脚底间，断面形如半月。细胞含黑色素，能分泌多巴胺。它主要与纹状体往返联系，是锥体外系中纹状体系通路的组成环节，参与肌张力和运动的调节。受损后出现震颤麻痹。

（6）**下丘**（图 13-64）：接受起于蜗神经核的外侧丘系听觉纤维，转发纤维经下丘臂至内侧膝状体。它是听觉传导通路上的中继站。下丘还发有纤维到上丘，参与听的防御反射。

（7）**上丘**（图 13-65）：主要接受视束纤维，也接受外侧丘系和下丘的纤维。上丘发出纤维交叉下行形成顶盖脊髓束，降入脊髓，联系前角。它是视、听防御反射的中枢。

（8）**顶盖前区**：位于上丘与间脑移行部，接受视束纤维，转发纤维至双侧动眼神经副核，是对光反射和晶状体调节反射的中枢。

（二）脑干的白质纤维束

脑干的白质主要由上、下行纤维束组成。上行束大多是起于脑、脊神经感觉核走向丘脑或后丘脑的各丘系纤维束（脊髓丘系、内侧丘系、三叉丘系和外侧丘系），也有少数上行束进入小脑（脊髓小脑前、后束）。下行束有的起于大脑（锥体束与皮质脑桥束），有的起于脑干核团（顶盖脊髓束、前庭脊髓束与内侧纵束等），还有的起于间脑（下丘脑下行纤维）。

1. 上行纤维束

（1）**内侧丘系** medial lemniscus：躯干四肢的本体感觉和精细触觉冲动由薄束和楔束传至薄、楔束核，两核转发二级纤维弓状走向中央管腹侧，于锥体交叉上方在中线交叉称**内侧丘系交叉**（图 13-58），再折转上行成为内侧丘系，依次通过下橄榄核内侧、脑桥被盖前缘和中脑被盖腹外侧（图 13-59～13-65），向上止于丘脑腹后核。

（2）**脊髓丘系** spinal lemniscus（图 13-57～13-65）：躯干四肢粗触觉和温、痛觉通路的二级纤维束，即脊髓丘脑前、侧二束，自脊髓上行入脑干合成一束，统称脊髓丘脑束或脊髓丘系。此束通过延髓外侧浅部（下橄榄核背外侧）、脑桥被盖腹外侧（内侧丘系外侧）与中脑被盖侧缘（内侧丘系背外侧），向上止于丘脑腹后核。

（3）**三叉丘系** trigeminal lemniscus：头面部躯体感觉冲动由三叉神经传至其感觉诸核，转发二级纤维交叉至对侧上行为三叉丘系，通过脑桥和中脑被盖，至丘脑腹后核。

（4）**外侧丘系** lateral lemniscus：听觉冲动由前庭蜗神经蜗根传入蜗神经核，后者发出二级纤维横过脑桥被盖前缘（与内侧丘系上行纤维交错）形成斜方体，到达对侧被盖腹外侧折转上行成为外侧丘系（图 13-61、13-62）。外侧丘系入中脑行于被盖侧缘（图 13-63、13-64），大部分纤维在下丘核中继，转发纤维上行，少数纤维不中继直接上行，共同形成下丘臂（图 13-65），止于内侧膝状体。

（5）**脊髓小脑前、后束**（图 13-57～13-61）：自脊髓上延，在延髓下段行于侧索表层，下橄榄核出现后被挤后移，至橄榄中部平面脊髓小脑后束加入小脑下脚，至脑桥下部折向背侧入小脑。脊髓小脑前束则循延髓侧缘延入脑桥被盖侧方，至脑桥中部平面绕小脑上脚外侧入小脑。

2. 下行纤维束

（1）**锥体束**（图 13-57～13-65）：是支配随意运动的下行束，包括**皮质脊髓束**和**皮质核束** corticonuclear tract（**皮质脑干束**）。它们均发自大脑皮质，向下行于中脑的大脑脚底、脑桥基底部和延髓锥体。皮质脊髓束纤维在延髓下端大部分交叉(锥体交叉),下行成为皮质脊髓侧束,小部分不交叉,下行成为皮质脊髓前束,两束均控制脊髓前角。皮质核束纤维则在脑干中下降时陆续分出,控制双侧脑神经运动核,但面神经核下半(支配睑裂以下表情肌)和舌下神经核主要接受对侧皮质核束的支配。在锥体交叉以上一侧锥体束损伤引起对侧半身随意运动障碍,出现痉挛性瘫痪。若损伤部位较高,累及控制面神经核和舌下神经核的纤维,则对侧面下部表情肌和舌肌也同时瘫痪。

(2) **皮质脑桥束** corticopontine tract:为小脑系锥体外系运动通路的始部,起自大脑各叶皮质,伴锥体束下行,止于脑桥核(图 13-61 ~ 13-65)。

(3) **顶盖脊髓束**(图 13-58 ~ 13-63、13-65):为视、听防御反射的下行束,起于上丘,绕中央灰质向腹侧,在被盖中线交叉,下行通过脑桥和延髓中缝两侧延入脊髓,联系前角。

(4) **红核脊髓束**(图 13-57、13-58、13-64、13-65):为小脑系锥体外系通路的下行束,起于红核,交叉后下行,通过中脑被盖前沿、脑桥被盖腹外侧与延髓外侧部,降入脊髓,联系前角。

(5) **内侧纵束**(图 13-57 ~ 13-64):为协调头、颈、眼肌运动的纵行纤维束,主要起于前庭神经核,沿中央灰质和室底灰质腹侧中线两旁升降,止于与眼肌运动有关的神经核和颈髓前角。

(6) **前庭脊髓束**(图 13-57 ~ 13-60):为平衡反射的下行束,起于前庭神经核,在同侧下橄榄核后方下降入脊髓,联系前角。

(三) 网状结构

脑干网状结构 reticular formation of brain stem 占据延髓中间区和脑桥、中脑的被盖部,是除界线分明的核团和纤维束以外的细胞、纤维交错区。其中散在分布的细胞群通称**网状核**。脑干网状结构可分为正中区及其侧方的内、外侧区:①正中区含**中缝核**,联系广泛,其中许多细胞可释放 5-羟色胺,引起睡眠,中缝核还参与镇痛机制。②外侧区为网状结构的感受区,其中的网状核主要由小细胞组成,它们接受各种感觉径路的侧支,这些侧支汇入网状结构后即失去传导冲动的特异性。此区细胞发短轴突终于内侧区。外侧区在脑桥中脑移行处室底界沟外侧有**蓝斑核**,是去甲肾上腺素能的核团,纤维联系广泛,可影响脑的整体活动,并参与调节血管舒缩活动。③网状结构内侧区为网状结构的效应区,此区网状核多为大、中型细胞,它们接受外侧区的非特异性传入,发出长轴突上升或下降。上升纤维多次中继传至丘脑非特异性核团,最后弥散投射于大脑皮质广泛区域,构成非特异性传入系统即**上行网状激动系统**,上行激动大脑皮质,维持清醒状态。下降纤维一部分联系脑神经核,一部分构成**网状脊髓束**降入脊髓,联系前角和侧角,借以调节躯体运动和脏器的活动。脑干网状结构的一些部位(包括某些内侧区的部位及有关的外侧区部位)形成了躯体或脏器的调节中枢。其中,在脑桥下部和延髓的网状结构中有呼吸中枢、心血管中枢等生命中枢,一旦损伤可危及生命。

(四) 脑干各段结构特点

1. 延髓　与脊髓相比,出现 4 个较大的变化:①锥体束中的皮质脊髓束纤维在延髓下端形成锥体交叉(图 13-57)。②薄束、楔束纤维止于薄束核和楔束核,二级纤维形成内侧丘系交叉,上行成为内侧丘系(图 13-59)。③下橄榄核出现,橄榄小脑纤维与脊髓小脑后束等组成小脑下脚(图 13-59、13-60)。④延髓上部中央管敞开成为第四脑室;在室底灰质和网状结构内,分布着第Ⅸ ~ Ⅻ对脑神经核以及第Ⅷ对脑神经核的一部分和第Ⅴ对脑神经的三叉神经脊束核(图 13-59、13-60)。

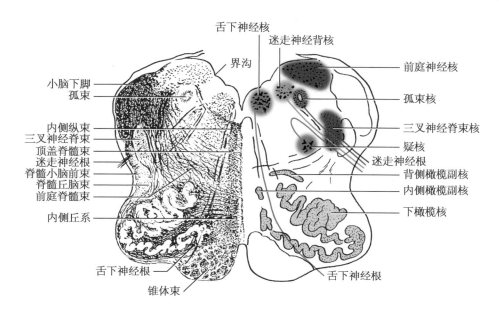

图 13-59　延髓橄榄中部横切面

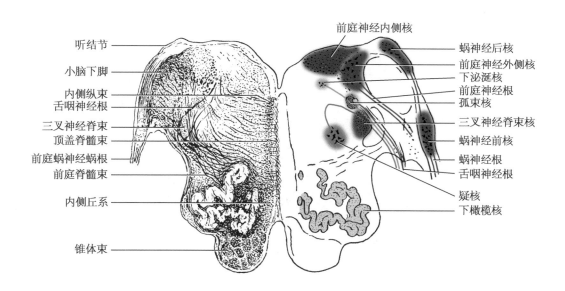

图 13-60　延髓橄榄上部横切面

2. 脑桥（图 13-61 ~ 13-63）　①脑桥基底部由锥体束、皮质脑桥束、脑桥核与脑桥小脑纤维组成。②脑桥被盖部由室底灰质与网状结构组成。被盖部含有第 V ~ Ⅷ对脑神经的核以及与其连属的纤维束（如展神经根、面神经根、蜗神经二级纤维形成的斜方体与外侧丘

系、前庭神经核纤维形成的内侧纵束等),此外还含有自延髓上延和自中脑下延的纤维束
(如脊髓丘系、内侧丘系、顶盖脊髓束、红核脊髓束等)。③脑桥上部室底侧方有蓝斑核;其
外侧有由小脑核上趋红核和丘脑的小脑上脚,它们已沉入被盖并开始交叉;室顶前髓帆内有
滑车神经根交叉穿出。

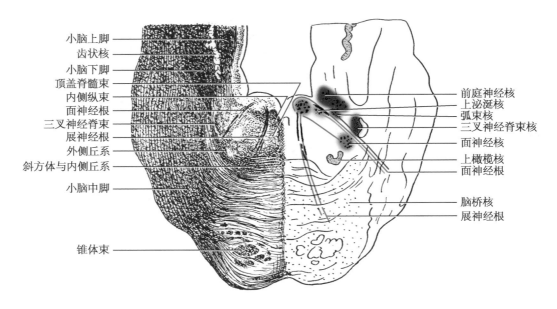

图 13-61　脑桥下部横切面

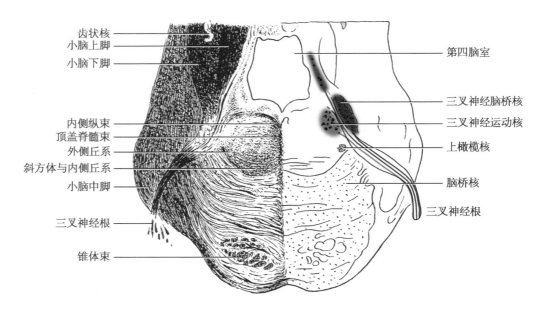

图 13-62　脑桥中部横切面

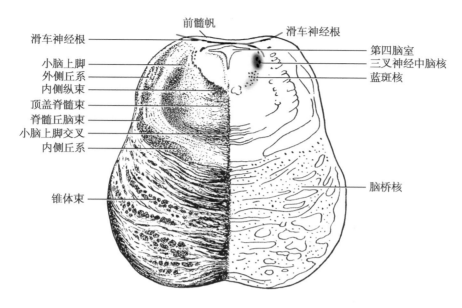

图 13-63　脑桥上部横切面

3. 中脑（图 13-64、13-65）　①中央灰质腹侧部含有第Ⅲ、Ⅳ对脑神经的核。②顶盖部下丘核下连外侧丘系，上续下丘臂；上丘灰质发纤维交叉下行成顶盖脊髓束。③大脑脚底通行锥体束和皮质脑桥束；脚底后方是黑质；黑质后方是中脑被盖，内有小脑上脚交叉和红核，后者发红核脊髓束交叉下行。在被盖腹外侧部通行内侧丘系、脊髓丘系、外侧丘系等上行束。

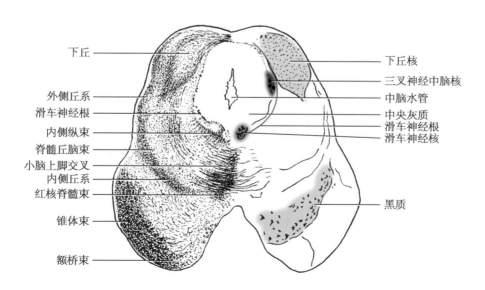

图 13-64　中脑下丘段横切面

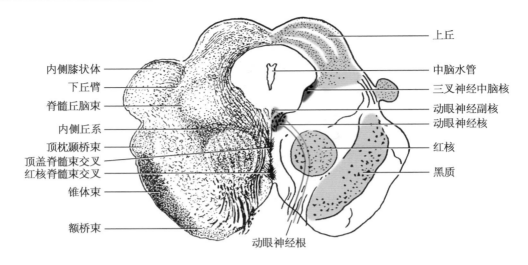

内侧膝状体
下丘臂
脊髓丘脑束
内侧丘系
顶枕颞桥束
顶盖脊髓束交叉
红核脊髓束交叉
锥体束
额桥束
动眼神经根

上丘
中脑水管
三叉神经中脑核
动眼神经副核
动眼神经核
红核
黑质

图 13-65　中脑上丘段横切面

四、脑干的功能

1. 低位反射中枢的一部分　脑神经核及核间联系,连同脑神经、脊神经共同构成一些简单的反射弧,实现脑干反射或脑干-脊髓反射(表 13-6)。

(1)脑干反射:由脑神经感觉核接受传入冲动,由脑神经运动核发动效应,如角膜反射(轻触角膜引起眨眼)。其反射弧包括角膜感受器、三叉神经(感觉神经元胞体在三叉神经节)、三叉神经脑桥核(中间神经元胞体所在)、面神经核与面神经(运动神经元)、眼轮匝肌(效应器)等环节。

(2)脑干-脊髓反射:由脑神经感觉核接受传入冲动,由脊髓前角、侧角或与脑神经运动核共同引发效应,如肺牵张反射(肺泡扩张、缩小分别引起呼气和吸气)。其反射弧包括肺泡壁感受器、迷走神经(感觉神经元胞体在下神经节)、孤束核(中间神经元胞体所在)、网状结构与网状脊髓束(也是中间神经元)、脊髓前角、膈神经和肋间神经(运动神经元)、膈和肋间肌(效应器)等环节。

表 13-6　常用的脑干反射和脑干-脊髓反射及其反射弧

反射名称	刺激与反应	感受器	传入神经	中　枢	传出神经	效应器
对光反射	光照眼球,引起瞳孔缩小	视网膜光感受器	视神经	顶盖前区→动眼神经副核	动眼神经→睫状神经节	瞳孔括约肌
角膜反射	轻触角膜,引起眨眼	角膜外感受器	三叉神经	三叉神经脑桥核→面神经核	面神经	眼轮匝肌
泪腺反射	刺激结膜,引起流泪	结膜外感受器	三叉神经	三叉神经脑桥核→上泌涎核	面神经、岩大神经→翼腭神经节	泪腺
眼心反射	按压眼球,心跳减慢,血压下降	眼球壁外感受器	三叉神经	三叉神经脑桥核→网状结构→①迷走神经背核;②脊髓侧角	①迷走神经;②交感神经	①心肌;②外周血管平滑肌(舒张)

续表

反射名称	刺激与反应	感受器	传入神经	中　枢	传出神经	效应器
颈动脉窦反射	刺激颈动脉窦，心跳减慢，血压下降	颈动脉窦内感受器	舌咽神经的颈动脉窦支	①孤束核→迷走神经背核；②孤束核→网状结构→脊髓侧角	①迷走神经；②交感神经	①心肌；②外周血管平滑肌(舒张)
泌涎反射	食物入口，唾液分泌	味蕾内感受器	①面神经鼓索②舌咽神经舌支	孤束核→①上泌涎核；②下泌涎核	①面神经鼓索→下颌下神经节；②舌咽神经鼓室神经→耳神经节	①下颌下腺、舌下腺；②腮腺
呼吸反射	肺泡扩张或缩小，分别引起呼气、吸气	肺泡壁内感受器	迷走神经	孤束核→网状结构→脊髓前角	膈神经、肋间神经	膈、肋间肌
呕吐反射	刺激咽或胃黏膜，引起呕吐	咽或胃黏膜内感受器	舌咽神经或迷走神经	①孤束核→迷走神经背核；②孤束核→网状结构→脊髓前角	①迷走神经；②膈神经、肋间神经	①胃肌；②膈肌、腹肌

2. 较高位调节中枢所在地　脑干可调节低位中枢的活动。①脑干网状结构中的呼吸中枢和心血管中枢是较高位的生命调节中枢，通过调节脑神经核和脊髓侧角、前角等低位中枢影响内脏和躯体的活动。②脑干中的下橄榄核、脑桥核、红核、黑质等核团大多是高位中枢下行运动调节径路的中继核，属于较高位的运动调节中枢，通过管控低位中枢，协调躯体运动，维持身体平衡。

3. 前脑高位中枢的前哨和下属　进入脑干的各种感觉冲动通过特异性与非特异性两种径路上传至间脑，再投射到大脑皮质，引起感觉或维持大脑皮质的兴奋。另一方面，脑干内的运动核、中继核和网状核等分别接受锥体束、锥体外系和前脑网状下行纤维的控制，故脑干的活动受高位中枢的制约。

4. 中枢其他各部间联系的通道　脊髓、小脑、前脑之间的联系均通过脑干，如脊髓丘脑束、皮质脊髓束、脊髓小脑束、小脑上脚中的小脑丘脑纤维等均穿经脑干联系相关各部。

（朱治远）

第六节　小　　脑

一、小脑的位置和形态

小脑 cerebellum 位于颅后窝内，在大脑的后下方、脑干的背侧。小脑腹侧与脑干之间围成第四脑室，并借上、中、下 3 对脚与脑干相连。

小脑上面平坦，被大脑半球遮盖，下面的中部凹陷，容纳延髓。小脑中间缩窄称**小脑蚓** vermis，两侧膨隆称**小脑半球** cerebellar hemisphere。在小脑下面，小脑蚓从前向后为小结、蚓垂和蚓锥体。小脑半球下面的前内侧部有一对膨隆称**小脑扁桃体**,其前方邻近延髓,下方是枕骨大孔。当颅内压增高时,小脑扁桃体可嵌入枕骨大孔,形成小脑扁桃体疝,压迫延髓,危及生命(图 13-66)。

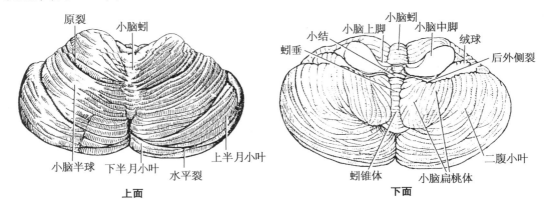

图 13-66　小脑的形态

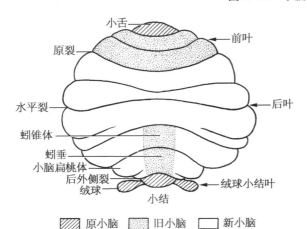

图 13-67　小脑的分叶

小脑表面有许多大致平行的横沟,将小脑分成许多叶片,若干叶片组成一个小脑小叶。小脑借**原裂**和**后外侧裂**分为 3 个叶:①**绒球小结叶**,位于小脑前下份,包括绒球、小脑蚓部的小结及两者之间的绒球脚,借后外侧裂与小脑后叶分开。②**小脑前叶**,占据小脑的前上部,以小脑上面中部稍前的原裂与后叶分界。③**小脑后叶**,介于原裂与后外侧裂之间,在人类占据小脑的大部分。小脑前叶和后叶合称**小脑体**(图 13-67)。

二、小脑内部结构

小脑表面的薄层灰质称**小脑皮质**。

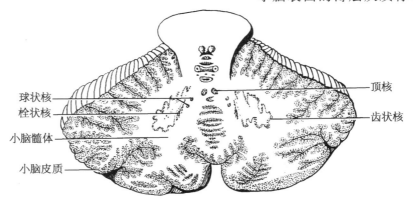

图 13-68　小脑切面(示小脑核)

小脑内部的白质称**小脑髓质**（**小脑髓体**），它以板片状伸入小脑叶片内。在小脑髓质中有4对灰质核团，即**小脑核**，从内侧向外侧依次为**顶核**、**球状核**、**栓状核**和**齿状核**（图13-68），顶核位于第四脑室顶的上方；球状核和栓状核合称**中间核**；齿状核最大，呈皱缩囊袋状。小脑的绝大部分传出纤维起自小脑核。

三、小脑的纤维联系和功能

小脑功能与小脑的发生和纤维联系密切相关（图13-69）。根据发生和进化，可将小脑分为原小脑、旧小脑和新小脑3部分。

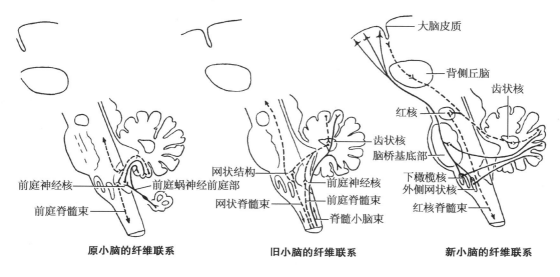

原小脑的纤维联系　旧小脑的纤维联系　新小脑的纤维联系

图 13-69　小脑的纤维联系

（一）原小脑

原小脑（**古小脑**、**前庭小脑**）即绒球小结叶，在进化上出现最早。经小脑下脚与前庭神经核有往返联系，前庭神经核再发纤维调节躯干肌与眼肌的平衡运动。原小脑损伤主要引起平衡失调，站立不稳。

（二）旧小脑

旧小脑（**脊髓小脑**）包括小脑前叶和小脑蚓部的蚓垂及蚓锥体，在进化上出现较晚。旧小脑接受分别绕小脑上脚和经小脑下脚进入的脊髓小脑前、后束的传入，再由顶核、球状核和栓状核发传出纤维至脑干前庭神经核及网状核，中继后下行调节肌张力，并有纤维上行反馈。旧小脑损伤主要引起肌张力改变。

（三）新小脑

新小脑（**大脑小脑**）主要为小脑后叶，在进化上形成最晚。它主要经小脑中脚接受由脑桥核中继传入的皮质脑桥束的冲动，再由齿状核发传出纤维组成小脑上脚，至红核和背侧丘脑，分别下行协调随意运动和上行反馈大脑皮质。新小脑损伤可引起运动的共济失调（如辨距不良、轮替动作障碍和运动性震颤等）。

（张海锋）

第七节　间　脑

一、间脑的位置

间脑 diencephalon 下接中脑,上方伸入端脑,大部分为大脑半球掩盖,外侧面并与大脑半球愈着,只有腹侧面一部分露出脑底,位于蝶鞍上面(图 13-50、13-51)。

二、间脑的形态

间脑根据其形态和部位可分为背侧丘脑、后丘脑、上丘脑、下丘脑和底丘脑 5 部分,间脑内含第三脑室。

(一)背侧丘脑

背侧丘脑 dorsal thalamus 又称**丘脑**(图 13-52、13-53),位于间脑背侧份、第三脑室上份的两侧,为卵圆形的灰质块。背侧丘脑前端狭窄而隆凸称**丘脑前结节**,后端膨大称**丘脑枕**。背侧面的内侧份游离,外侧份为侧脑室底,外侧缘以终纹与端脑的尾状核分界(图 13-70)。腹侧面前内侧份接下丘脑,前外侧份接底丘脑,后份移行于顶盖前区。内侧面为第三脑室侧壁的上份,其下缘有一自室间孔行向中脑水管的**下丘脑沟**,是背侧丘脑与下丘脑的分界;此沟的背侧有**丘脑间黏合**(**中间块**),连接左、右背侧丘脑(图 13-50、13-70)。外侧面与端脑的内囊(白质)长合。

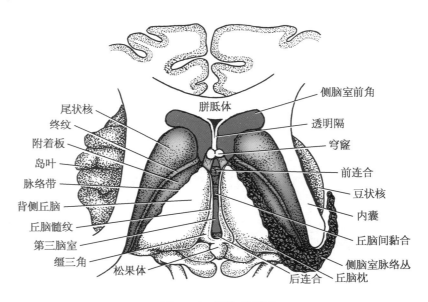

图 13-70　间脑背侧面

(二)后丘脑

后丘脑 metathalamus(图 13-53)位于背侧丘脑后外下方,包括**外侧膝状体**和**内侧膝状体**,分别以上、下丘臂与上、下丘相连。

（三）上丘脑

上丘脑 epithalamus（图 13-53、13-70）位于第三脑室顶部及其周围,主要包括丘脑髓纹、缰三角、缰连合和松果体等。**丘脑髓纹**为背侧丘脑背侧面和内侧面移行处的纤维细束,向后连于**缰三角**。左、右缰三角之间为**缰连合**,缰连合的后方连有**松果体**。

（四）下丘脑

下丘脑 hypothalamus（图 13-50～13-52）位于背侧丘脑前下方,形成第三脑室下部的侧壁和室底。下面最前方有左、右视神经会合形成的**视交叉**,视交叉向后外侧延为**视束**,向上方续于端脑的终板。视交叉后方为**灰结节**,其中部为**正中隆起**,向下移行于**漏斗**,下端连接**垂体**。灰结节后方有一对圆形隆起,称**乳头体**。

（五）底丘脑

底丘脑 subthalamus 是间脑与中脑的移行区,位于背侧丘脑下方、下丘脑后外侧、中脑被盖的前上方、内囊与大脑脚移行部的内侧,位置深在,表面不可见。

（六）第三脑室

第三脑室 third ventricle（图 13-50、13-70）是间脑内的裂隙,呈正中矢状位。外侧壁由两侧的背侧丘脑和下丘脑构成,其前上角处有**左、右室间孔**分别通左、右侧脑室;前界为终板和前连合;后方通中脑水管;顶是**第三脑室脉络组织**和**第三脑室脉络丛**(此丛在室间孔处与侧脑室的脉络丛相续);底从前向后依次为视交叉、灰结节-漏斗和乳头体。

三、间脑的内部结构和功能

（一）背侧丘脑

1. 背侧丘脑的结构（图 13-71）　背侧丘脑内部有一呈"Y"形的白质板,称**内髓板**,此板将背侧丘脑分为**前核群**、**内侧核群**和**外侧核群**。内侧核群主要有背内侧核。外侧核群又分为背侧组和腹侧组,前者包括**背外侧核**、**后外侧核**和**枕核**,后者包括**腹前核**、**腹中间核**（**腹外侧核**）和**腹后核**,腹后核又分为**腹后内侧核**和**腹后外侧核**。此外,在第三脑室侧壁室周灰质和丘脑间黏合内有中线核群,在内髓板内有板内核群。背侧丘脑外侧与内囊相接处包盖着一薄层纤维,称**外髓板**。在外髓板和内囊之间有**丘脑网状核**。

背侧丘脑的核团根据其纤维联系和功能分为下列 3 类。

（1）特异性中继核群:包括腹前核、腹中间核和腹后核群。它们将特异性感觉冲动或其他皮质下中枢的冲动中继后,传至大脑皮质的特定区域。其中来自对侧半头面部的一般躯体感觉和味觉传入冲动分别经三叉丘系和孤束核上行纤维传至腹后内侧核,来自对侧半躯干四肢的一般躯体感觉传入冲动经内侧丘系和脊髓丘脑束上传至腹后外侧核。腹后内、外侧核发出的纤维称**丘脑中央辐射**,经内囊投射至大脑皮质躯体感觉区等处。来自小脑、苍白球、黑质等处的纤维分别传至腹中间核和腹前核,两核发出的纤维组成**丘脑前辐射**,经内囊投射至大脑皮质躯体运动区和额叶广大区域（图 13-72）。

（2）联络性核群:包括前核、背内侧核和外侧核群的背侧组,很少接受直接上行感觉纤维,主要与大脑皮质联络区有往返联系（图 13-72）。

（3）非特异性核群:包括板内核、中线核和丘脑网状核等,接受网状结构非特异性传入冲动(各种感觉上行纤维的侧支进入脑干网状结构,经多次突触中继,失去冲动的特异性),主要联系皮质下中枢(如纹状体,某些丘脑核、下丘脑和中脑被盖等)。它们还以传出纤维的侧支或通过多突触联系构成非特异性丘脑

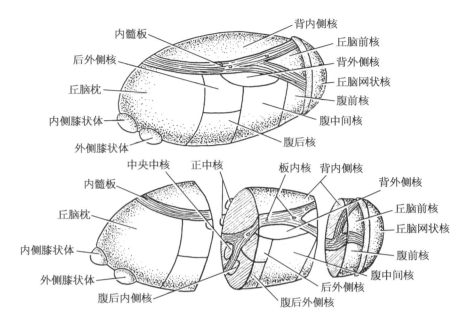

图 13-71　背侧丘脑核团模式图（右侧，上外侧面）

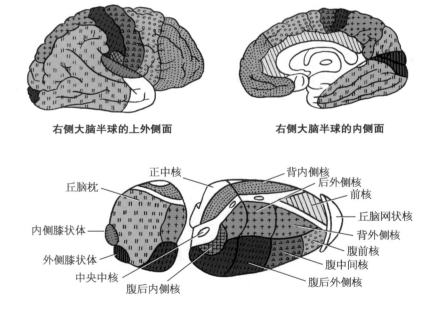

右侧大脑半球的上外侧面　　　　　　右侧大脑半球的内侧面

图 13-72　背侧丘脑核团在大脑皮质上的投射区域
注:背侧丘脑各核以不同的颜色和符号表示,在大脑皮质上颜色和符号相同的区
域代表该核的投射区。

投射,参与组成上行激动系统,弥散投射于大脑皮质的广泛区域。

2. 背侧丘脑的功能　①背侧丘脑的特异性感觉中继核是感觉通路上传至大脑皮质的最后中继站,也是感觉冲动较高位的整合中枢。一般认为,在丘脑水平对疼痛、触压和温度刺激已具有粗略的感知,而且伴有情感性质(如愉快或不适)。丘脑病变引起的综合征表现为对侧半身感觉消失或受损,或者出现自发疼痛、感觉过敏或感觉倒错等异常,往往伴有不愉快的感觉。②丘脑联络性核群是进化上最新的丘脑核群,具有更复杂的整合作用,可能参与情感活动、空间和时间等与意识相关的高级活动。③丘脑非特异性核群主要对大脑皮质有兴奋激活的作用。

（二）后丘脑

内、外侧膝状体分别是听觉和视觉通路的中继核。内侧膝状体接受下丘臂来的听觉纤维,发出**听辐射**投射至大脑皮质的听区。外侧膝状体接受视束来的视觉纤维,发出**视辐射**投射至大脑皮质的视区。

（三）上丘脑

缰三角内含有缰核。起于嗅觉中枢等处的纤维,经丘脑髓纹,止于缰核,视、听觉等外感纤维也由顶盖进入缰核。自缰核发出缰脚间束至中脑的脚间核及网状结构。因此,缰核是内脏和躯体传入的整合中枢,也是间脑至中脑内脏传出通路的中继站。松果体为内分泌腺。

（四）底丘脑

底丘脑主要核团是底丘脑核,与纹状体有往返的联系,是锥体外系运动通路的重要结构。

（五）下丘脑

1. 下丘脑的主要核团　下丘脑在结构上以穿窿为界分为内、外侧两区,外侧区细胞弥散,通称**下丘脑外侧核**,核间松散的纵行纤维称**前脑内侧束**;下丘脑内侧区从前向后分为**视前区**、**视上区**、**结节区**和**乳头体区**,各区除含弥散分布的小细胞外,还有一些比较明确的核团（图13-73）。其中,视上区内主要有**视上核**和**室旁核**,分泌催产素或抗利尿激素（血管升压素）,另有下丘脑前核。结节区内主要有**腹内侧核**、**背内侧核**和**弓状核**（漏斗核）。乳头体区内主要有**乳头体核**和**下丘脑后核**。

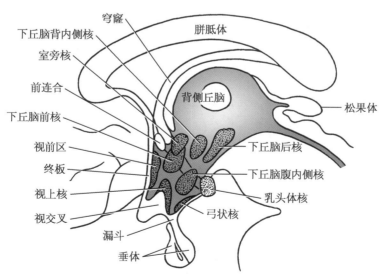

图 13-73　下丘脑的主要核团

2. **下丘脑的纤维联系**

（1）下丘脑与垂体的联系:是下丘脑传出联系的特殊部分。下丘脑的一些神经元为神经分泌神经元,兼有传导冲动和分泌激素双重功能。分泌物经轴突传到末梢,释放入血流,作用于靶器官。其中,室旁核和视上核分泌催产素和抗利尿激素,经**室旁垂体束**和**视上垂体**

束输送至神经垂体,释放入血流。弓状核等处的神经元分泌腺垂体激素的释放因子和抑制因子,经**结节漏斗束(结节垂体束)**传至正中隆起处,释放入毛细血管,经垂体门静脉输送至腺垂体,从而影响腺垂体细胞的分泌(图 13-74)。

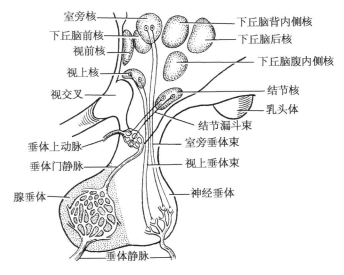

室旁核　　　下丘脑背内侧核
下丘脑前核　　下丘脑后核
视前核
视上核　　　下丘脑腹内侧核
视交叉　　　结节核
乳头体
垂体上动脉　结节漏斗束
室旁垂体束
垂体门静脉　视上垂体束
腺垂体　　　神经垂体
垂体静脉

图 13-74　下丘脑与垂体间的纤维联系

　　(2) 主要传入纤维:内脏感觉信息经脑干网状结构中继,也可由孤束核二级纤维直接上传至下丘脑。起于前脑隔区、嗅脑等处的纤维可经前脑内侧束传入下丘脑,起于海马的纤维经穹窿传至乳头体等处。

　　(3) 主要传出纤维:下丘脑发出下行纤维,经室周灰质、中脑中央灰质和网状结构中继下行,也可从下丘脑直接下行,至脑干和脊髓的自主性节前神经元,下丘脑以此控制内脏活动。此外,下丘脑的乳头体发出乳头丘脑束,上传至背侧丘脑前核。前核与大脑扣带回皮质有往返联系。

　　3. 下丘脑的功能　　下丘脑是自主神经的皮质下中枢,一般认为其前内侧区有副交感神经的中枢,后外侧区有交感神经的中枢。下丘脑也是调节内分泌活动的较高级中枢,一些核团能影响垂体的内分泌活动。它还是中枢神经边缘系统的组成部分,对摄食、生殖、水平衡、体温、睡眠、情绪活动以及生理活动的节律性(生物钟)等多种功能发挥重要的调节作用。

(张海锋)

第八节　端　脑

　　端脑 telencephalon 又称**大脑**,由左、右大脑半球借胼胝体连接而成。左、右大脑半球被大脑纵裂分隔,此裂的底为胼胝体。大脑半球表浅的灰质层称**大脑皮质**,深部是大脑髓质,髓质内包埋的灰质核团称**基底核**,内在的室腔是侧脑室。

一、端脑的位置

　　端脑占据颅腔的大部分,包罩间脑,坐落于颅前窝、颅中窝和小脑上方,与小脑之间有小脑幕分隔。

二、端脑的形态

大脑半球 cerebral hemisphere 有 3 个面,上外侧面圆凸,内侧面较平坦,下面起伏不平。半球表面有许多深浅不同的**大脑沟** cerebral sulci,沟间隆起称**大脑回** cerebral gyri。半球借 3 条主要的沟分为额叶、顶叶、枕叶、颞叶和岛叶 5 个叶。**外侧沟** lateral sulcus 自半球下面前份转至上外侧面,再折向后上,为额叶和顶叶与颞叶的分界。**中央沟** central sulcus 自半球上缘中点稍后方,在上外侧面斜向前下,几乎达外侧沟,为额叶与顶叶的分界。中央沟的上端延伸至半球内侧面。**顶枕沟** parietooccipital sulcus 主要位于半球内侧面后部,自胼胝体后方向后上,越半球上缘转至上外侧面,为顶叶与枕叶的分界。顶叶、枕叶和颞叶在上外侧面的分界是假设的,顶枕沟上端与枕前切迹(枕极前约 4 cm 处)的连线作为枕叶的前界,自此线中点到外侧沟后端的连线界分顶、颞两叶。此外,在外侧沟的深部藏有岛叶。

（一）上外侧面

1. **额叶** frontal lobe（图 13-75）　中央沟的前方有相平行的**中央前沟**,其间为**中央前回** precentral gyrus。自中央前沟向前水平伸出**额上沟**和**额下沟**,将中央前沟以前、外侧沟以上的脑面分为**额上回**、**额中回**和**额下回**。

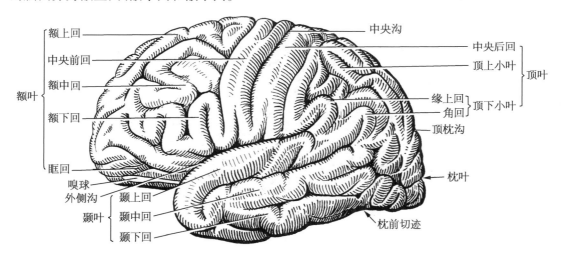

图 13-75　大脑半球上外侧面（左侧）

2. **顶叶** parietal lobe（图 13-75）　中央沟的后方有与之平行的**中央后沟**,两沟之间为**中央后回** postcentral gyrus。在中央后沟的后方有一条与半球上缘平行的**顶内沟**,将中央后沟以后的顶叶分为**顶上小叶**和**顶下小叶**。后者包括围绕外侧沟后端的**缘上回**和围绕颞上沟末端的**角回** angular gyrus。

3. **颞叶** temporal lobe（图 13-75）　有与外侧沟大致平行的**颞上沟**和**颞下沟**,界分为**颞上回**、**颞中回**和**颞下回**。在外侧沟后部的下壁,有 2 ~ 3 个短而横行的脑回,称**颞横回** transverse temporal gyri。

4. **枕叶** occipital lobe　枕叶在上外侧面的沟回多不恒定。

5. **岛叶** insular lobe　又称**脑岛**,位于外侧沟底、基底核的外面,被邻近的额叶、顶叶、颞

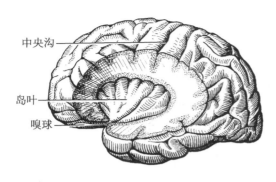

图 13-76　岛叶（岛盖部分已切除）

叶脑部所覆盖。脑岛表面有长短不同的几个脑回（图 13-76）。

（二）内侧面

胼胝体前部向下连接**终板**，连接处有横行的圆束纤维，称**前连合**。胼胝体下方有一束弯曲纤维为**穹窿** fornix。连于胼胝体与穹窿之间的薄板，称**透明隔**。胼胝体的外沿为**胼胝体沟**，在其外围有与之平行的**扣带沟**，两沟之间为**扣带回** cingular gyrus。扣带沟外周的脑面，前份属额上回；中份为中央前、后回延至内侧面的部分，称**中央旁小叶** paracentral lobule；后份达顶枕沟，为**楔前叶**。顶枕沟之后枕叶内侧面有一三角形脑区，称为**楔叶**。楔叶的下界为**距状沟** calcarine sulcus，此沟与顶枕沟下端相接，并向前延伸至胼胝体后部下方。距状沟和其下方的侧副沟后部之间为**舌回**（图 13-77）。

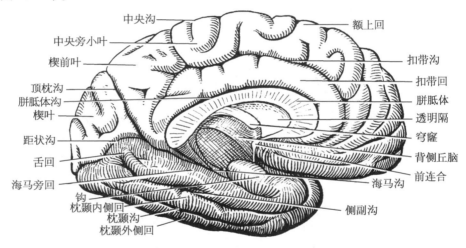

图 13-77　大脑半球内侧面（左侧）

（三）下面

额叶下面（图 13-51）有纵长的**嗅球**，嗅神经终止于此。嗅球向后借**嗅束**连于**嗅三角**。此外，额叶下面有变异较多的**眶沟**和**眶回**。枕叶和颞叶的下面（图 13-77）有**侧副沟**和在其外下方的**枕颞沟**，平行向前、后延伸，枕颞沟两侧分别为**枕颞内侧回**和**枕颞外侧回**。侧副沟前部的内侧有**海马旁回** parahippocampal gyrus，此回前内方的突起称**钩** uncus，它们和扣带回合成**穹窿回**。位于海马旁回上缘的沟称**海马沟**，沟内有一锯齿状的皮质窄条，称**齿状回**（图 13-78）。齿状回外侧的一部分皮质卷入侧脑室下角，形成**海马** hippocampus，后者在脑表面不能窥见。海马和齿状回合称**海马结构**。

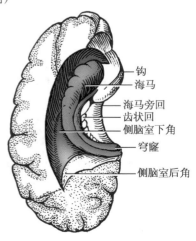

图 13-78　海马和齿状回（左侧，上面）

　　沟回的产生是因为大脑皮质各部发育快慢不均所致,发育缓慢的部分陷在深处成为沟,发育迅速的部分露在表面构成回。胚胎发生中出现早的沟最恒定,如外侧沟、中央沟、顶枕沟、扣带沟、距状沟等;出现较晚的沟不太恒定,如额上、下沟,顶内沟等;在出生以后逐渐形成的一些小沟,变化很大,多数没有命名。

　　(四) 侧脑室

　　侧脑室 lateral ventricle(图13-79)位于大脑半球内,为左、右对称的一对扁窄的室腔,前部经**室间孔**与第三脑室交通。侧脑室对应于大脑半球的分叶而分为中央部和前、后、下角4部。**中央部**位于顶叶内,为一狭窄的水平裂隙。由此发出3个角,**前角**自室间孔向前伸入额叶内,宽而短,在冠状切面上呈三角形;**后角**伸入枕叶,长短不太恒定;**下角**最长,在颞叶内伸向前,几达海马旁回钩处,下角的底上有隆起的海马。

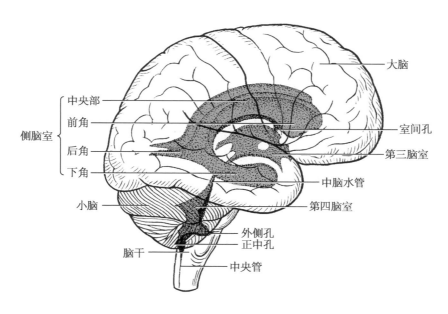

图 13-79　脑室系统投影图

　　侧脑室脉络丛位于中央部和下角,产生脑脊液。此丛经室间孔与第三脑室脉络丛相连。

三、端脑的内部结构和功能

(一) 基底核

　　基底核 basal nuclei 为靠近大脑半球底部髓质内埋藏的灰质核团的总称,包括尾状核、豆状核、屏状核和杏仁体。

　　1. **尾状核** caudate nucleus(图13-80、13-83、13-84)　呈"C"形弯曲,弯绕背侧丘脑外侧份周围,全长伴随侧脑室。尾状核前部膨大,称**尾状核头**,背面突向侧脑室前角;中部稍细,称**尾状核体**,沿背侧丘脑的背外侧缘延伸;以后愈趋细小,为**尾状核尾**,自背侧丘脑后端向腹侧弯曲,沿侧脑室下角的顶前行,末端与杏仁体相连。

　　2. **豆状核** lentiform nucleus(图13-80、13-83、13-84)　形似扁豆,位于岛叶的深部、背侧丘脑的外侧。此核前部与尾状核头相连,其余部分借内囊与尾状核和背侧丘脑相分隔。豆

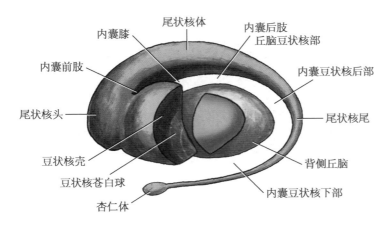

内囊膝　　尾状核体　　内囊后肢
内囊前肢　　　　　　　　丘脑豆状核部
　　　　　　　　　　　　　内囊豆状核后部
尾状核头
豆状核壳　　　　　　　　　尾状核尾
豆状核苍白球　　　　　　背侧丘脑
杏仁体　　　　　　　　内囊豆状核下部

图 13-80　　纹状体和内囊（左侧）

状核被内部的白质板分为 3 部:外侧部最大,称**壳** putamen;内侧两部分称**苍白球** globus pallidus。

豆状核和尾状核合称**纹状体** corpus striatum,在种系发生上壳和尾状核是纹状体较新的结构,合称**新纹状体**;苍白球为纹状体较古老的部分,称为**旧纹状体**。纹状体是锥体外系的重要组成部分,主要功能是调节肌张力和协调骨骼肌运动。

纹状体病变可导致运动紊乱和肌张力改变。其中一类主要表现为运动过多和肌张力低下,如舞蹈病,上肢和头面部呈现无目的的快速动作,这些动作类似随意运动的一个片段,但不由自主,且肌张力甚低。另一类主要表现为运动减少和肌张力亢进,如震颤麻痹(帕金森病),患者肌张力过高,随意运动减少,动作缓慢,身体僵硬,表情呆滞如戴假面具,可出现静止性震颤。震颤麻痹主要病变在黑质,由于黑质-纹状体系统功能异常所致。

3. 屏状核 claustrum(图 13-83、13-84)　位于脑岛皮质深面,纤维联系和功能不清楚。

4. 杏仁体 amygdaloid body(图 13-80)　位于侧脑室下角的前端、海马旁回钩内,属于边缘系统。

（二）大脑髓质

大脑髓质 cerebral medullary substance 由大量神经纤维组成,纤维可分为联络纤维、连合纤维和投射纤维 3 类。

1. 联络纤维(图 13-81)　是连于同侧半球不同部位皮质间的纤维,短者连接相邻的脑回,称**大脑弓状纤维**;长者连接同侧半球各叶,主要有**上纵束、下纵束、钩束和扣带**等。

2. 连合纤维(图 13-82)　是连于两侧半球皮质间的纤维,包括胼胝体、前连合和穹窿连合。

（1）**胼胝体** corpus callosum(图 13-77):由连合两半球新皮质的大量纤维构成,在大脑纵裂的底跨越中线,形成宽厚的白质板。在正中矢状切面上,胼胝体自前向后分为**嘴、膝、干、压部** 4 部,嘴向下连接终板。在半球内,胼胝体的纤维向前、后、左、右等方向辐射(图 13-82 ~ 13-84)。

（2）**前连合** anterior commissure(图 13-82):由连合两侧嗅球和颞叶前部的前、后两个弓形纤维构成,两束中部聚成一卵圆形纤维束跨越中线。在正中矢状切面上,位于胼胝体嘴、终板和穹窿交会处。

（3）**穹窿连合** commissure of fornix(图 13-82):是连接两侧海马的三角形纤维薄片。由海马发出的纤维形成**穹窿**,弓形向上行于胼胝体的下面,其中一部分纤维越中线交叉至对侧穹窿,称穹窿连合。在穹窿连合前方,两侧穹窿并行向前,绕室间孔前方,向下止于乳头体。

3. 投射纤维(图 13-80,13-83 ~ 13-85)　为联系大脑皮质和皮质下中枢的上、下行纤维。大多数投射纤维经过一个集中的区域出入大脑半球,形成内囊。

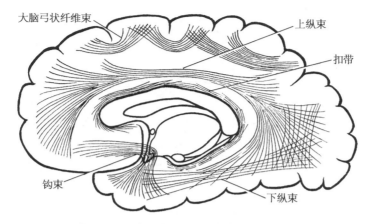

图 13-81 大脑半球内的联络纤维（右侧）

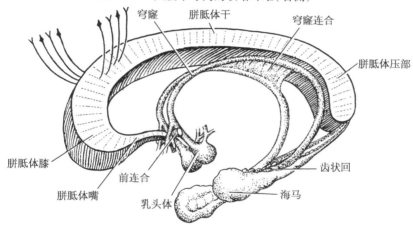

图 13-82 连合纤维示意图

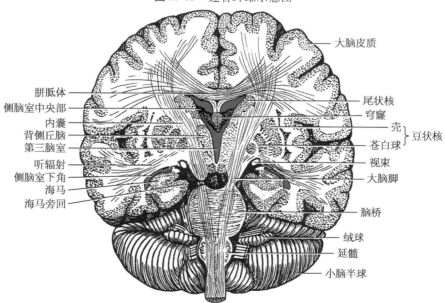

图 13-83 脑（冠状切面）

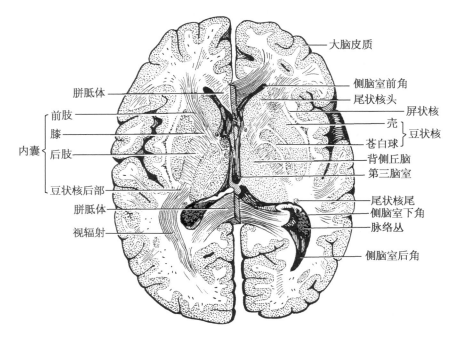

图 13-84 大脑(水平切面)

　　内囊 internal capsule 位于背侧丘脑和尾状核的外侧,豆状核的内侧,为宽厚的白质纤维板。在大脑水平切面上,内囊呈向外开放的"V"形,可分为 3 部:①**内囊前肢**,位于豆状核和尾状核头之间,有额桥束和丘脑前辐射等通行。②**内囊膝**,位于豆状核、尾状核和背侧丘脑三者之间,主要有皮质核束通行。③**内囊后肢**,位于豆状核和背侧丘脑之间者,称为**丘脑豆状核部**,主要有皮质脊髓束和丘脑中央辐射通行。另有皮质红核束、皮质网状束等通行。内囊后肢向后向下延续至豆状核的后方和下方,分别为**豆状核后部**和**豆状核下部**。豆状核后部有视辐射通行,豆状核下部有听辐射通行。另外,内囊后肢有顶、枕、颞桥束等通行。

　　内囊向下续于中脑的大脑脚底。内囊纤维向上向各方向放射连接大脑皮质,称**辐射冠**。辐射冠的纤维与胼胝体的纤维交叉混杂,不易区分。

　　内囊是投射纤维集中的部位,此处的损伤常导致较为广泛的影响。内囊不同部位的损伤其表现也不同。如一侧内囊后肢的损伤(脑出血等),可引起对侧偏身感觉缺失(丘脑中央辐射受损)和对侧肢体偏瘫(皮质脊髓束受损);伤及视辐射可引起偏盲;若伤及内囊膝(皮质核束受损),可出现对侧舌肌和面下部肌肉瘫痪。

　　(三) 大脑皮质

　　大脑皮质 cerebral cortex 为脑的最高中枢所在,其结构复杂。

　　1. 大脑皮质的构筑和分区概念　　人类大脑皮质的表面积约为 2 200 cm²,1/3 露于脑表面,2/3 埋在沟内。大脑皮质各处厚薄不一,中央前回约 4.5 mm,枕叶的视区仅 1.5 mm,平均约 2.5 mm。皮质内的神经元约有 220 亿个,其中形态相似的神经元聚成一定的层次。皮质结构多分为 6 层,一般浅 4 层接受传入纤维并发出联络、连合纤维,深 2 层发出下行投射纤维。根据皮质各部构筑的特点,可将皮质划分为若干区域。广被采用的是 Brodmann 的 52 分区法(图 13-86)。

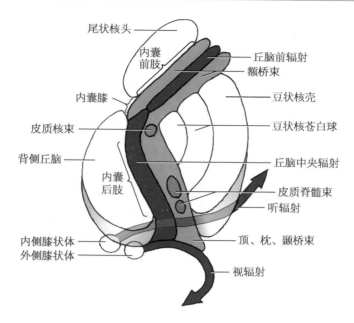

图 13-85　内囊纤维束排列示意图

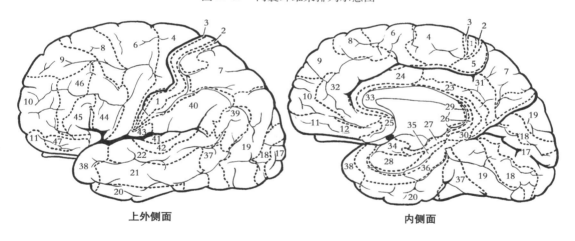

图 13-86　大脑皮质分区

2. 大脑皮质的功能定位(图 13-87)　从身体各部经各种传入系统传来的神经冲动向大脑皮质集中,在此会通、整合,从而产生特定的感觉,维持觉醒的状态,获得一定的情调感受,以易化的形式储存为记忆,或影响其他脑部的功能状态。也可产生运动性冲动,传向低位中枢,控制机体的活动,应答内、外环境的刺激。在高等动物,大脑皮质是条件反射的中枢,机体借条件反射,实现与环境更完善的协调和统一。在大脑皮质上,特定的功能往往相对集中在特定的部位,即皮质的功能区。大脑皮质的功能区可分为**感觉区(感觉中枢)、运动区(运动中枢)**和**联络区**(包括语言功能区)。联络区具有更广泛更复杂的联系,它们将各种单项信息进行综合分析,在情绪、意识、记忆、思维、语言等方面具有重要作用。大脑皮质主要的功能定位如下。

(1) **第 I 躯体运动区**:位于中央前回和中央旁小叶的前部,相当于 Brodmann 第 4 区和

第6区的一部分。此区接受来自肌、腱和关节等处有关身体位置、姿势及各部运动状态的本体感觉冲动后,从第5层的大型锥体细胞发出的投射纤维组成锥体束下行,主要控制对侧半身骨骼肌运动,特别与个别肌肉的精细活动有关。但躯干固有肌、咽喉肌、咀嚼肌、眼球外肌以及睑裂以上面肌等受双侧半球的管理。身体各部在此区的代表区基本上是倒置的,但头面部是正的。运动越是精细的部位,如手、舌、唇等,其代表区的面积越大(图13-88)。

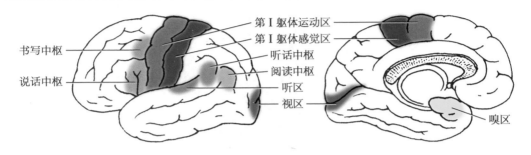

图 13-87　大脑皮质主要功能定位

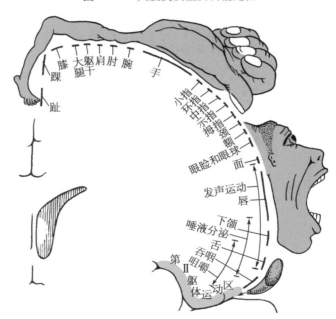

图 13-88　人体各部在第Ⅰ躯体运动区的代表部位

　　第Ⅱ躯体运动区位于外侧沟的上岸,与中央前、后回相延续。此区仅有上、下肢运动的代表区,刺激此区可诱发双侧肢体运动。补充运动区位于半球内侧面中央旁小叶前方,与姿势调节有关。

　　(2) **第Ⅰ躯体感觉区**:位于中央后回和中央旁小叶的后部(3、1、2 区)。对侧半身的浅感觉和本体感觉冲动经背侧丘脑腹后核中继后投射到此区,产生相应的感觉。身体各部在第Ⅰ躯体感觉区的代表区类似于第Ⅰ躯体运动区,也是倒置的,且各部代表区的面积大小与身体感觉功能的精细程度成正比,而与体表面积无关(图13-89)。

　　当躯体感觉区损伤时,因间脑可感知粗略的外感觉,病人还能感知温度觉、痛觉和粗略触觉,但本体感觉和精细触觉消失。

　　第Ⅱ躯体感觉区位于外侧沟后段的上岸,毗邻岛叶,此区可对感觉作粗糙的分析,而且是双侧性的。

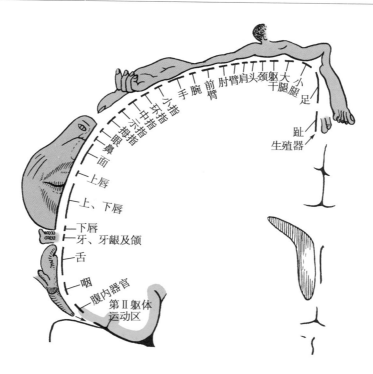

图 13-89　人体各部在第 I 躯体感觉区的代表部位

（3）**视区**：位于枕叶内侧面距状沟的上、下方（17 区）。同侧视网膜颞侧半和对侧视网膜鼻侧半传来的视觉冲动,经外侧膝状体中继后投射到此区产生视觉。因此,一侧视区病变不会导致全盲。

（4）**听区**：位于颞横回（41、42 区）。听区接受内侧膝状体发出的听辐射。一侧听区皮质接受双侧的听觉冲动,但以对侧为主。单侧听区的损伤,不致引起全聋。

（5）**嗅区**：位于海马旁回钩附近（34 区）。

（6）**味区**：位于中央后回下端（43 区）,相当于面部躯体感觉区的下方。

（7）**平衡觉区**：可能位于中央后回下端头面部代表区附近。

（8）**语言代表区**：是人类大脑皮质所独有的,语言功能集中在优势半球上。优势半球是在人类社会历史发展过程中形成的,多数为左侧大脑半球（右利人和一部分左利人）,一部分左利人的优势半球可为右侧大脑半球,少数人的语言功能可能在两侧大脑半球。

1）**听话中枢（听觉性语言中枢）**：位于颞上回后部。此区受损伤后,病人听觉无障碍,但听不懂别人说的话。

2）**说话中枢（运动性语言中枢）**：位于额下回后部（Broca 区）。此区受损伤,病人虽能发音,但丧失说话的能力。

3）**阅读中枢（视觉性语言中枢）**：位于角回。此区受损伤,病人视觉无障碍,但不能理解文字符号的含义。

4）**书写中枢**：位于额中回后部。此区受损伤,病人的手能够运动,但不能写出文字。

上述并非由视觉、听觉和肌肉运动障碍所引起的语言缺陷,称为失语症。

四、嗅脑和边缘系统

(一) 嗅脑

嗅脑 rhinencephalon 与嗅觉纤维有直接联系。在种系发生上较古老,人类嗅脑不发达。嗅脑主要位于脑底,包括嗅球、嗅束、嗅三角、海马旁回钩等部及其连属的纤维束(图13-90)。

嗅球接受嗅神经的传入,它向后延为较细的嗅束,嗅束后端分为内侧嗅纹和外侧嗅纹,两纹夹成嗅三角。嗅三角的后方有前穿质。外侧嗅纹将嗅觉冲动传至海马旁回钩附近的皮质,此处是产生嗅觉的主要区域,病变刺激钩区皮质及其相联系的皮质下结构可以引起嗅幻觉。内侧嗅纹转至额叶内侧面,连于位在胼胝体嘴和终板前方的隔区。隔区可能不参与嗅觉的感知,而是参与边缘系统的情绪功能。

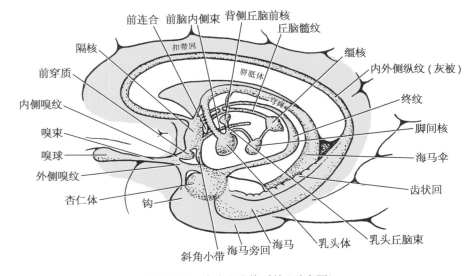

图13-90　嗅脑和边缘系统(示意图)

(二) 边缘系统

隔区、扣带回、海马旁回、钩、海马、齿状回等共同在脑干的周围形成一个环形皮质结构,称为**边缘叶**,脑岛前部、颞叶前端和眶回后部也包括在内。边缘叶再加上与之联系密切的皮质下结构,如杏仁体、下丘脑、背侧丘脑前核群和中脑被盖区等共同组成**边缘系统** limbic system(图13-90)。

边缘系统在进化上较古老,与内脏活动、情绪反应、性功能及记忆等有关,在维持个体生存及延续后代等方面具有重要作用。

(王海杰)

第九节　主要传导通路

人体在生命活动中,通过各种感受器接受内、外环境的不同刺激,由感觉神经元传入中枢,再经若干中间神经元传至大脑,主要到大脑皮质的特定区;高级中枢对传入的信息进行分析整合后,发出冲动由下行神经纤维传至运动神经元,再到效应器,引起肌肉收缩或腺体分泌等效应。这些由一定的神经元链组成的传导特定感觉或运动冲动的径路称为**传导通路**。一般将由感受器到脑（主要是大脑皮质）的神经通路称为**上行（感觉）传导通路**，将由脑到效应器的神经通路称为**下行（运动）传导通路**。

一、上行传导通路

（一）传向大脑皮质的本体感觉和精细触觉通路

本体感觉又称深部感觉，为来自骨骼肌、腱、关节等处的位置觉、运动觉和振动觉。传导本体感觉冲动至大脑的传导通路同时也传导精细触觉（如辨别两点距离、感受物体的性状及纹理粗细等）。该通路又称为意识性深部感觉通路，由 3 级神经元组成。

躯干、四肢的本体感觉和精细触觉通路（图 13-91）的第 1 级神经元的胞体位于脊神经节内，其周围突分布于肌、腱、关节的本体感受器和皮肤的精细触觉感受器，中枢突经后根内侧部进入脊髓后索。来自 T$_5$ 节段以下的纤维形成薄束，T$_4$ 节段以上的纤维形成楔束，在后索由内侧向外侧依骶、腰、胸、颈次序排列上行。薄束、楔束向上分别终止于延髓的薄束核和楔束核（第 2 级神经元的胞体所在）。两核发出第 2 级纤维向前绕中央灰质，为内弓状纤维，至腹侧中线处交叉构成内侧丘系交叉。交叉后的纤维折转上行成为内侧丘系，依次经两侧下橄榄核之间、脑桥被盖部前缘、中脑红核外侧，向上止于背侧丘脑腹后外侧核（第 3 级神经元的胞体所在）。腹后外侧核发出第 3 级纤维，参与组成丘脑中央辐射，经内囊后肢投射到大脑皮质中央后回中、上部和中央旁小叶后部，产生相应的本体感觉和精细触觉意识。此通路在内侧丘系交叉以下部位受损，病人出现患侧半身本体感觉障碍；若在交叉以上部位受损，出现对侧半身的本体感觉障碍。

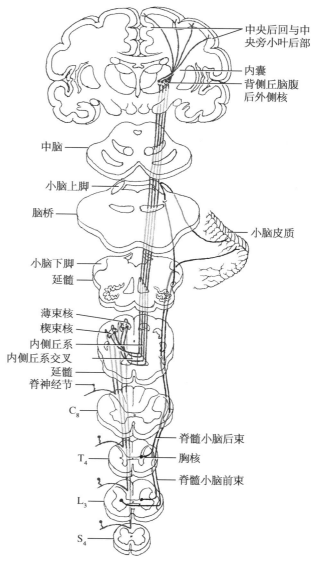

中央后回与中央旁小叶后部

内囊
背侧丘脑腹后外侧核

中脑

小脑上脚

脑桥

小脑皮质

小脑下脚
延髓

薄束核
楔束核
内侧丘系
内侧丘系交叉
延髓
脊神经节

C$_8$

脊髓小脑后束
胸核
脊髓小脑前束

T$_4$

L$_3$

S$_4$

图 13-91 本体感觉传导通路

头面部肌肉、牙齿的本体感觉传导通路的第 1 级神经元是三叉神经中脑核的神经元，在三叉神经感觉核及附近的脑桥网状结构中经过一级或两级中继后投射到背侧丘脑腹后内侧核，由该核内的最后一级神经元发出纤维经内囊投射到大脑皮质。

（二）传向小脑的本体感觉通路

此通路又称非意识性深部感觉通路或反射性本体感觉传导通路（图13-91）。躯干、四肢的本体感觉冲动传向小脑通路的第 1 级神经元是脊神经节细胞，其中枢突终止于脊髓后角胸核和中间带灰质。由脊髓灰质发出的第 2 级纤维经同侧的脊髓小脑后束和小脑下脚，或者经对侧的脊髓小脑前束并绕小脑上脚进入旧小脑皮质，再通过反射可调节肌张力。两侧脊髓小脑束损伤，可引起肌张力减退和运动失调，但本体感觉并不丧失。

（三）温度觉、痛觉和粗略触觉传导通路

体表的温度觉、痛觉和粗略触觉属于浅部感觉，它们的传导通路基本一致，由 3 级神经元所组成。

1. 躯干、四肢的温度觉、痛觉和粗略触觉通路（图13-92）

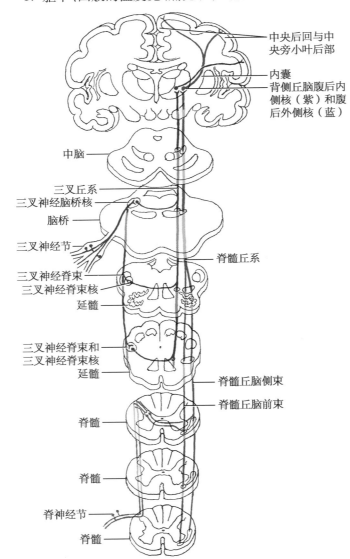

图 13-92　温觉、痛觉、粗略触觉传导通路

该通路第 1 级神经元的胞体位于脊神经节内，周围突分布于皮肤的浅感受器，中枢突经后根外侧部入脊髓，在背外侧束上升 1 ~ 2 个脊髓节段，止于脊髓灰质后角（第 2 级神经元的胞体所在）。由此发出的第 2 级纤维经白质前连合交叉至对侧的外侧索和前索，组成脊髓丘脑侧束（传导温度觉、痛觉）和脊髓丘脑前束（传导粗略触觉）上行，束内由浅层向深层依次排列着骶、腰、胸、颈部来的纤维。上行到延髓，两束合并称脊髓丘系。在延髓通过下橄榄核的背外侧，在脑桥和中脑行于内侧丘系的外侧，达间脑止于背侧丘脑腹后外侧核（第 3 级神经元的胞体所在）。在此水平可形成对躯体浅感觉特别是痛觉的粗略感知。腹后外侧核发出第 3 级纤维参与组成丘脑中央辐射，经内囊后肢投射到中央后回中、上部和中央旁小叶后部的大脑皮质，引起浅感觉意识。此通路在脑内行程受损时，出

图中标注：
中央后回与中央旁小叶后部
内囊
背侧丘脑腹后内侧核（紫）和腹后外侧核（蓝）
中脑
三叉丘系
三叉神经脑桥核
脑桥
三叉神经节
脊髓丘系
三叉神经脊束
三叉神经脊束核
延髓
三叉神经脊束和三叉神经脊束核
延髓
脊髓丘脑侧束
脊髓丘脑前束
脊髓
脊髓
脊神经节
脊髓

现对侧半身浅感觉障碍;在脊髓内受损时,出现对侧损伤平面 1 ~ 2 脊髓节段以下温度觉、痛觉丧失,但触觉保存。

2. 头面部温度觉、痛觉、触觉通路(图 13-92)　第 1 级神经元是三叉神经节细胞,其周围突经三叉神经分布于头面部皮肤,口腔、鼻腔黏膜和眶内结构的感受器,中枢突组成三叉神经感觉根入脑,触觉纤维主要终止于三叉神经脑桥核;温度觉、痛觉纤维入脑后下降形成三叉神经脊束,终止于三叉神经脊束核(两核为第 2 级神经元的胞体所在)。两核发出的第 2 级纤维交叉到对侧组成三叉丘系,伴随内侧丘系和脊髓丘系上行,止于背侧丘脑腹后内侧核(第 3 级神经元的胞体所在)。腹后内侧核发出的第 3 级纤维参与构成丘脑中央辐射,经内囊后肢投射到中央后回的下部。此通路在三叉丘系以上损伤,出现对侧头面部浅部感觉障碍;若三叉神经脊束受损,浅部感觉障碍发生在同侧。

(四) 视觉通路

1. 意识性视觉通路(图 13-93)　视网膜的感光细胞接受光线刺激,经双极细胞(第 1 级

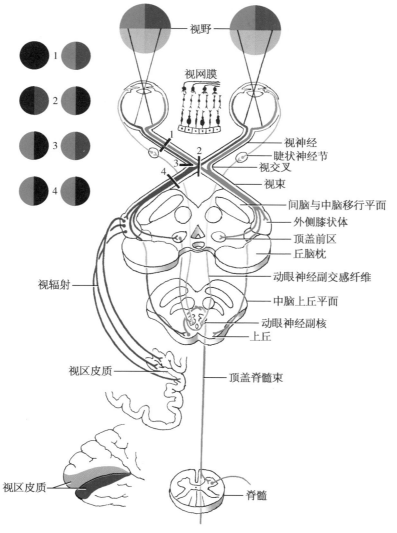

视野
视网膜
视神经
睫状神经节
视交叉
视束
间脑与中脑移行平面
外侧膝状体
顶盖前区
丘脑枕
动眼神经副交感纤维
中脑上丘平面
动眼神经副核
上丘
视辐射
视区皮质
顶盖脊髓束
视区皮质
脊髓

图 13-93　视觉传导通路(大图数字表示损伤部位,小图数字表示相应视野缺损)

神经元)传给节细胞(第2级神经元)。节细胞的轴突在视神经盘处汇集,穿眼球壁构成视神经。视神经穿视神经管入颅,形成视交叉后再分为左、右视束。在视交叉处,来自两眼鼻侧半视网膜的纤维交叉,颞侧半者不交叉,故每一视束含有来自两眼同侧半视网膜的纤维。视束绕大脑脚后行,主要终止于外侧膝状体(第3级神经元)。由外侧膝状体发出的纤维组成视辐射,经内囊豆状核后部投射到距状沟上、下岸的视区皮质。

眼球向前平视所能看到的空间范围称视野。视网膜鼻侧半接受颞侧视野投射来的光线或物像,视网膜颞侧半接受鼻侧视野的投射,上、下亦有类似的颠倒关系。

在视觉通路上的不同部位发生损伤,可产生不同的视野缺损(图13-93):①左侧视神经损伤可引起左眼全盲;②视交叉中间部损伤可引起双眼颞侧视野偏盲;③视交叉左侧损伤可引起左眼鼻侧视野偏盲;④伤及左侧视束以后结构可引起双眼右侧视野偏盲。

2. 反射性视觉通路(图13-93) 视束的一部分纤维,经上丘臂终止于顶盖前区和上丘。顶盖前区发出的纤维到双侧的动眼神经副核,该核发出副交感节前纤维经动眼神经至睫状神经节换元,节后纤维支配瞳孔括约肌和睫状肌,完成瞳孔对光反射和对晶状体凸度的调节反射。由上丘发出的纤维形成顶盖脊髓束,下行至脊髓完成视觉防御反射。

(五)听觉通路

听觉通路(图13-94)第1级神经元是蜗神经节的双极细胞,其周围突分布于内耳的螺旋器,中枢突组成蜗神经,入脑后止于蜗神经核。此核发出第2级纤维,多数纤维在脑桥被盖部的前份交叉至对侧,组成斜方体。斜方体纤维至被盖前外侧折向上行,组成外侧丘系。少数不交叉的纤维,入同侧外侧丘系。外侧丘系经中脑被盖外侧缘上升,主要止于下丘,下丘再发纤维到内侧膝状体。外侧丘系中有少量纤维直接到内侧膝状体。在斜方体和外侧丘系行程中,听觉纤维可以在某些中继性核团更换神经元,再加入同侧或对侧的外侧丘系。内侧膝状体发出纤维组成听辐射,经内囊豆状核下部投射到颞横回。因听觉冲动为双侧传导,一侧外侧丘系以上通路受损,不产生明显症状。但损伤此通路的周围部(螺旋器、前庭蜗神经等)或者病变在中耳及外耳,则引起患侧听觉障碍。

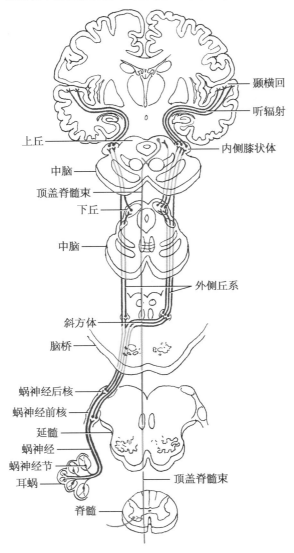

图13-94 听觉传导通路

下丘还发纤维到上丘,再经顶盖脊髓束下行至脊髓,完成听觉的防御反射。

（六）平衡觉通路

平衡觉通路（图 13-95）第 1 级神经元是前庭神经节细胞，周围突分布于内耳壶腹嵴、椭圆囊斑和球囊斑，中枢突组成前庭神经，入脑后止于前庭神经核群。第 2 级神经元胞体在前庭神经核。间脑的中继核（第 3 级神经元胞体所在）可能是腹后核。平衡觉冲动上传至大脑皮质的通路，目前还不十分清楚。大脑皮质的代表区，可能在中央后回下端附近。

此外，前庭神经核发出的轴突有如下去向：①组成前庭小脑束（其中一部分是第 1 级前庭纤维）经小脑下脚入古小脑。②组成前庭脊髓束下达脊髓腰骶节，提高伸肌紧张性，实现平衡反射。③参与双侧的内侧纵束，向上止于动眼神经核、滑车神经核、展神经核等，向下达颈髓止于副神经核和前角运动细胞，完成头眼协调运动和眼肌等的前庭反射等。④与脑干网状结构、迷走神经背核、疑核等联系，引起平衡失调时的眩晕、恶心、呕吐等反应。

（七）嗅觉通路

第 1 级感觉神经元是鼻黏膜嗅区内的嗅细胞，其周围突露出黏膜的表面，中枢突组成 15～20 条嗅神经，穿筛孔入颅止于嗅球，更换神经元后纤维经嗅束达嗅三角，自此主要经外侧嗅纹将嗅觉冲动传至颞叶海马旁回钩附近的皮质区，引起嗅觉。

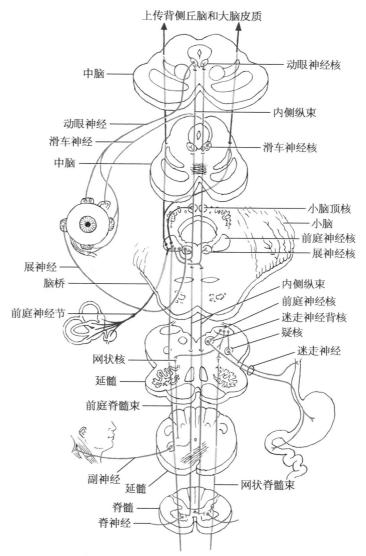

图 13-95 平衡觉传导通路

（八）一般内脏感觉通路

一般内脏感觉冲动，可沿交感神经或副交感神经或经脊神经传入中枢。第 1 级神经元的胞体在脊神经节或第Ⅶ、Ⅸ、Ⅹ 对脑神经节内。第 2 级神经元的胞体在脊髓灰质或孤束核内。它们的轴突在脊髓或脑干内可直接或间接地联系躯体运动神经元或自主节前神经元，完成一些反射活动。至于内脏感觉冲动上传大脑皮质的径路，目前尚不清楚。

二、下行传导通路

下行传导通路可分为锥体系和锥体外系，两部分相辅相成，控制骨骼肌的运动。

（一）锥体系

锥体系 pyramidal system 是始见于哺乳类动物的下行通路，进化上较新，灵长类最为发达。锥体系为大脑皮质通过锥体束和脊髓、脑干内的运动神经元支配骨骼肌随意运动的系统。

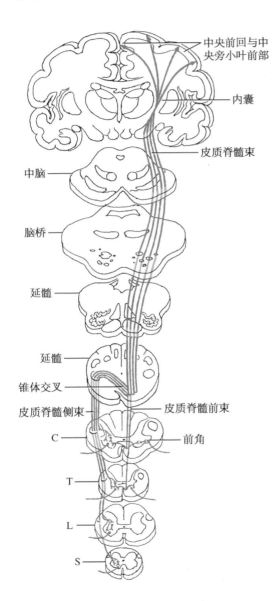

图 13-96　皮质脊髓束

锥体系由上、下两级神经元组成，**上运动神经元**胞体位于大脑皮质，发出的纤维组成锥体束，支配下运动神经元；**下运动神经元**为脑神经躯体运动核和脊髓前角运动神经元，发出的纤维随脑神经或脊神经支配相应的骨骼肌。

锥体束 pyramidal tract 包括皮质脊髓束和皮质核束。

1. **皮质脊髓束**（图 13-96）　中央前回中、上部和中央旁小叶前部等处的大锥体细胞发出的纤维组成皮质脊髓束，下行经内囊后肢、大脑脚底、脑桥基底部、延髓锥体至锥体下端，绝大部分纤维经锥体交叉越至对侧，在脊髓外侧索中组成皮质脊髓侧束下行，可达腰骶髓节段，逐节联系前角运动神经元，支配四肢肌。少数未交叉的纤维，在同侧脊髓前索中下行，为皮质脊髓前束，一般下端只达中胸髓节段，部分联系同侧前角运动神经元，部分经白质前连合逐节交叉至对侧，联系对侧脊髓前角运动神经元。支配四肢肌的前角运动神经元受对侧大脑皮质控制，支配膈肌和躯干肌的前角运动神经元接受双侧大脑皮质的控制。

2. **皮质核束**（图 13-97）　中央前回下部等处的大锥体细胞发出的纤维组成皮质核束，下行经内囊膝、大脑脚底、脑桥基底部至延髓，在脑干内下行中相继分出，大部分纤维终止于双侧脑神经躯体运动核，包括动眼神经核、滑车神经核、展神经核、面神经核上半（支配睑裂以上面肌）、疑核和副神经核，再由这些核发出纤维支配骨骼肌的随意运动；小部分纤维完全交叉至对侧，终止于面神经核下半和舌下神经核，支配睑裂以下面肌和舌肌。

锥体束主要发自中央前回和中央旁小叶前部的大锥体细胞及其他锥体细胞，额叶其他部位和顶叶某些区域也发出纤维参与组成此复合的纤维束。

在大脑皮质第 1 躯体运动区，身体各部的代表区是倒置的。在内囊，皮质核束通过膝部，皮质脊髓束通过后肢。在大脑脚底的中 3/5,控制下肢、上肢和头面部肌肉活动的纤维由外侧向内侧依次排列。在脊髓,终止于骶、腰、胸、颈髓节段的纤维由浅层向深层依次排列。这种定位关系对于中枢神经疾患诊断具有重要意义。

皮质脊髓束大部分纤维的终末进入脊髓灰质后经中间神经元中继,再联系前角运动神经元。与肢体远端的精巧运动有关的纤维直接与前角运动神经元相联系。人等灵长目动物的皮质核束也有间接和直接两种方式联系脑神经躯体运动核。

一侧锥体束病变时,接受双侧锥体束纤维支配的下运动神经元不会出现明显的功能障碍,受单侧支配的神经元出现临床症状。一侧皮质脊髓束在锥体交叉前损伤,主要引起对侧肢体瘫痪,躯干运动无明显影响。一侧皮质核束损伤时,出现对侧睑裂以下表情肌和对侧半舌肌瘫痪,表现为病变对侧鼻唇沟变浅或消失,不能鼓腮露齿,口角歪向病变侧,伸舌时舌尖偏向病变对侧(图13-98)。其他受双侧神经支配的骨骼肌不受影响。

正常状态下,上运动神经元对下运动神经元有抑制作用。上运动神经元或下运动神经元损伤后,虽都导致瘫痪,但临床表现不同(表 13-7)。

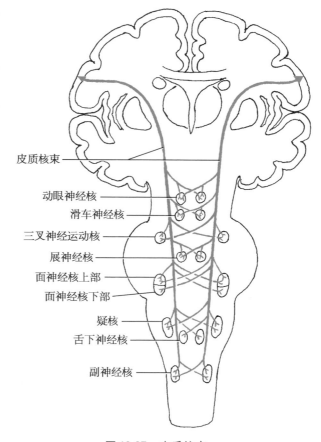

图 13-97　皮质核束

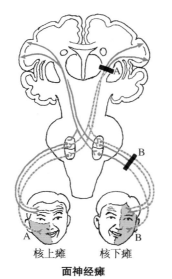

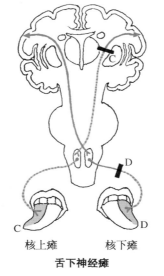

图 13-98　面神经瘫和舌下神经瘫

表 13-7　上运动神经元、下运动神经元损伤后的临床表现比较

症状与体征	上运动神经元损伤	下运动神经元损伤
瘫痪特点	痉挛性瘫痪（硬瘫、中枢性瘫）	弛缓性瘫痪（软瘫、周围性瘫）减低
肌张力	增强	减弱或消失
腱反射	亢进	无
病理反射	有	明显
肌萎缩	不明显	

（二）锥体外系

锥体外系 extrapyramidal system 指锥体系以外控制骨骼肌运动的下行传导通路。锥体外系是由中枢内许多结构共同组成的复杂的多级神经元链，包括大脑皮质、基底核、背侧丘脑、小脑、脑干中继核、网状核、前庭神经核及其相关的纤维束等。锥体外系主要有纹状体系和小脑系。

1. **纹状体系**（图 13-99）　此系起于大脑皮质广泛区域，主要来自额叶和顶叶，有些纤维是锥体束的侧支。这些纤维直接或通过丘脑间接止于新纹状体，新纹状体发出的纤维主要止于苍白球。纹状体的传出纤维主要起于苍白球，它们穿经或绕内囊至底丘脑。由此，大部分纤维会聚上行至背侧丘脑，反馈到大脑皮质；纹状体部分纤维至黑质，黑质与纹状体有往

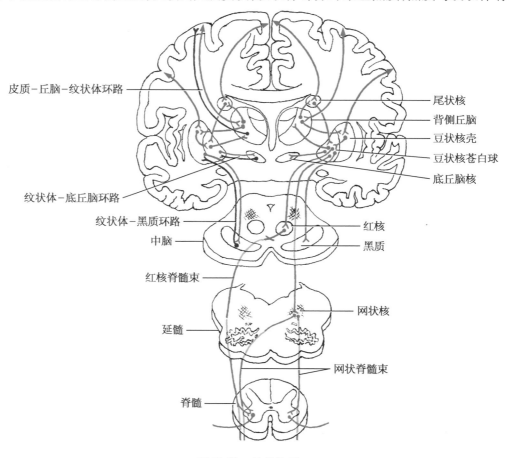

皮质-丘脑-纹状体环路
尾状核
背侧丘脑
豆状核壳
豆状核苍白球
底丘脑核
纹状体-底丘脑环路
纹状体-黑质环路
红核
中脑
黑质
红核脊髓束
网状核
延髓
网状脊髓束
脊髓

图 13-99　纹状体系

返的纤维联系,黑质合成的多巴胺向纹状体输送。黑质细胞变性可使纹状体多巴胺含量下降,与帕金森病的发生有关。苍白球与底丘脑核也有往返联系,另有纤维至红核、网状结构等处,通过红核脊髓束和网状脊髓束等调节脊髓前角运动神经元的功能。

2. 小脑系（图 13-100）此系以皮质脑桥束起自额叶、顶叶、颞叶、枕叶。皮质脑桥束经内囊、大脑脚底下行至同侧的脑桥核。脑桥核发出纤维横越中线,经对侧小脑中脚进入新小脑皮质。新小脑皮质对来自于大脑的冲动以及来自脊髓和前庭的信息进行整合后,或经小脑齿状核、背侧丘脑返回额叶皮质,影响皮质运动区的活动;或经齿状核与红核,再通过红核脊髓束控制脊髓前角运动神经元。

锥体外系在种系发生上比较古老,鸟类的运动即是由锥体外系控制的。随着动物的进化,锥体系出现,锥体外系的活动渐从属于锥体系。在结构上,锥体外系起于大脑皮质的广泛区域,特别是躯体运动区和感觉区,和锥体系在皮质的起始部位存在着重叠。锥体系较直接地影响下运动神经元,锥体外系则经过多级神经元中继后,再影响下运动神经元活动。在功能上,锥体系支配随意运动,特别是发动个别肌肉的精细活动。锥体外系主要功能是:①调节肌张力;②协调肌肉的活动;③维持和调

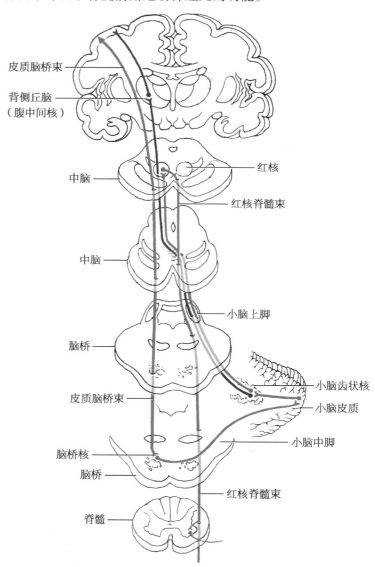

图 13-100 小脑系

节体态姿势;④支配节律性、习惯性和本能性的运动。锥体外系活动一般不受意识决定,是在运动过程中自行调节。在锥体外系维持适宜的肌张力和体态姿势的前提下,锥体系得以进行精细的随意运动。两者互相配合、互相协调、互相依存,共同完成各种复杂的运动。

纹状体系和小脑系作为锥体外系的两个重要组成部分,相互之间紧密联系,既通过返回大脑皮质的纤维影响大脑皮质,又通过红核脊髓束、网状脊髓束等影响脊髓前角运动神经元,调节骨骼肌的活动。

（三）内脏下行传导通路的概念

内脏下行传导通路一般认为是弥散的多突触通路。边缘叶和额叶眶部皮质被认为是自主神经的最高

级中枢。它们发出纤维下行到自主神经的较高级中枢下丘脑,从下丘脑发出的下行纤维可以直接下达或通过网状结构中继后下达交感或副交感的节前神经元,从而实现对内脏活动的调节。

（王海杰）

第十节　脑和脊髓的被膜与血管

一、脑和脊髓的被膜

脑和脊髓的外面都包有3层被膜,由外向内依次为硬膜、蛛网膜和软膜。**硬膜**由致密结缔组织构成,厚而强韧。**蛛网膜**紧衬于硬膜内面,由纤细的疏松结缔组织构成,菲薄而透明,缺乏血管和神经。硬膜与蛛网膜之间的狭窄间隙称**硬膜下隙**。**软膜**紧贴脑和脊髓的表面并深入沟裂之中,富有血管和神经,对脑和脊髓的营养起重要作用。蛛网膜和软膜之间较宽阔的间隙为**蛛网膜下隙** subarachnoid space,充满脑脊液。脑和脊髓的3层被膜在枕骨大孔处彼此延续,并且在脑神经穿颅、脊神经离开椎管处移行于神经的被膜。3层被膜对于脑和脊髓有支持和保护作用。

（一）脊髓的被膜

1. **硬脊膜** spinal dura mater（图13-101）　包被脊髓,在第2骶椎以下紧裹终丝,向下附着于尾骨背面。硬脊膜与椎管内面的骨膜和黄韧带之间有较宽大的**硬膜外隙** epidural space,内含静脉丛、淋巴管、疏松结缔组织和大量脂肪,并有脊神经根通过。此隙上端止于枕骨大孔处,并不通颅内,略呈负压。进行硬膜外麻醉时将药物注入此隙,以阻滞脊神经根的传导。

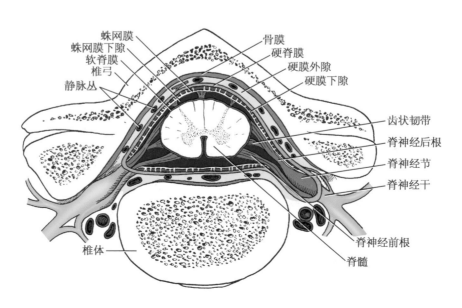

图13-101　脊髓的被膜

2. **脊髓蛛网膜** spinal arachnoid mater（图 13-101） 与脑的蛛网膜直接延续。脊髓蛛网膜下隙与脑的蛛网膜下隙相通,自脊髓下端至第 2 骶椎水平的扩大称为**终池**,池内有马尾和终丝。腰椎穿刺常经第 3、4 或第 4、5 腰椎棘突间穿入此池,抽取脑脊液或注入药物,可避免损伤脊髓。

3. **软脊膜** spinal pia mater（图 13-101） 紧贴于脊髓表面,并陷入脊髓表面的沟裂之内,自脊髓下端向下构成终丝。在脊髓两侧脊神经前、后根之间,软脊膜形成两列**齿状韧带**,韧带的尖端向外侧附着于硬脊膜,有固定脊髓的作用。

脊髓与脑连续,并借脊神经根、齿状韧带和终丝固定,又有 3 层被膜围护,蛛网膜下隙内有脑脊液浮托,硬膜外隙内有脂肪充垫,故脊髓一般不易受震荡的损伤。

（二）脑的被膜

1. **硬脑膜** cerebral dura mater（图 13-102） 包被脑,坚韧而有光泽。硬脑膜与颅盖骨连结疏松,易于剥离,故颅盖骨损伤时易形成硬膜外血肿。在颅底处,硬脑膜与颅骨结合紧密,颅底骨折时易将硬脑膜和脑蛛网膜同时撕裂,引起脑脊液外漏。硬脑膜由紧密结合的两层构成,兼具脑膜和颅骨骨膜的作用,某些部位两层之间有血管和神经通行,如脑膜中动脉,颅骨骨折时往往受损。此外,硬脑膜形成下列特殊结构。

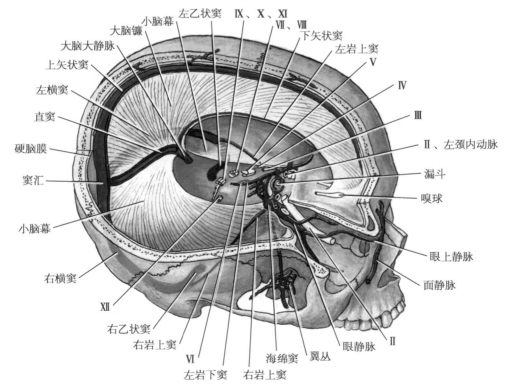

图 13-102 硬脑膜与硬脑膜窦

（1）硬脑膜突起:由硬脑膜内层折叠形成,呈板状伸入脑部间的裂隙中。

1）**大脑镰** cerebral falx:呈镰刀形,自颅顶内面中线向下伸入大脑纵裂,下缘游离于胼胝体上方,前端附着于鸡冠,后份结合于小脑幕上面。

2）**小脑幕** tentorium of cerebellum：自横沟和颞骨岩部上缘伸入大脑与小脑之间。其前缘游离,呈几乎环形围绕中脑,形成**幕切迹** tentorial incisure。当幕上颅内压升高时,海马旁回钩可被挤入幕切迹处,形成小脑幕切迹疝而压迫中脑。

3）**小脑镰**：位于枕鳞下部内面、小脑两半球之间。

4）**鞍膈**：覆于垂体窝上,其中央有一小孔供垂体柄通过。

（2）**硬脑膜窦** sinuses of dura mater：在某些部位,硬脑膜两层分开,内面衬以内皮细胞,构成硬脑膜窦。脑的静脉、眼和迷路的静脉、硬脑膜及板障的静脉等均注入窦内。由于窦壁不含平滑肌,无收缩性,硬脑膜窦损伤时出血较多,易形成颅内血肿。主要的硬脑膜窦（图13-102、13-103）如下。

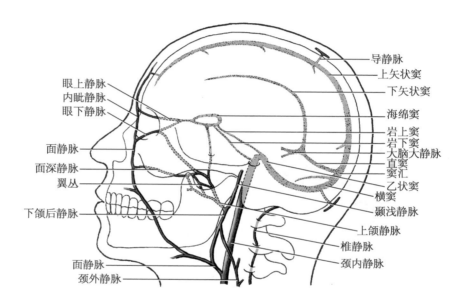

图 13-103　硬脑膜窦及其与头面部静脉的吻合

1）**上矢状窦** superior sagittal sinus：位于大脑镰上缘内,沿上矢状窦沟后行,注入窦汇。

2）**下矢状窦** inferior sagittal sinus：位于大脑镰下缘内,向后注入直窦。

3）**直窦** straight sinus：位于大脑镰与小脑幕的结合处,接受下矢状窦和大脑大静脉,向后注入窦汇。

4）**窦汇** confluence of sinuses：由上矢状窦和直窦等在枕内隆凸处汇合而成,向两侧延为横窦。

5）**横窦** transverse sinus：左、右成对,在小脑幕后缘内沿横窦沟行向外侧,续于乙状窦。

6）**乙状窦** sigmoid sinus：位于乙状窦沟内,至颈静脉孔处续于颈内静脉。乙状窦与乳突小房仅隔一层薄骨板,乳突炎症可波及乙状窦而引起血栓形成。

7）**海绵窦** cavernous sinus：位于颅中窝蝶鞍的两侧,前方接受眼静脉,后方与岩上窦和岩下窦相通。

海绵窦（图13-104）因窦腔内有一些海绵状的结缔组织小梁而得名。窦内有颈内动脉和展神经通过,外侧壁有动眼神经、滑车神经、眼神经和上颌神经穿经。面部感染时,可经眼静脉波及海绵窦而累及上述神经,出现相应的临床表现。

8）**岩上窦和岩下窦**：分别位于颞骨岩部的上缘和后缘，前方连通海绵窦，向后分别注入横窦和颈内静脉。

硬脑膜窦内血液的流向如下。

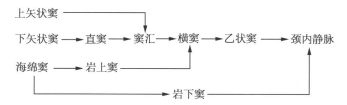

硬脑膜窦还借若干**导静脉**与颅外静脉相交通（图 13-103），故头皮等处的颅外感染也有可能蔓延至颅内。

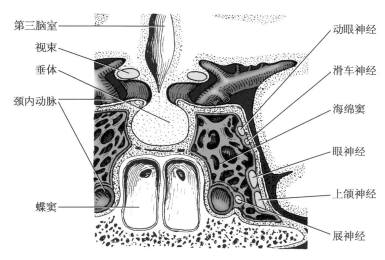

图 13-104 海绵窦（冠状切面）

2. **脑蛛网膜** cerebral arachnoid mater　由于脑表面高低不平，脑的蛛网膜下隙在某些部位扩大，形成**蛛网膜下池** subarachnoid cisterns（图 13-106）。其中最大而且较重要的是小脑与延髓之间的**小脑延髓池**，第四脑室的脑脊液经正中孔和两个外侧孔流入此池，继而流向蛛网膜下隙各处。临床上可经枕骨大孔作小脑延髓池穿刺。在脑桥基底部周围有**桥池**，在两大脑脚之间有**脚间池**，视交叉前方有**交叉池**。脑蛛网膜在硬脑膜窦附近，特别是上矢状窦两侧，形成一些绒毛状突起，突入窦内或窦外侧的隐窝内，称为**蛛网膜粒** arachnoid granulations。脑脊液最后通过蛛网膜粒渗入硬脑膜窦内（图 13-105）。

3. **软脑膜** cerebral pia mater　紧贴脑的表面，和脑实质不易分开。软脑膜表面富有血管，并随血管的分支延入脑内形成鞘状，蛛网膜下隙和脑脊液也随之延入脑实质（图 13-105）。在侧脑室的中央部及下角的内侧壁，第三、第四室的顶壁，富含血管的软脑膜和室管膜贴合共同构成脉络组织。在脉络组织的某些部位，血管反复分支，连同软脑膜和室管膜上皮突入脑室形成脉络丛。

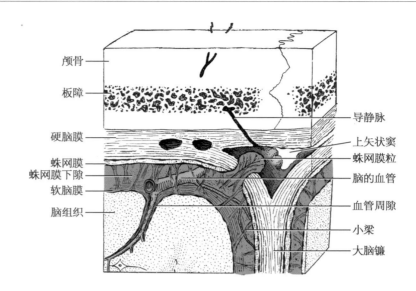

颅骨
板障
硬脑膜
蛛网膜
蛛网膜下隙
软脑膜
脑组织

导静脉
上矢状窦
蛛网膜粒
脑的血管
血管周隙
小梁
大脑镰

图 13-105　脑、脑膜、脑血管的关系及蛛网膜粒

二、脑脊液及其循环

脑脊液 cerebrospinal fluid 为无色透明的液体,成人总量 100～160 ml,产生与吸收保持着动态平衡(每 6～8 小时可更新一次)。脑脊液充满于脑室和蛛网膜下隙,对脑和脊髓有营养和保护作用,可以缓冲外力,使脑和脊髓免受震荡。此外,与颅内压的调节有关。

脑脊液主要由各脑室的脉络丛产生,少量的脑脊液产生于室管膜和蛛网膜下隙等处。脑脊液在室管系统及蛛网膜下隙中不停地流动。通常由侧脑室脉络丛产生的脑脊液,经室间孔流入第三脑室,与第三脑室脉络丛产生的脑脊液汇合,经中脑水管导入第四脑室,再与第四脑室脉络丛产生的脑脊液汇合。除少量向下流入脊髓中央管,绝大部分脑脊液经正中孔和两个外侧孔流入蛛网膜下隙,最后经蛛网膜粒渗入硬脑膜窦(主要为上矢状窦)(图 13-106)。小部分脑脊液可在脑、脊神经鞘等处注入静脉。脑脊液循环的主要途径如下。

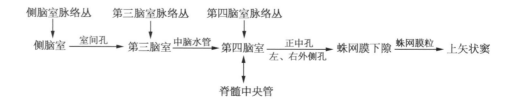

正常情况下,脑脊液中含有一定的化学成分和细胞,并呈一定的压力。脑脊液循环通路发生阻塞时,可引起脑积水或颅内压增高。脑或脑膜的某些疾病可以改变脑脊液的成分和性质,临床上常利用腰椎穿刺抽取脑脊液进行检验。

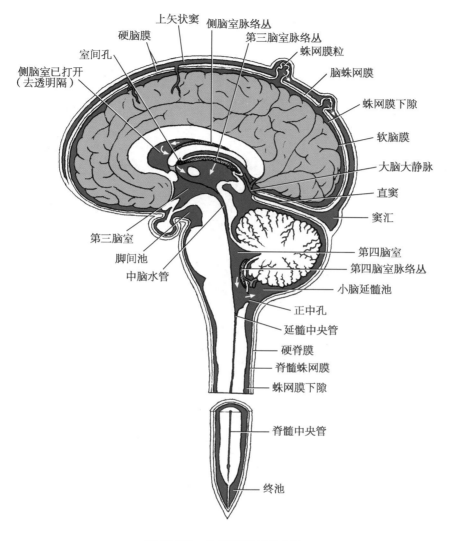

图 13-106 脑脊液循环示意图

图中标注：

上矢状窦、硬脑膜、室间孔、侧脑室已打开（去透明隔）、侧脑室脉络丛、第三脑室脉络丛、蛛网膜粒、脑蛛网膜、蛛网膜下隙、软脑膜、大脑大静脉、直窦、窦汇、第四脑室、第四脑室脉络丛、小脑延髓池、正中孔、延髓中央管、硬脊膜、脊髓蛛网膜、蛛网膜下隙、第三脑室、脚间池、中脑水管、脊髓中央管、终池

三、脑和脊髓的血管

（一）脑的血管

脑是代谢最旺盛的器官，其重量不到体重的 3%，但血流量却占全身血流量的 1/5（每分钟约有 500 ml 血流经 100 g 脑组织），脑血流减少或中断可引起脑神经细胞的缺氧，甚至坏死，造成严重的神经功能障碍。

1. **脑的动脉**（图 13-107） 脑的动脉来源于颈内动脉和椎动脉，左、右椎动脉入颅后合成一条基底动脉。以顶枕沟为界，大脑半球前 2/3 和部分间脑由颈内动脉的分支供应，大脑半球后 1/3、部分间脑、脑干和小脑由椎动脉和基底动脉的分支供应。颈内动脉系统和椎-基底动脉系统在脑底部吻合形成大脑动脉环。

（1）**颈内动脉** internal carotid artery：自颈部经颞骨岩部内的颈动脉管入颅，在蝶鞍两侧穿经海绵窦，至前床突内侧出海绵窦达脑底，于视交叉外侧分为大脑前动脉和大脑中动脉。

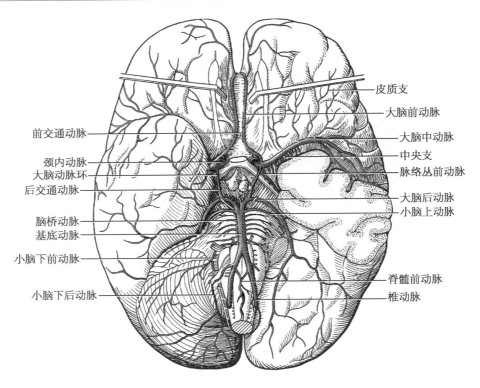

前交通动脉
颈内动脉
大脑动脉环
后交通动脉
脑桥动脉
基底动脉
小脑下前动脉
小脑下后动脉

皮质支
大脑前动脉
大脑中动脉
中央支
脉络丛前动脉
大脑后动脉
小脑上动脉
脊髓前动脉
椎动脉

图 13-107　脑的动脉

颈内动脉根据上述经过分为颈部、岩部、海绵窦部和前床突上部(大脑部)4 部。海绵窦部和前床突上部合称虹吸部,该部明显弯曲,是动脉硬化的好发部位。颈内动脉的主要分支如下。

1) **眼动脉**:在颈内动脉穿出海绵窦处发出,入眶供应视器(详见第十章)。

2) **后交通动脉**:在视束下面后行,与大脑后动脉吻合,沟通颈内动脉系统与椎-基底动脉系统。此动脉变异较多,常两侧粗细不等,偶尔一侧缺如。

3) **脉络丛前动脉**:细长,沿视束下面行向后外,分许多小支入侧脑室脉络丛,也供应部分内囊和尾状核等。

4) **大脑前动脉** anterior cerebral artery(图 13-107、13-108):行向前内侧,进入大脑纵裂,再绕胼胝体背侧后行。此动脉发皮质支分布于大脑半球内侧面顶枕沟以前的部分及额叶下面的一部分,并经半球上缘转至额、顶两叶上外侧面上部。动脉始部发出中央支上行入脑内。两侧大脑前动脉,在视交叉的前上方借**前交通动脉**相连。

5) **大脑中动脉** middle cerebral artery(图 13-107、13-108):是颈内动脉的直接延续,在大脑外侧沟内分为数支皮质支,营养大脑半球上外侧面的大部、岛叶和额叶下面的一部分。在动脉始部发出中央支上行入脑(图 13-109),发出脉络丛前动脉后行至侧脑室脉络丛。

(2) **椎动脉** vertebral artery(图 13-107):自锁骨下动脉分出,穿经第 6～1 颈椎横突孔,经枕骨大孔入颅,至脑桥腹侧下缘,左、右椎动脉合成一条**基底动脉** basilar artery,再沿基底沟上行。

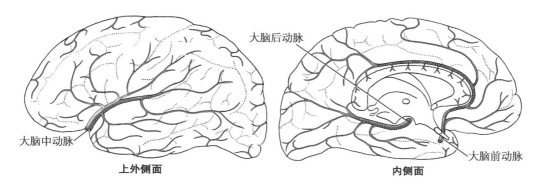

图13-108 大脑前、中、后动脉在大脑半球表面的分布

1）椎动脉颅内的主要分支有：①**脊髓前、后动脉**（见后述）；②**小脑下后动脉**，主要分布于小脑下面后部和延髓后外侧部。

2）基底动脉的主要分支有：①**小脑下前动脉**，供应小脑下面前部。②**迷路动脉**，伴前庭蜗神经入内耳道，供应内耳迷路。该动脉可发自小脑下前动脉。③**脑桥动脉**，为一些细支，供应脑桥。④**小脑上动脉**，由基底动脉末段发出，供应小脑上面。⑤**大脑后动脉** posterior cerebral artery（图13-107，108），为基底动脉至脑桥上缘分成的一对终支，发皮质支供应大脑枕叶及颞叶的下面，另发中央支上行入脑，发脉络丛后动脉至第三脑室脉络丛。

3）**大脑动脉环** cerebral arterial circle（图13-107）：又称**Willis环**，位于脑底部，在蝶鞍上方，围绕视交叉、灰结节及乳头体。由两侧颈内动脉的末段，两侧大脑前、后动脉的始段和前、后交通动脉吻合而成。此环使两侧颈内动脉系统与椎-基底动脉系统互相沟通，对维护脑血流的平衡有一定的意义。

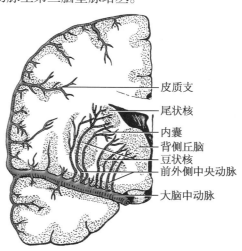

图13-109 大脑中动脉的皮质支和中央支

图中标注：皮质支、尾状核、内囊、背侧丘脑、豆状核、前外侧中央动脉、大脑中动脉

4）脑动脉分支的分类：脑动脉的分支有皮质支、中央支和脉络丛支3类。**皮质支**营养皮质及浅部髓质。**中央支**主要从大脑动脉环及大脑前、中、后动脉的近侧段发出，一般细小，几乎垂直穿入脑实质，供应间脑、基底核、内囊和深部髓质等结构。供应纹状体和内囊的中央支主要发自大脑中动脉（图13-109），它们的病变可引起严重症状。**脉络丛支**参与形成脑室内的脉络丛。

2. 脑屏障　中枢神经系统的毛细血管与神经组织之间物质交换机制有别于其他组织器官。某些能够自血流进入其他组织器官的物质却不易或不能进入中枢神经组织。这是由于中枢神经毛细血管腔与其周围的神经组织之间隔有：①无窗孔的毛细血管内皮细胞，细胞间连结紧密；②连续包裹在毛细血管壁外层的基膜；③神经胶质细胞的突起在毛细血管壁外面形成一层神经胶质膜。它们共同构成血液与中枢神经组织之间的**血-脑屏障**。此外，在各脑室脉络丛处血液与脑脊液之间存在**血-脑脊液屏障**；在脑室的脑脊液和脑组织之间存在**脑脊液-脑屏障**。这些脑屏障都是由相应的上皮细胞、基膜或者神经胶质膜共同构成的，可以防止有害物质侵入中枢神经组织，确保脑组织内环境的稳定，起到保护脑、脊髓的作用。

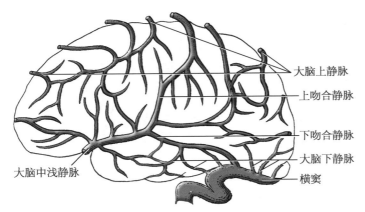

图 13-110　大脑半球上外侧面的静脉

3. 脑的静脉（图 13-103，106，110）　脑的静脉不与动脉伴行，可分浅、深两组，浅组收集皮质及皮质下髓质的静脉血，注入邻近的硬脑膜窦；深组收集大脑深部髓质、基底核、内囊、间脑和脉络丛等处的静脉血，最后汇合成一条**大脑大静脉**，注入直窦。

（二）脊髓的血管

1. **脊髓的动脉**（图 13-111）脊髓的动脉有两个来源：①自椎动脉发出的脊髓前、后动脉。②节段性动脉如颈升动脉、肋间后动脉、腰动脉和骶外侧动脉等的脊髓支。**脊髓后动脉**左、右各一，于颅内发出，绕延髓向后下，再沿脊髓后外侧沟下行。**脊髓前动脉**于颅内自椎动脉发出时左、右各一，随即合成一条动脉干，沿脊髓前正中裂下行。在下行过程中，脊髓前、后动脉不断得到节段性动脉的脊髓支加强。在脊髓的某些节段处（如上胸髓和第 1 腰髓节段等处），两个来源的血液供应不够充分或者动脉吻合薄弱，脊髓容易受到缺血性损害。

2. **脊髓的静脉**　行于脊髓的前、后面，注入硬膜外隙内的椎内静脉丛。此静脉丛还收集来自硬脊膜和椎骨的静脉，并与脊柱外面的椎外静脉丛有丰富的吻合（图 8-36）。

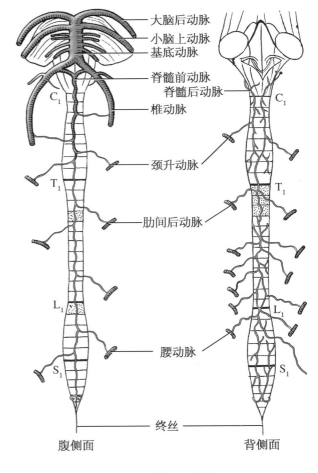

图 13-111　脊髓的动脉

（王海杰）

中文索引

英文索引

图书在版编目(CIP)数据

人体系统解剖学/王海杰主编. —5 版. —上海:复旦大学出版社,2021.8
ISBN 978-7-309-15825-0

Ⅰ.①人… Ⅱ.①王… Ⅲ.①人体解剖学-医学院校-教材 Ⅳ.①R322

中国版本图书馆 CIP 数据核字(2021)第 142430 号

人体系统解剖学(第 5 版)
王海杰 主编
责任编辑/王 瀛

复旦大学出版社有限公司出版发行
上海市国权路 579 号 邮编:200433
网址:fupnet@ fudanpress. com http://www.fudanpress. com
门市零售:86-21-65102580 团体订购:86-21-65104505
出版部电话:86-21-65642845
上海丽佳制版印刷有限公司

开本 787×1092 1/16 印张 21.25 字数 517 千
2021 年 8 月第 5 版第 1 次印刷

ISBN 978-7-309-15825-0/R·1896
定价:78.00 元